国家社会科学基金一般项目"县域视角下农村基本公共卫生服务均等化研究"（项目编号：13BSH085）最终成果

Research on Equalization of
Basic Public Health Services in Rural
Areas from County Perspective

县域视角下农村基本公共卫生
服务均等化研究

王晓霞 等著

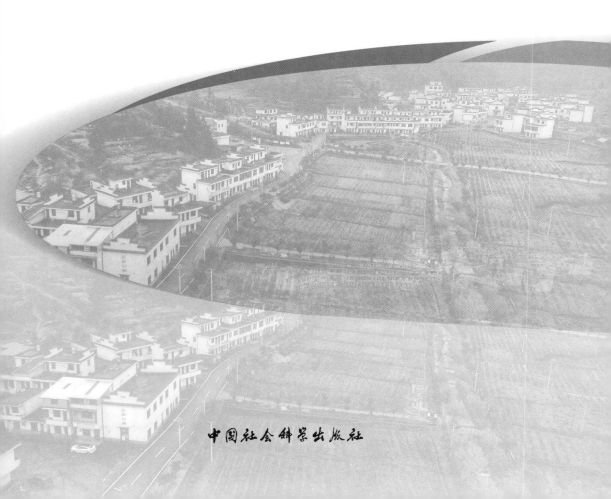

中国社会科学出版社

图书在版编目（CIP）数据

县域视角下农村基本公共卫生服务均等化研究/王晓霞等著.
—北京：中国社会科学出版社，2023.2
ISBN 978 - 7 - 5227 - 1407 - 3

Ⅰ.①县… Ⅱ.①王… Ⅲ.①农村卫生—公共卫生—
卫生服务—研究—中国 Ⅳ.①R127.4

中国国家版本馆 CIP 数据核字（2023）第 026588 号

出 版 人　赵剑英
选题策划　宋燕鹏
责任编辑　金　燕　史丽清
责任校对　李　硕
责任印制　李寡寡

出　　　版　中国社会科学出版社
社　　　址　北京鼓楼西大街甲 158 号
邮　　　编　100720
网　　　址　http://www.csspw.cn
发 行 部　010 - 84083685
门 市 部　010 - 84029450
经　　　销　新华书店及其他书店

印　　　刷　北京明恒达印务有限公司
装　　　订　廊坊市广阳区广增装订厂
版　　　次　2023 年 2 月第 1 版
印　　　次　2023 年 2 月第 1 次印刷

开　　　本　710 × 1000　1/16
印　　　张　19.75
插　　　页　2
字　　　数　320 千字
定　　　价　98.00 元

前　言

　　党的十九大报告指出，"人民健康是民族昌盛和国家富强的重要标志"①。预防是健康的基本保证，为此我国自 2009 年开始实施基本公共卫生服务（Eessential Public Health Service，以下简称 EPHS）。而实现基本公共卫生服务均等化是我国亟需解决的最基本民生问题，也是重大的社会问题。现阶段我国的基本公共卫生服务均等化是指每个居民无论其性别、年龄、居住地、职业与收入水平等都能平等地获得国家免费提供的基本公共卫生服务。而农村与城市之间的基本公共卫生服务因公共资源、人力资源的分布不均衡而导致服务不均等是客观存在的，而且这种状况即使在发达国家也同样存在。理论上，县域之间的基本公共卫生服务均等化实现程度的差异应该不大。然而遗憾的是，研究表明这种差异依然十分显著。尽管国家不断调整与丰富基本公共卫生服务的政策，试图着力解决这一重要民生问题，但既有研究与本研究的实证调研均表明，基本公共卫生服务在实践操作层面存在很多问题，尤其是广大农村地区存在的问题更为突出。基本公共卫生服务的均等化首先应该体现在县域内的均等。而实施基本公共卫生服务的主要机构是在县医院、乡镇卫生院以及村卫生室。县域内的基本公共卫生服务是否均等，是衡量基本公共卫生服务均等化的前提，也最能反映中国基本公共卫生服务均等化程度的总体水平。只有将分析探讨的视角面向县域，触及最基层，才能深入挖掘基本公共卫生服务不均等的真相与背后的原因，进而找到解决基本公共卫生服务不均等问题的有效对策。因此，对基本公共卫生服务均等化这一社会问

---

　　①　《决胜全面建成小康社会夺取新时代中国特色社会主义伟大胜利——在中国共产党第十九次全国代表大会上的报告》，人民出版社 2017 年版，第 48 页。

题有必要从宏观、中观、微观三个层面进行系统分析与研究。通过宏观理论挖掘，可以发现与基本公共卫生服务均等化相关的理论，指导基本公共卫生服务均等化的实践，或以实践丰富相关理论；通过中观政策与制度分析，可以窥视政策与制度是否具有针对性、有效性、连续性；通过微观的实证研究，可以深入探究基本公共卫生服务均等化存在的问题及其原因，并提出切实可行解决问题的有效对策。

本研究立足县域，以我国基本公共卫生服务所提供的项目为主要内容，对我国农村基本公共卫生服务均等化进行宏观理论探讨、中观政策与制度分析以及微观的实证研究。《辞海》解释，"县"为地方的行政区划名[①]，属于行政区划单位，在省以下，乡、镇以上。中国地方政府一般包括省、地级市、县与乡（镇）四级，其中县级行政区是中国地方一级行政区域。《中华人民共和国宪法（1982 年）》第三十条规定了我国行政区域的划分：全国分为省、自治区、直辖市；省、自治区分为自治州、县、自治县、市；县、自治县分为乡、民族乡、镇。直辖市和较大市分区、县；自治州分县、自治县、市[②]。按中国现行行政区域体制，县可以属于省、自治区和直辖市，也可以属于市、自治州，还可以由省、自治区的派出机构"地区"、"盟"来管辖。作为中国的一级行政区域，县是我国直接面对广大农村地区，并具有政治、经济、文化等完整职能，且机构设置比较齐全的一级行政建制[③]。由于县的主要功能范围在农村，因此县域基本公共卫生服务均等化探讨更多面对的是广大农村居民。

农村社区是指聚居在一定地域范围内的农村居民在农业生产方式基础上所组成的社会生活共同体。它是围绕如何形成新型社会生活共同体而构建的，注重通过整合资源、完善服务来提升人们的生活质量和凝聚力、认同感。农村社区的主体是农村居民。因此，尊重农村居民的主体地位，维护好、实现好、发展好广大农村居民的根本利益，使广大农民能够均等化地享受国家基本公共卫生服务，应该是新农村建设的出发点与落脚点。与城市社区相比，

---

① 舒新城：《辞海（第 6 版）》，上海辞书出版社 2009 年版，第 1846 页。
② 《中华人民共和国宪法（1982 年）》，人民出版社 1988 年版。
③ 陈旺俊、崔慧芳、赵立刚：《中国县域改革的方向探索》，《南京航空航天大学学报（社会科学版）》2012 年第 1 期。

农村居民难以像城市居民一样大规模聚居在一起，因此农村社区具有居民所居地域较广、聚居规模较小、人口密度稀疏等特点。这一特点决定了在农村社区实施基本公共卫生服务具有复杂性，问题也会比较突出，积累的矛盾也会比较多。因此，县域内的农村基本公共卫生服务均等化的推进要尊重客观事实，因地制宜。乡镇居民间实现基本公共卫生服务均等化是全面建成小康社会的现实基础，更是全面建设社会主义现代化强国应有之义。

目前，我国农村基本公共卫生服务的相关理论研究比较丰富，但更多地来自公共卫生与预防医学领域的探讨，包括医疗卫生事业的管理研究。而基本公共卫生服务的实施是在最基层的城市社区与农村社区，对其实施效果的评价以及推进的路径探讨，仅靠相关的医学理论解释与分析视野窄，难以深入挖掘背后深层次的社会原因。医学对基本公共卫生服务均等化的探讨集中在其分支公共卫生与预防医学。随着社会发展，公共卫生与预防医学和社会科学的交集日益广泛，尤其是与社会学交叉，形成了社会医学。社会学在发展过程中，紧扣社会现实，回应社会发展的诉求，产生了诸多社会学分支，其中医学社会学就是一个重要分支。社会学介入医学领域的研究是随着世界上全科医学的普及。国外一些社会学家对医学领域所涉问题进行了社会学的探讨，而且研究更多涉及社区卫生服务中的诸多内容。因社会学的介入，医学的医疗行为不再是医学本身的行为。

医学社会学最早在美国产生，美国的医学社会学和社会医学的发展状况也代表了世界研究水平。1894 年，查尔斯·麦金太尔（C. Mcintire）在题为《医学社会学研究的重要意义》一文中讨论社会因素对健康重要作用时第一次使用了医学社会学这一名词。1902 年，英国医生 E. 布莱克威尔博士编辑了《医学社会学》论文集。1910 年，J. 瓦巴斯所著《医学社会学》一书出版，对医学提出了改革措施，强调要进行健康教育。这时的医学社会学主要探讨医疗方面的社会工作。伯纳德·斯特恩（Bernard Stern）于 1927 年出版了《医学发展中的社会因素》一书，从社会学视角探讨了医学社会学。二战后，美国联邦政府专门拨经费用于研究社会医学，医学社会学才得到长足发展①。

---

① ［美］威廉·考克汉姆：《医学社会学（第 11 版）》，高永平、杨渤彦译，中国人民大学出版社 2012 年版。

20 世纪 40 年代末，美国国立卫生研究所（NIH）的医学社会学成为美国社会学最大的分支。1949 年，由拉赛尔赛奇基金会资助的项目出版了《医学中的社会科学》（后于 1963 年又出版了《社会学与公共卫生领域》）。1959 年，美国社会学协会正式成立医学社会学分会；1960 年，美国创刊《健康和人类行为》杂志（1965 年改名为《健康和社会行为》）成为美国医学社会学的官方杂志；1960 年，美国社会学会建立了医学社会学部[①]，促进了医学社会学的发展。1951 年，著名社会学家、功能主义学派代表塔尔科特·帕森斯（Talcott Parsons）在其经典的"Illness and the Role of the Physician: A Sociological Perspective"医学社会学文章中提出了医生与病人的关系问题：疾病是由什么样的社会性因素导致的？是否可以被归因为社会失范的结果？为什么要将病人视为一种社会角色而不仅是个体处在亚健康状态？在疾病治疗过程中医生扮演了哪些角色？医生与病人的角色关系折射了什么样的社会系统中稳定的社会关系？[②] 帕森斯在对现代西方社会结构分析的基础上，提出社会结构包括社区的基本结构、医疗结构和宗教结构。在医疗结构方面，帕森斯分析了西方社会精神健康问题、精神治疗发展的趋势及由此而来的医学与社会科学互相渗透、医学教育与医疗人才相结合问题[③]。美国医学社会学家罗伯特·斯特劳斯（Robert Straus）于 1957 年在《美国社会学评论》上发表了"医学社会学的性质与状态"一文，对医学社会学进行了经典的划分，认为医学社会学包括医学的社会学（sociology of medicine）和医学中的社会学（sociology in medicine）[④]。

医学的社会学研究是由医学之外职业的社会学家开展的研究，对医疗领域中出现的社会过程进行社会学分析，主要"侧重于分析某些因素，如组织结构、价值体系、角色关系以及医学作为一个行为系统的仪式与功能"。医学的社会学为应用、修改和检验社会学的原理与理论提供了机会。但研究医学

---

① 冯显威：《医学社会学的演变与健康社会学的现状和发展前景》，《医学与社会》2010 年第 7 期。

② Talcott Parsons, "Illness and the Role of the Physician: A Sociological Perspective", *American Journal of Orthopsychiatry*, Vol. 21, No. 3 (July 1951), pp. 452 – 460.

③ 郑文清，刘正云：《帕森斯的社会结构理论与医学教育》，《医学教育》1993 年第 10 期。

④ Robert Straus, "The nature and status of medical sociology", *American Sociological Review*, Vol. 22, No. 2 (April 1957), pp. 200 – 204.

的社会学家面临两难困境：由于医学对社会学家的考察不感兴趣，特别是研究与考察可能威胁医学权威与地位时，医学的社会学家面临难以接近医学研究与医疗机构的困境；同时，"如果医学的社会学家与医学教学或临床科研联系过于密切，就会失去客观性"。[①]

医学中的社会学由于"把许多学科的概念、技巧和人员综合起来组成协作性的科研和教学"，就需要由医学领域内的社会学家与其他社会科学家进行承担，因此医学中的社会学重点在医学领域中介绍、应用社会学的概念、原理与研究。而医学中的社会学家同样也面临两方面困境：社会学家能有效运用社会学技巧开展应用研究并容易获得宝贵的信息与资料；但医学中的社会学家在医学界的从属地位又易使其在服务医学过程中放弃了独特的社会学视角，即"医学中的社会学家如果试图研究他们的同事们就冒着破坏他们的友好关系的危险"。[②] 斯特劳斯认为，医学中的社会学为应用性社会学家在医学领域内开展工作提供了机会。肯德尔（Kendall）与里德（Reader）提出，医学的社会学是研究"属于职业社会学和组织社会学的传统问题，包括职业的招生和培训，职业的组织以及它与外界压力和代表机构的关系"；而医学中的社会学则是"应用社会学的概念、知识和技巧来阐述医学职业和与之共同工作的人共同感兴趣的医学和社会心理学的问题。在这种情况下，社会学知识和医学知识相互补充，以找出解决医学问题的基本方案"。[③]

中国开始研究医学社会学始于上世纪八十年代。1981 年 12 月，在南京成立了"医学社会学研究组"，1982 年 5 月，中国社会学会首届年会成立了医学社会学研究组，此后《医学与哲学》《中国社会医学》《中国医院管理》《医学与社会》等杂志陆续开辟了专栏，刊发医学社会学与社会医学方面的文章。但关于我国医学社会学的讨论文章与书籍主要集中在上世纪八十年代。医学社会学开始研究医学领域中出现的社会结构、社会过程、社会关

---

① Robert Straus, "The nature and status of medical sociology", *American Sociological Review*, Vol. 22, No. 2（April 1957）, pp. 200 – 204.

② Robert Straus, "The nature and status of medical sociology", *American Sociological Review*, Vol. 22, No. 2（April 1957）, pp. 200 – 204.

③ Kendall, Patricia, Reader, George, Contributions of Sociology to medicine, *In Handbook of Medical Sociology*, 2nd, New York：Prentice – Hall, 1972.

系以及社会学领域中与健康、疾病问题有关的社会因素。重点研究的内容包括：医学领域中的医生、护士、病人等角色及角色行为、角色关系、角色流动与角色变迁；医学与社会因素的相互作用，如医学与政治、军事、经济、文化、宗教等相互关系；不同类型医疗保健机构的组织结构、服务形式等①。但是，作为我国医疗卫生事业中最基础的工作——基本公共卫生服务问题的研究，社会学的医学社会学几乎缺席。目前研究更多的成果是医学的医学社会学。

基本公共卫生服务作为我国社会事业的重要构成，对其进行研究，社会学不能缺位。社会学与医学紧密结合，聚焦社会生活中的医疗卫生问题，尤其是公共卫生问题，紧紧围绕社会、社区、群体、人，探寻其中的规律，发现存在的问题，做出原因分析与解释，探讨解决问题的路径，充分实现社会学描述、解释和预测的基本功能。然而，关于基本公共卫生服务均等化问题从社会学及其分支医学社会学的理论研究目前几乎是空白，实践研究也很薄弱，因此有必要构建具有医学社会学特色的基本公共卫生服务均等化的理论，探索实践路径，加强对基本公共卫生服务均等化的基本概念与理论研究，进一步拓展医学社会学研究领域。社会学必须对基本公共卫生服务均等化给予高度关注和深入研究。本研究立足社会学视角，以县域为基本研究单位，在公共管理、公共经济、社会医学理论综合理论框架基础上，融入社会学理论的解说，对县域的基本公共卫生服务存在的不均等现象进行系统理论分析与实证研究，从而为国家与地方政府制定与实施农村基本公共卫生服务均等化的政策提供理论与实证依据。通过系统的理论分析与实践探讨，推进医学社会学的发展，改变医学社会学社会医学化现象。

既有研究存在的不足。综观基本公共卫生服务均等化研究领域，国内既有研究虽然取得了一定的成果，从不同角度探讨了基本公共卫生服务存在的问题、原因及对策，但理论研究与实证探讨尚存不足：一是既有研究多是从管理学、经济学及社会医学各自领域开展研究，缺乏社会学的理论与研究视

---

① 冯显威：《医学社会学的演变与健康社会学的现状和发展前景》，《医学与社会》2010 年第 7 期。

角，医学社会学更是缺位。二是实现基本公共卫生服务均等化关键点在农村，而近半人群能否均等地享受基本公共卫生服务，对我国实现全面建成小康社会和全面建设社会主义现代化强国有着重要影响。但在社会学视域透视基本公共卫生服务不均等现象的研究不多，仅有的研究更多是宏观探讨，而基本公共卫生服务均等化首先应体现在县域内乡镇及村之间的均等。三是尽管关于公共服务均等化的理论探讨较多，但基本公共卫生服务理论探讨匮乏，甚至讨论的基本概念也缺少一定的共识，一些人将公共卫生服务甚至医疗改革等同于基本公共卫生服务，或者把基本公共卫生服务等同于公共服务。同时，对与基本公共卫生服务密切相关的理论也缺乏深入挖掘，使基本公共卫生服务均等化问题的理论讨论难以深入。四是农村流动人口是我国基本公共卫生服务中常被忽视的对象，尽管国家政策做出规定要保障流动人口能够均等地享受基本公共卫生服务，但现实中实现难度大，既有研究也少有观照。五是关于基本公共卫生服务均等化的研究尚缺乏系统的理论与实证相结合的探究。本研究力图填补上述研究的缺陷。

本研究的价值和意义。基本公共卫生服务问题是民生最基本问题。就社会学而言，基本公共卫生服务不仅是医疗卫生问题，更是社会问题，它关乎每个社会成员切身利益与社会和谐稳定。因此必须将其作为社会事业与社会问题加以关注和研究。本研究的理论价值为：从社会学视角出发，以县域为基本研究单位，在公共管理、公共经济、社会医学理论基础上，融入社会学理论的解说，进一步激活与拓展医学社会学研究，改变医学社会学社会医学化现象。同时，对基本公共卫生服务不均等现象进行系统理论分析与实证研究，发现存在的问题与原因，提出有针对性的对策与建议，具有重要的现实意义：

一是有助于减少家庭和社会经济负担。我国慢性病主要危险因素基本处失控状，已成重要民生问题。研究显示，中国疾病经济负担远大于 GDP 增长，从 1991 年至 2013 年，我国人均医疗费用年均增长率为 17.49%，明显高于 2013 年人均 GDP 8.97% 粗增长率[①]；2013—2019 年，我国 GDP 增速约为

① 周凯、王烨捷：《我国人均医疗费用增长率远超 GDP》，《中国青年报》2015 年 4 月 9 日第 6 版。

6%—7%，但卫生总费用增速远高于 GDP 增速，达 11% 以上①。我国心血管病所导致的家庭和社会经济负担已成重要社会问题，高血压患者快速增长，糖尿病成全球增长最快国家之一②，中国心血管病死亡占城乡居民总死亡原因的首位，农村为 46.66%，城市为 43.81%③。世界卫生组织指出，只要每年人均投资 1 至 3 美元，国家就可显著减少非传染性疾病的发病和死亡人数④。农村基本公共卫生服务均等化可使农村居民少得病不得大病，从而减轻个人、家庭与社会的医疗负担，可以从根本上改善农村居民的健康水平，提高农村居民生活质量。

二是有效预防农村贫困发生，维护社会稳定。我国每年千余万农村人因慢性病陷入因病致贫、因病返贫的恶性循环。2015 年，在我国 7000 万农村贫困人口当中，因病致贫占到 42%。在五大致贫原因中，大病致贫占首位⑤。2018 年《中国人健康大数据》显示，我国慢性病患病率达 23%，慢性病死亡率占总数 86%⑥。而慢性病与生活行为方式密切相关。《中国家庭健康大数据报告（2017）》显示，53.2% 被访者的家人患慢性病⑦，这也与本研究的实证调查结果一致。如果能控制生活行为方式，可减少 80% 糖尿病、心脏病和40% 癌症发病率。同时，重性精神病患者已成危害社会稳定重要因素，而基本公共卫生服务项目实施有助于对其加强监管，减少社会危害。因此加强基本公共卫生服务均等化研究将会有助于维护社会稳定。

三是通过基本公共卫生服务有效干预，有助于源头解决农村妇女常见妇科病、老年人慢性病、流动儿童、孕产妇健康状况等特殊人群的健康问题，提升其生活质量，也是社会制度的公平正义的体现。

四是有助于实现 WHO 提出的"人人享有基本医疗卫生服务"目标，为

---

① 本刊编辑部：《从统计数据看真实医疗费用负担》，《中国医疗保险》2021 年第 2 期。
② 《中国人的健康大数据出来了，惨不惨，自己看!》，http://www.sohu.com/a/251557622_464403，2018 年 9 月 3 日。
③ 编写组：《中国心血管健康与疾病报告 2020》，《中国心血管杂志》2021 年第 26 期。
④ WHO：《世卫组织敦促采取更多行动处理每年非传染性疾病导致的 1600 万人过早死亡问题》，2015 年 1 月 19 日，http://www.who.int/mediacentre/news/releases/2015/noncommunicable – diseases/zh/.
⑤ 白皓、李晨赫：《年轻人靠奋斗找到"获得感"》，《中国青年报》2016 年 3 月 15 日。
⑥ 《中国人的健康大数据出来了，惨不惨，自己看!》，http://www.sohu.com/a/251557622_464403，2018 年 9 月 3 日。
⑦ 《〈中国家庭健康大数据报告（2107）〉：国人健康状况不容乐观》，http://www.china.com.cn/newphoto/2017 – 12/19/content_ 42001196.htm，2017 年 12 月 19 日。

国家与地方政府制定与实施农村基本公共卫生服务政策提供理论与实证依据，使最基本的公共服务领域尽最大可能减少不均等，以维护社会和谐稳定，促进城乡统筹发展，助推乡村振兴，实现全面建成小康社会的一百年奋斗目标。

五是县域实现基本公共卫生服务均等化，也有助于提升农村居民的"获得感"，增加农村居民对社会制度的认同。

研究假设。本研究提出如下研究假设：第一，基本公共卫生服务不仅是医疗卫生问题，更是基本民生问题，涉及社会方方面面，应成为医学社会学研究的重要内容。第二，农村与大城市之间的基本公共卫生服务不均等是客观的，这种现象即使在发达国家也存在。而均等化首先应体现在县域内的均等，即县、乡镇、村之间的基本公共卫生服务是否均等应该是衡量我国基本公共卫生服务均等化实现程度的前提，也最能反映均等化的总体水平。第三，目前关于与基本公共卫生服务相关的理论研究相对比较丰富，但相关理论如何与农村基本公共卫生服务均等化的现实紧密联系是需要深入挖掘的。因此必须加强对基本公共卫生服务基本概念与理论研究。第四，尽管目前国家已经下大力气试图解决基本公共卫生服务均等化这一民生问题，也不断调整并完善基本公共卫生服务的政策，但我国的基本公共卫生服务在实践操作层面仍存在诸多问题，即使在农村地区，也存在着不平衡、不充分问题。本研究拟通过实证研究挖掘问题、探讨原因。第五，农村居民的生活行为方式对农村基本公共卫生服务项目实施与落实影响重大，因此应该从生活方式角度对农村居民的健康实施有效的干预。上述研究假设得到了理论与实证的支持。

研究方法。本研究主要采取了如下研究方法：第一，通过文献法，掌握了国内外大量的相关理论研究与实证研究的文献及文件资料，并在此基础上进行了深入的文本分析。第二，通过德尔菲法，向社会学、公共卫生学方面的专家以及实际工作者进行咨询，设计了调查问卷，拟定了调查内容。第三，通过多阶段抽样调查法，从全国抽取了11个省、自治区、直辖市，每地区各抽取3个县为调查样本县，从各县再抽取3—4个乡镇，每个乡镇又抽取2个村为调查样本，调查样本既涵盖了省、自治区、直辖市，也包括了我国的东、中、西部，还覆盖了南北地区，因此调查样本基本上能够反映我国基本公共卫生服务均等化实现程度。第四，运用统计学方法对获得的资料进行统计分析。利用 EPiData3.0 建立数据库并进行录入，采用 SPSS19.0（IBM）进行统计描述和统计推断，率的比较采用卡方检验（χ^2 检验），多个率两两比较用 χ^2 分割法，$\alpha = 0.05$ 作为检验水准。采用 SAS9.4 绘制统计地图。应用熵权法确定评价指标综合权重，并与 TOPSIS 相结合，对 11 个省、自治区、直辖市的基本公共卫生服务情况进行综合评分并进行评价。第五，对典型样本进行了个案访谈，以补充问卷调查缺乏深入了解现实的不足。第六，运用比较分析法对获取的样本资料进行对比分析，从而深入挖掘了我国在基本公共卫生服务均等化推进中存在的问题与原因，为对策与建议的提出提供了充分的依据。

研究方案与研究模型。本研究构建了研究模型（见图 1），提出了具体的研究方案（见图 2）。

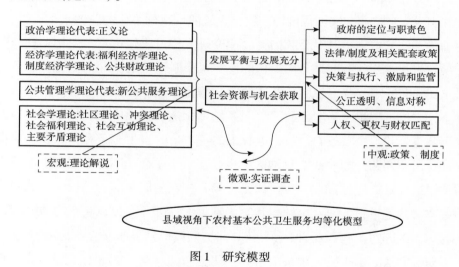

图 1　研究模型

本研究的主要内容与观点。本研究对县域农村基本公共卫生服务均等化问题进行了系统的、深入的理论探讨与实证分析：

第一，立足社会学，探讨了我国实施基本公共卫生服务均等化的重要意义，提出推进基本公共卫生服务均等化有助于体现人民为中心的价值理念，能够从源头预防疾病进而减少家庭和社会经济负担，可以提升人民群众的获得感，有利于降低农村贫困发生率从而维护社会稳定，促进公共卫生政策可及，有效体现公益性，提高医疗卫生资源利用效率，从而以保障和改善民生，并助推乡村振兴。

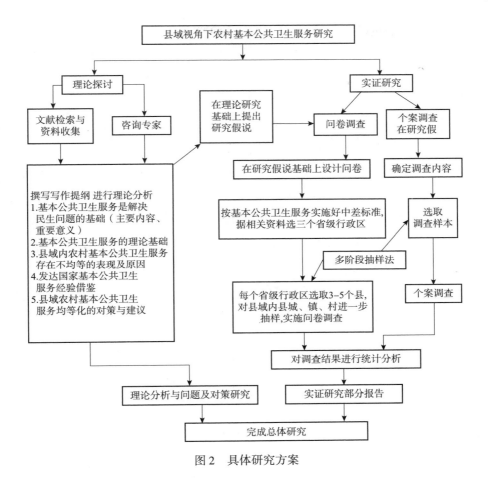

图 2　具体研究方案

　　第二，基于实证调查与相关研究，深入挖掘了我国县域内农村基本公共卫生服务存在的问题与原因。本研究提出，我国基本公共卫生服务涵盖的内容亟需拓展；不同基本公共卫生服务的项目实施不均衡，县域间基本公共卫生服务实施情况差异显著，东中西部基本公共卫生服务实施情况差别明显；基本公共卫生资源配置不均，政府职能不清，农村基本公共卫生服务可及性不足；农村三级预防保健网络松散，村卫生室"网底不牢"、镇卫生院"枢纽不灵"与县级医院"龙头作用削弱"现象共存，农村基本公共卫生服务造假现象严重；农村居民缺乏健康的生活方式，农村人口慢性病快速增长；户籍差异导致农村流动人口成为基本公共卫生服务均等化的盲点；财政转移支付与分税制缺陷，基本公共卫生服务供给存在差异且效率低；保障与激励机制不健全，农村医务人员基本公共卫生服务管理水平与能力差异明显；农村基本公共卫生服务均等化缺乏科学评定标准与评价指标；宣传不到位导致农村居民对基本公共卫生服务知晓度与预防意识差异大，农村基层医务工作者自身对基本公共卫生服务也缺乏深入了解。此外，本研究通过调查发现一个重要现象，即调查抽取的四川调查点为四川彭州市。而彭州市自 2007 年就作为成都市卫生均衡发展改革试点区之一，承担了很多国家级以及国内外合作的卫生项目。通过创新性地开展政府购买基本公共卫生服务方式，加大城乡基层卫生投入力度，逐步缩小了城乡卫生发展的差距。该市上到县疾病控制中心、卫生局、镇医院，下到村卫生所和村医，对基本公共卫生服务非常重视，有健全的资金管理和人员管理系统，因此农村居民对基本公共卫生服务的知晓度、配合度和满意度都比较高。由此可以得出结论：只要政府高度重视，保证财政投入，创新多元主体服务模式，无论是哪个地区，基本公共卫生服务都能够得到有效实施，基本公共卫生服务均等化问题就会迎刃而解。

第三，在剖析问题与原因基础上，提出了解决问题的对策与建议。本研究提出，要突出地方政府责任与职能，进一步明确各级政府在基本公共卫生服务中的角色定位；加快构建完善、系统的基本公共卫生服务体系；加快相关立法增强法律保障；加强部门协调配合，积极探索基本公共卫生服务新机制发挥多元主体作用；提高政策执行力，强化落实；夯实三级预防保健网络，为基本公共卫生服务均等化实施奠定基石，确保"县级强""乡级活""村级稳"；强化健康生活方式推广，源头预防农村居民疾病发生；创新模式，多措并举，推进流动人口基本公共卫生服务的均等化；加大基本公共卫生服务投入，完善多元供给机制与财政机制，缩小地区差距；完善激励和补偿机制，加强基层医务人员队伍建设，做实全科医生"守门人"制度，提升基本公共卫生服务能力；建立评判标准与评价指标体系，加强考核，完善监管机制；注重健康教育，加大宣传力度，提高农村居民预防意识；特别提出了应积极探索基本公共卫生服务与医养结合高度融合，将基本公共卫生服务的老年人相关项目纳入养老服务体系。

第四，探讨了基本公共卫生服务均等化的理论基础。对与基本公共卫生服务均等化研究相关的正义论、新公共服务理论、社区理论、社会冲突理论、公共财政理论、福利经济学理论、制度经济学理论等社会学、政治学、公共经济学、公共管理学理论进行了分析，力图挖掘推进基本公共卫生服务均等化的理论基础。

第五，对以英国、美国为代表的发达国家的基本公共卫生服务的特点进行了重点研究，探讨了值得我国借鉴的经验与启示。

本研究的创新之处。本研究创新之处主要体现在以下方面：一是研究视角和思路新。从社会学出发，以县域为视角，重点探讨现实中政策难以落实且问题比较突出的农村基本公共卫生服务均等化问题，并开展系统的理论探讨和实证研究，凸显了本研究的独特性；提出的解决问题的对策有的具有一定的前瞻性与针对性。二是本研究涉及宏观、中观、微观三个层面。本研究是一项关于基本公共卫生服务均等化的系统性研究，既有宏观的社会学、公共管理学、政治学、经济学等相关理论，为研究提供理论基础；也有中观的政策剖析，为分析问题提供研究框架；更有微观的实证调查，为发现问题并提出解决对策提供依据。这是基本公共卫生服务均等化领域研究中尚未研究有系统涉及的。三是丰富了医学社会学的理论，研究提出的一些基本观点及实证研究力图弥补社会学分支的医学社会学缺少基本公共卫生服务的相关理论与实证研究的不足，如，将社会学中的生活方式、农村社区、公平正义、社会矛盾与社会冲突、获得感、流动人口、民生、养老服务、贫困等概念，纳入基本公共卫生服务均等化研究中，尤其提出基本公共卫生服务未能实现均等化属于社会问题，是关乎民生的重大问题；重视生活方式在基本公共卫生服务中的重要作用，探讨了生活方式与慢性病关系；农村基本公共卫生服务均等化实现有助于解决贫困问题与减少社会矛盾，体现社会公平正义，能够增强群众的获得感；流动人口基本公共卫生服务均等化是阶层均等化的体现；基本公共卫生服务与医养结合养老服务高度融合，等等，这在一定意义上丰富并拓展了医学社会学的研究。四是拓展了社会学研究方法，采用了熵权法、TOPSIS 法对基本公共卫生服务均等化进行了统计分析。熵权法结合TOPSIS 是基于系统工程中有限方案多目标决策分析的一种常用方法。在有关医疗卫生和公共卫生服务领域大量研究中，多运用熵权－TOPSIS 法对各指标进行赋权计算，综合多个评价指标的结果，比较不同评价对象间的结果差异。熵权－TOPSIS 法优点是可增加数据分析结果的客观性、有效性、可信性。鉴于本研究的问卷调查涉及 11 个地区均有 34 项基本公共卫生服务指标，为了客观准确地综合地评价不同地区基本公共卫生服务的实施情况，本研究先用熵权法对权重进行客观性修正，再用 TOPSIS 评价，使评价结果简洁、客观。同时，实证调查覆盖全国 1/3 省自治区直辖市，地区广，样本代表性强，在同类研究中未见。

在研究过程中也遇到了一些困难。首先，为了能够更客观、准确发现中国最基层的农村地区基本公共卫生服务均等化在现实推进中的基本状况，本研究力图使调查样本覆盖面广，因此本研究调查了我国 11 个省、自治区和直辖市，占全国 1/3 的地区；抽取的调查样本既包括南北地区，又包括东中西部地区；既包括省，也包括了自治区，还包括了直辖市。这就为调查工作带来了很大难度。其次，调查内容有一定的专业性，普通的调查人员在调查中可能遇到专业的提问无法作答。再次，调查问卷涉及基本公共卫生服务项目多（涉及基本公共卫生服务 34 个具体项目），类别多（十大类），统计分析难度大。本研究通过广泛动员，让具有公共卫生与预防医学、社会医学与卫生事业管理学专业背景的医科大学的学生和老师，利用假期前往调查样本所在地（也是师生的家乡）开展调查，保证了调查得以顺利开展，也保证了调查质量。

研究取得的阶段性成果。本研究的成果为：在期刊发表论文 9 篇，其中中文核心期刊有 7 篇、科技核心期刊 1 篇；课题研究过程中形成 4 个决策咨询报告，均获得省部级领导肯定性批示，有的还转化为实际工作的措施；2 项阶段性相关研究成果获得了省部级奖项。

目　　录

第一章 基本公共卫生服务均等化基本内容与实施意义

第一节 公共服务相关概念分析

一 公共服务概念的提出

公共服务的概念与理论最早源于西方。公共服务思想最早在古希腊时期就开始出现萌芽。如，柏拉图提出，国家存在的目标"并非为了一个阶级单独突出的幸福，而是为全体公民的最大幸福"[①]；亚里士多德指出"必须共同集合于城邦这个整体，才能（通过）大家满足其需求"[②]。这些思想都包含了国家要以公民的福祉为目标的基本理念。到了中世纪，由于宗教统治一切，西方的公共服务无从谈起。直到近代，随着公众对公共服务的需求日益增长以及政府的自我意识再次兴起，学界开始关注公共服务。公共服务思想与理论的正式形成，是在资本主义出现以后。

学界普遍认同的观点是，公共服务概念的最早提出者为法国法学家莱昂·狄骥。狄骥指出，公共服务是指政府有义务实施的那些行为，"国家就是政府为着公共利益进行的公共服务的总和"[③]。最早对公共服务进行理论研究

---

① ［古希腊］柏拉图：《理想国》，郭斌和、张竹明译，商务印书馆 1986 年版，第 133 页。
② ［古希腊］亚里士多德：《政治学》，吴寿彭译，商务印书馆 1983 年版，第 9 页。
③ ［法］莱昂·狄骥：《公法的变迁》，郑戈译，商务印书馆 2013 年版，第 50 页。

的领域是经济学界。经济学家萨缪尔森的公共产品理论是经典代表。萨缪尔森认为，公共产品是"当任何一个人的一般权利增加或者减少时，所有其他人依然可以保持相同的、不受影响的水平"①。此后，尽管很多学者对公共服务概念进行了深化与拓展，但一直没有从根本上脱离萨缪尔森关于公共服务解释的基本内涵。随着学术界对公共服务研究的深入与领域的拓展，政治学、经济学、管理学等诸多学科开始介入公共服务研究领域，并形成了各具特色的学派与不同的理论。

20 世纪 70 年代后期，随着欧美进入发达资本主义社会阶段，民众对政府公共服务职能提升的要求日益增长，但政府却没有同步进行公共服务方面的创新，导致政府与公众之间的矛盾凸显。不少国家的政府面临着巨额财政赤字、行政过度垄断、行政效率极其低下等问题，乃至引发了社会危机。为此，在 20 世纪八九十年代，各国公共部门开始针对传统的行政模式存在的缺陷进行批评，探讨新的管理理论与管理方法，也由此开始了一场政府自身的改革。

政府改革运动最早始于英国，突出了政府的责任。其他国家也随之开展了一场公共服务改革运动。进行政府改革的国家力图通过转变政府的角色，改变政府工作的观念与方法，凸显政府的公平、正义使命，特别是克服财政压力重负，提高公共服务的品质，真正落实政府必须承担的责任。

二　西方关于公共服务的主要观点

西方国家政府一系列的改革，对公共服务的开展产生了深刻影响，并且直接导致了公共服务模式的变革。特别是在如何应对全球性的"政府失灵"危机的探讨中，关于政府职能的一系列新的理论开始形成。

（一）公共服务市场化、多元化的新公共管理理论

20 世纪 80 年代以来，西方理论界与实践界开始关注以新自由主义经济学为基础、以效率为指向的新公共管理理论（New Public Management Theory）。新公共管理理论强调公共部门吸纳和运用私营部门的价值理念与管理方法，

---

① Paul A. Samuelson, "The Pure Theory of Public Expenditure", *The Review of Economics and Statistics*, Vol. 36, No. 4 (November 1954), pp. 387–389.

并通过构建一种新的框架，增进公共利益和公共服务。新公共管理理论在 20 世纪 90 年代曾风行一时，影响深远，并在英、美、澳大利亚等发达国家掀起了一波改革政府的浪潮。新公共管理理论最具代表性的学者为戴维·奥斯本和特德·盖布勒。新公共管理理论的核心观点是重塑政府，并形成"企业化政府"。新公共管理理论认为政府失败的主要之处不在目的而在手段①，主张在公共服务提供方式上，以市场为基础，把企业中顾客至上理念，引入公共服务过程中。奥斯本和盖布勒提出了"掌舵而不是划桨""满足顾客的需要""授权而不是服务""竞争性政府"等十条基本原则，强调：政府的职责是掌舵而不是划桨，政府并不擅长划桨②，政府要扮演掌舵的角色，制定管理条文；当政府把所有权和控制权交给社区时，政府也许不再直接提供服务，但仍然对满足居民需要负有责任；把竞争机制注入提供服务中以提高效率，政府也要为政府内部的服务工作创造竞争机制；政府按效果而不是按投入拨款，采用全面质量管理办法；政府要满足顾客的需要，而不是官僚政治需要，顾客需要确切地知道去哪里得到有关各种服务的质量和有效性的信息，并能够选择更喜爱的服务；有事业心的政府是有收益而不浪费；有预见的政府做两件根本性的事情，即，使用少量钱预防而不是花大量钱治疗，在做决定时尽一切可能考虑到未来；除非另有重要的理由，处理问题的责任应该尽可能地交给最基层的政府，一个政府与其公民的关系愈密切，公民也就愈信任政府；市场机制有胜过行政机制的许多优点，因此要改变公共投资政策，制定以市场为依据的管理政策。新公共管理理论提出，政府是决策的，而非具体的执行者，要让政府回归到"有限政府"，政府不应管得太多。但政府管得少又不能影响公共服务供给的质量。因此，政府应借鉴企业经营的管理理念和方法，以顾客为导向，积极参与多元的市场竞争，根据市场需求提供公共服务，促进政府效率的提升。政府要破除公共服务的垄断性，公共服务提供方式要市场化，通过建立一个介于政府、公共部门和私人部门之间的"第三部门"提

---

① ［美］戴维·奥斯本、［美］特德·盖布勒：《改革政府：企业家精神如何改革着公共部门》，周敦仁译，上海译文出版社 2006 年版，前言。

② ［美］戴维·奥斯本、［美］特德·盖布勒：《改革政府：企业家精神如何改革着公共部门》，周敦仁译，上海译文出版社 2006 年版，第 1 页。

供公共产品与服务，通过公共服务合同鼓励私人组织提供公共产品①。但由于新公共管理理论过分强调向企业学习，以市场化运作提供公共服务，强调效率至上、价值中立，忽略了公共部门与私营企业之间的本质差异，模糊了政府与公民、政府与社会的关系，忽视了公民权和公民参与，无法真正解决政府所面临的公平与公正、责任、腐败等问题。

（二）公民本位、公共利益至上的新公共服务理论

新公共服务理论（New Public Service Theory）是在反思与批判了传统公共行政（即老公共行政）、新公共管理等理论基础上提出的。罗伯特·B. 登哈特指出，所谓新公共服务是指"关于治理体系中公共行政官员角色的一系列思想，而且这种治理体系将公民置于中心"。新公共服务理论的核心在于促进公共服务的尊严和价值，以及重新确立以民主、公民权和公共利益为主的公共行政价值观，并重新确定公务员和公民之间的关系。登哈特夫妇（Janet Denhard & Robert Denhard）指出："当我们急于掌舵时，是否正在淡忘谁拥有这条船？""政府不应该像企业那样运作；它应该像一个民主政体那样运作。"公共利益是新公共服务理论的最核心原则。在公共管理理论看来，公共利益是政府追求的目标，因此公共行政官员一定要树立公共利益的观念。在新公共服务理论看来，政府要鼓励公民超越短期的利益，愿意为邻里和社区承担个人的责任。新公共服务理论的观点具体包括：服务于公民，而不是服务于顾客；追求公共利益，公共利益是目的，而不是副产品，肯定公共利益在政府服务中的中心地位；公共行政官员要重视人民和第三部门的作用与地位，行政官员负有倾听公民声音并对其话语做出回应的责任；政府都是开放的并且是可以接近的，公民参与和社区建设，政府要致力于使各方共同致力于公共利益的实现；尽管公共服务中责任极为复杂，但公共服务的责任不能简单化；政府的职能是服务而不是掌舵，政府不再是直接提供公共服务，而是中介者和调停者②；未来的公共服务将是以公民对话协商和公共利益为基础。登哈特还指出，公务员是帮助公民明确表达并帮助公民实现共同利益的，是公

---

① 燕继荣：《服务型政府的研究路向——近十年来国内服务型政府研究综述》，《学海》2009 年第 1 期。

② ［美］珍妮特·V. 登哈特、［美］罗伯特·B. 登哈特：《新公共服务：服务而不是掌舵》，丁煌译，中国人民大学出版社 2004 年版，第 142 页。

共利益的引导者和服务者，而非企业家。但新公共服务理论同样也存在一些缺陷，忽视了效率，在实践中也缺乏一定的可操作性。

三 发达国家的公共服务供给模式

公共服务的供给模式是国外学者一直关注的领域。公共服务供给模式是指公共服务设施的供给主体选择何种方式向社会成员提供公共服务。公共服务供给模式的不同实质上是公共资源的不同配置模式。国外公共服务供给模式经历了政府单中心供给、政府与市场联合供给、多元主体供给等发展阶段。

西方早期经济理论强调公共产品要由政府来承担。1954 年，萨缪尔森在《公共支出的理论》中提出了"萨缪尔森模型"，认为市场无法促进公共服务的有效供给，政府应该是公共服务的供给主体，即"政府单中心供给"模式[1]。"政府单中心供给"模式在新福利理论与凯恩斯理论中也得到了理论支撑。由于"公共产品"具有非竞争性、非排他性以及效用的不可分割性等属性，因此公共产品一般不能有效通过市场机制提供，主要应该由政府来承担[2]。由于公共服务具有自然垄断的基本特征，为保证公共服务提供和资源配置的效率，因此应该采取政府垄断的方式保障社会福利。

20 世纪 70 年代，西方很多国家陷入经济危机，政府很难应对公共服务支出日益增长的负担，"政府单一供给"的公共服务模式开始遇到困境，各国政府纷纷开启了公共服务模式的改革，公共服务供给模式开始向联合供给模式转变，即通过引入市场机制和引入第三部门提供公共服务。制度分析学派认为，社会存在着大量既不是靠政府，也不是靠市场能够解决的问题，也就是存在"公共池塘"资源问题。只有通过公正、有序和有效分配资源的方法，通过社会自我组织，这一问题才能得到有效解决。政府与第三部门合作有四种公共服务供给类型，即政府主导模式、双重模式、第三部门支配模式和合作伙伴模式，并由此形成了地方供给理论、社区供给理论、志愿供给理论等供给主体多元化理论。在多元化供给模式中，政府为公众提供一个平台，最

---

① Samuelson, "The Pure Theory of Public Expenditure", *The Review of Economics and Statistics*, 1954, 36 (4): 387 - 389.

② 孙莉：《国内外公共服务设施供给模式研究综述》，《中国集体经济》2014 年第 19 期。

大限度地保证公共利益的实现。

受新公共管理理论和新公共服务理论双重影响，西方各国开展了不同公共服务模式的探索。在关注公共服务的效率、标准、目标、绩效、程序等同时，也关注公共服务中的公民参与、公民权、公共利益、社区及民主等问题，不同国家对公共服务的模式也进行了不同的改革。通过改革政府公共服务组织的内部管理与运营机构，引入市场竞争机制，鼓励私人资本进入公共服务领域，放开公共服务市场准入，达到公私合作"双赢"。公共服务的内涵因国情不同，公共服务提供的模式也各异。同样是经济发达的欧洲国家，德国选择的是社会保障制度中权利和义务对等性的俾斯麦模式；英国采用的是机会平等、鼓励个人自助的贝弗里奇模式；瑞典、芬兰、挪威等北欧国家采用的是全面公平的斯堪的纳维亚模式。

（一）"福利型"与选择性市场的英国公共服务模式

第二次世界大战到 20 世纪 70 年代末期间，英国逐渐形成了以"公众利益"为主导的传统行政管理体系，由政府买单提供公共服务。但实践中，传统的福利型公共服务模式缺陷日益显现，政府入不敷出。因此，英国的公共服务提供发生了重要变化。第一，采用强制性竞争招标，赋予地方政府更多职能，随之英国地方政府参与和管理的事务的范围越来越广泛。地方政府不再仅是一个管理型与服务型政府，同时也是一个经营型政府。第二，公共服务提供应该以"公平"为首要价值理念，以国家为主体，对全民实行普遍保障；国家保障仅限于平等地保障公民的最低生活水平，超出部分由个人承担。第三，大力发展非营利性组织 NPO 和非政府组织 NGO，其规模已达世界第二。此外，英国开始改变福利国家提供公共服务的方式，利用市场机制的优势，推行公共部门改革。

（二）市场为主导与竞争为核心的美国公共服务模式

美国的公共服务模式是以市场为导向，强调与 NGO 或 NPO 的竞争与合作，通过竞争和激励机制，鼓励个人自助，以改善公共服务提供的质量与效率，力图以最小成本获得最大回报。早期的美国联邦政府基本不介入公共服务，公共服务一般由社团来承担。20 世纪 30 年代，在经历了大萧条后，联邦政府开始增加对州与地方政府的援助。随着 70 年代危机爆发，大部分公共服务项目通过联邦、州和地方政府合作实施。公共服务按照市场化原则运行，其中公共服务领域的合同出租是政府改革的关键。NPO 或 NGO 在公共服务提供中扮演着重要角色。由于美国的社会组织与社区具有承接转移公共服务的能力，并乐于参与公共服务的提供，也能够承接政府公共服务市场化的转包、特许与委托代理，因此为公共服务市场化、合作化与私营化奠定了坚实的社会基础。

（三）以政府为主导，政社合作型的新加坡公共服务模式

新加坡的公共服务是以政府为主导的公共服务模式，强调政府强力调控和垄断，通过培育社会组织提供公共服务。在公共服务的生产、提供与监管中，新加坡政府集权强势支配，严格遏制市场化所带来的公共服务的分散性和私立性。为保证公共服务全社会覆盖与普及，新加坡的公共服务主要依靠权威性供给和生产。但由于新加坡的政府和市场是政府主导下的政府与市场共生关系，在公共服务宏观管理体现权威性、强干预的同时，在微观的具体服务上，又体现了较强的民主化与服务精神。政府整合资源，更新服务标准，将非核心工作采取合同外包方式提供公共服务，突出了合作与协调的重要性。通过合作，既可节约公共服务的资源，又提升了公共服务的品质。

四　我国关于公共服务的解析

我国关于公共服务最早的相关研究是在 1979 年，但当时仅是介绍国外公共服务的一些具体做法。20 世纪 90 年代末，随着西方新公共管理理论和新公共服务理论被引介，我国才开始了关于公共服务的研究，并进行了中国特色的社会主义公共服务的理论与实践探索。国内学者对"公共服务"概念看法不一，主要有以下四种不同观点：公共服务是指依托公共设施或公共部门、公共资源提供的服务；公共服务是为消费者提供公共物品的服务；公共服务是政府社会管理职能的主要内容，为公众提供优质高效的公共服务是政府的责任；公共服务是解决公共问题、维护社会经济秩序的主要手段，也是一种资源配置，公共服务的基本目的是解决每一独立的市场主体不能单独解决的公共问题。尽管上述观点表述不同，但关于公共服务的基本内涵的认识是一致的，即公共服务主要指公共部门履行公共服务职能，为公众提供公共产品和服务。

公共服务作为我国政府职能的重要组成部分，最早是在 2002 年九届全国人大五次会议上提出，第一次明确将我国的政府职能定位为：经济调节、市场监管、社会管理和公共服务，并在中共十六大报告中加以确定。中共十六届三中全会明确指出，"完善政府社会管理和公共服务职能，为全面建设小康社会提供强有力的体制保障"①，提出要强化公共服务职能：完善公共政策，健全公共服务体系，努力提供公共产品和服务，推进部分公共产品和服务的市场化进程，建立健全公共产品和服务的监管和绩效评估制度，简化程序，降低成本，讲求质量，提高效益。

2004 年 2 月，温家宝总理在省部级主要领导干部树立和落实科学发展观高级研究班上的讲话中，首次界定了公共服务的内涵："公共服务，就是提供公共产品和服务，包括加强城乡公共设施建设，发展社会就业、社会保障服务和教育、科技、文化、卫生、体育等公共事业，发布公共信息等，为社会公众生活和参与社会经济、政治、文化活动提供保障和创造条件。"这既是对政府公共服务范围的基本概括，也是对我国服务型政府建设内涵的界定。2004 年的《政府工作报告》进一步明确指出，各级政府的主要职能是在继续搞好经济调节、加强市场监管的同时，更加注重履行社会管理和公共服务职能。② 在两会期间，温家宝总理提出 "对政府职能后两项任务公共管理和社会服务，恰恰是政府极为重要的职责，恰恰是政府最为薄弱的环节。去年抗击非典教育了我们，使我们懂得了处理公共突发事件，搞好公共管理的重要性。管理就是服务，我们要把政府办成一个服务型的政府，为市场主体服务，为社会服务，最终是为人民服务"③。2005 年新修订的《国务院工作规则》也明确提出，国务院及各部门要加快政府职能转变，全面履行经济调节、市场监管、社会管理和公共服务职能。④ 此后，对公共服务的提供与理论研究，在我

---

① 《中共中央关于完善社会主义市场经济体制若干问题的决定》，《人民日报》2003 年 10 月 23 日第 1 版。

② 《温家宝总理在十届全国人大二次会议上的政府工作报告（摘登）》，《人民日报》2004 年 3 月 6 日第 2 版。

③ 《总理话转变政府职能："政府要抓好 '两个四'"》，《人民日报》2004 年 3 月 10 日第 4 版。

④ 《国务院关于印发〈国务院工作规则〉的通知》（国发〔2005〕2 号），2005 年 2 月 18 日，ht-tp：//www. chinalawedu. com/falvfagui/fg21752/12309. shtml。

国得到了前所未有的重视。《中共中央关于制定国民经济和社会发展第十一个五年规划的建议》中，首次提出"按照公共服务均等化原则，加大对欠发达地区的支持力度，加快革命老区、民族地区、边疆地区和贫困地区经济社会发展"①。

2006 年 10 月，中共十六届六中全会通过的《中共中央关于构建社会主义和谐社会若干重大问题的决定》进一步明确要求"建设服务型政府，强化社会管理和公共服务职能"。服务型政府第一次被写入执政党的指导性文件中，同时确定了 2020 年构建和谐社会的目标和主要任务，其中包括"基本公共服务体系更加完备，政府管理和服务水平有较大提高"，提出逐步形成惠及全民的基本公共服务体系②。

2007 年，党的十七大报告对公共服务的表述更加系统、清晰："围绕推进基本公共服务均等化和主体功能区建设，完善公共财政体系"，并进一步确立了社会建设中改善民生、加快公共服务体系建设的基本方针和中心内容，提出"缩小区域发展差距，必须注重实现基本公共服务均等化"。同时，对公共服务的表述也上升为"完善公共服务体系"③。

2008 年 2 月，胡锦涛在中央政治局第四次集体学习时提出基本公共服务体系建设的构想，可归纳为：第一，依据经济发展程度和水平，逐步建设公共服务体系，其指导思想是惠及全民和公平公正。第二，基本公共服务均等化是公共服务体系建设的长远目标，也是服务型政府建设的重要价值追求，但需要逐步实现。第三，公共服务体系建设的关键是创新公共服务体制，改进公共服务方式，形成公共服务供给的社会和市场参与机制。通过公共财政、社会组织、企业与家庭的合作，发挥和体现财政资金的公益性价值，提高公共服务质量和效益④。

① 《中共中央关于制定国民经济和社会发展第十一个五年规划的建议》，《人民日报》2005 年 10 月 19 日第 1 版。

② 《中共中央关于构建社会主义和谐社会若干重大问题的决定》，《人民日报》2006 年 10 月 19 日第 1 版。

③ 《高举中国特色社会主义伟大旗帜，为夺取全面建设小康社会新胜利而奋斗》，人民出版社 2007 年版，第 6—18 页。

④ 赵杰：《服务型政府建设的新要求——从政府职能建设到基本公共服务体系建设》，《中国青年报》2008 年 3 月 17 日第 6 版。

2010 年，《中共中央关于制定国民经济和社会发展第十二个五年规划的建议》提出：加快发展各项社会事业，推进基本公共服务均等化。着力保障和改善民生，必须逐步完善符合国情、比较完整、覆盖城乡、可持续的基本公共服务体系，提高政府保障能力，推进基本公共服务均等化。加强社会建设、建立健全基本公共服务体系。① 2011 年的《政府工作报告》尤其强调，"各级政府一定要把社会管理和公共服务摆到更加重要的位置，切实解决人民群众最关心最直接最现实的利益问题"②。

2012 年，我国首部基本公共服务专项规划《国家基本公共服务体系"十二五"规划》正式出台，首次明确提出"保基本、强基层、建机制"的基本思路③，基本公共服务的主要目标为供给有效扩大、发展较为均衡、服务方便可及、群众比较满意，最终实现基本公共服务均等化，并从实践操作层面制定了国家基本标准。把基本公共服务制度作为公共产品向全民提供，是中国公共服务发展从理念到体制的创新，强调了保障人人享有基本公共服务是政府的职责。

2012 年，党的十八大对公共服务提及更多，对"服务型政府""基本公共服务体系"的内涵表述得更加清晰、丰富：建设职能科学、结构优化、廉洁高效、人民满意的服务型政府；提供优质公共服务；加快形成政府主导、覆盖城乡、可持续的基本公共服务体系；改进政府提供公共服务方式④。此后，政府越来越重视公共服务的建设。

2015 年的政府工作报告明确提出"提供基本公共服务尽可能采用购买服务方式，第三方可提供的事务性管理服务交给市场或社会去办"。2015 年 5 月出台的《推进简政放权放管结合转变政府职能工作方案》明确指出，切实提高公共服务的针对性和实效性，为大众创业、万众创新提供全方位的服

① 《中共中央关于制定国民经济和社会发展第十二个五年规划的建议》，《人民日报》2005 年 10 月 19 日第 1 版。

② 《温家宝在十一届全国人大四次会议上的政府工作报告（摘登）》，《人民日报》2011 年 3 月 6 日第 2 版。

③ 《国家基本公共服务体系"十二五"规划》（国发〔2012〕29 号），http://www.gov.cn/zwgk/2012-07/20/content_2187242.htm，2012 年 7 月 11 日。

④ 《坚定不移沿着中国特色社会主义道路前进为全面建成小康社会而奋斗——在中国共产党第十八次全国代表大会上的报告》，《人民日报》2012 年 11 月 18 日第 1 版。

务，为人民群众提供公平、可及的服务；创新公共服务提供方式，引入市场机制，凡是企业和社会组织有积极性、适合承担的，通过委托、承包、采购等方式尽可能发挥社会力量作用，确需政府参与的，也要更多采取政府和社会力量合作方式①。党的十八届五中全会提出，必须坚持发展为了人民、发展依靠人民、发展成果由人民共享，作出更有效的制度安排，使全体人民在共建共享发展中有更多获得感……增加公共服务供给……从解决人民最关心最直接最现实的利益问题入手，增强政府职责，提高公共服务共建能力和共享水平……创新公共服务提供方式，能由政府购买服务提供的，政府不再直接承办；能由政府和社会资本合作提供的，广泛吸引社会资本参与。进一步提出：推动城镇公共服务向农村延伸。增加公共服务供给，从解决人民最关心最直接最现实的利益问题入手，提高公共服务共建能力和共享水平②。

《中共中央关于制定国民经济和社会发展第十三个五年规划纲要》对我国的公共服务作出了更加明确的规定：促进基本公共服务均等化，围绕标准化、均等化、法制化，加快健全国家基本公共服务制度，完善基本公共服务体系；建立国家基本公共服务清单，动态调整服务项目和标准，促进城乡区域间服务项目和标准有机衔接；合理增加中央和省级政府基本公共服务事权和支出责任；健全基层服务网络，加强资源整合，提高管理效率，推动服务项目、服务流程、审核监管公开透明；满足多样化公共服务需求，开放市场并完善监管，努力增加非基本公共服务和产品供给；积极推动医疗、养老、文化、体育等领域非基本公共服务加快发展，丰富服务产品，提高服务质量，提供个性化服务方案；积极应用新技术、发展新业态，促进线上线下服务衔接，让人民群众享受高效便捷优质服务；创新公共服务提供方式，推动供给方式多元化，能由政府购买服务提供的，政府不再直接承办；能由政府和社会资本合作提供的，广泛吸引社会资本参与。制定发布购买公共服务目录，推行特许经营、定向委托、战略合作、竞争性评审等方式，引入竞

① 《2015 年推进简政放权放管结合转变政府职能工作方案》（国发〔2015〕29 号），2015 年 5 月 15 日，http：//www. gov. cn/zhengce/content/2015 - 05/15/content_ 9764. htm。

② 《中国共产党第十八届中央委员会第五次全体会议公报》，2015 年 10 月 26 日，http：// www. xinhuanet. com//politics/2015 - 10/29/c_ 1116983078. htm。

争机制①。在国务院批准的《2016 年推进简政放权放管结合优化服务改革工作要点》中,进一步提出了提高公共服务供给效率,创新机制,推广政府和社会资本合作模式,调动社会各方面积极性,增加基本公共服务……多渠道提高公共服务共建能力和共享水平,满足群众多层次、多样化公共服务需求②。

在国家《"十三五"推进基本公共服务均等化规划》中,对基本公共服务概念作了明确的界定:由政府主导、保障全体公民生存和发展基本需要、与经济社会发展水平相适应的公共服务。基本公共服务均等化是指全体公民都能公平可及地获得大致均等的基本公共服务,其核心是促进机会均等,重点是保障人民群众得到基本公共服务的机会,而不是简单的平均化③。

2021 年出台的《"十四五"公共服务规划》指出,基本公共服务是保障全体人民生存和发展基本需要、与经济社会发展水平相适应的公共服务,由政府承担保障供给数量和质量的主要责任,引导市场主体和公益性社会机构补充供给。主要涵盖幼有所育、学有所教、劳有所得、病有所医、老有所养、住有所居、弱有所扶、优军服务保障和文体服务保障等领域的公共服务。④

我国重视公共服务建设与我国的服务型政府建设一脉相承。从"经济建设型政府"转向"公共服务型政府",是中国市场化改革的必然选择⑤。2004年在《在省部级主要领导干部树立和落实科学发展观高级研究班上的讲话》中,温家宝总理在界定公共服务内涵的同时,首次提出"服务型政府"概念,并作为政府改革和建设的核心目标;建设服务型政府的要求也首次写入了党的十七大报告。2008 年,党的十七届二中全会进一步提出,要建设服务政府、责任政府、法治政府和廉洁政府⑥。2015 年,李克强总理在第十二届全国人

---

① 《中华人民共和国国民经济和社会发展第十三个五年规划纲要》,2016 年 3 月 17 日,http://www. gov. cn/xinwen/2016 – 03/17/content_ 5054992. htm。

② 《关于印发 2016 年推进简政放权放管结合优化服务改革工作要点的通知》(国发〔2016〕30 号),2016 年 5 月 24 日,http://www. gov. cn/zhengce/content/2016 – 05/24/content_ 5076241. htm。

③ 《"十三五"推进基本公共服务均等化规划》(国发〔2017〕9 号),2017 年 1 月 23 日,http://www. gov. cn/zhengce/content/2017 – 03/01/content_ 5172013. htm。

④ 《"十四五"公共服务规划》(发改社会〔2021〕1946 号),2021 年 12 月 28 日,http://www. gov. cn/zhengceku/2022 – 01/10/content_ 5667482. htm。

⑤ 迟福林:《全面理解"公共服务型政府"的基本涵义》,《人民论坛》2006 年第 5 期。

⑥ 温家宝:《努力建设人民满意的政府》,《求是》2013 年第 3 期。

民代表大会第三次会议的《政府工作报告》中又提出"四个政府建设"："要全面推进依法治国，加快建设法治政府、创新政府、廉洁政府和服务型政府，增强政府执行力和公信力。促进国家治理体系和治理能力现代化。"党的十九大报告指出，中国共产党是为中国人民谋幸福的政党，要不忘初心，方得始终。中国共产党人的初心和使命，就是为中国人民谋幸福，为中华民族谋复兴。"保障和改善民生要抓住人民最关心最直接最现实的利益问题……完善公共服务体系，保障群众基本生活，不断满足人民日益增长的美好生活需要……使人民获得感、幸福感、安全感更加充实、更有保障、更可持续。"①而公共服务的提供是为人民谋幸福的重要手段。公共服务的有效提供，能够使人民的获得感、幸福感落到实处。

第二节　基本公共卫生服务基本概念与主要内容

一　公共卫生概念界定

公共卫生是不同于普通医疗服务的、涉及一个国家或一个地区的大众身心健康的公共事业。尽管"公共卫生"概念使用普遍，但在我国无论是学界还是公众，甚至政府工作人员，对这一概念的内涵并非达到完全统一的认知，因此，在实践中理解这一概念时往往出现误区。尤其是对公共卫生范围的界定，认知更是有差异。回顾历史可以看出，公共卫生问题是人们在长期与疾病斗争中产生的。在公共卫生实践中，人们逐渐认识到，人类健康除了物质因素以外，社会因素同样起了很大作用，而公共卫生的提供可以产生难以低估的经济效益与社会效益。

在西方最早提出公共卫生概念的是公共卫生的创始人之一——美国耶鲁大学的 Winslow。Winslow 于 1920 年对公共卫生做出了经典界定：公共卫生是社会组织起来以预防疾病、延长寿命、促进身体健康和提高效能的科学与艺术，包括改善环境卫生、控制传染病、进行个体健康教育、组织医护人员对

---

① 《决胜全面建成小康社会夺取新时代中国特色社会主义伟大胜利——在中国共产党第十九次全国代表大会上的报告》，人民出版社 2017 年版，第 45 页。

疾病进行早期诊断与预防，并通过社会机制的建立，确保社会中每个人都能享有足以维护健康的生活水平。公共卫生的目的是使每个公民都能够实现其与生俱来的健康和长寿的权利①。由于这一概念解释了公共卫生是什么和公共卫生应该怎么做，突出了其在实际生活中的改善健康、维护健康与提供卫生服务的作用，并强调公共卫生的目的为保障所有公民都天然地能享有健康长寿的权利，因此成为全球被公共卫生界引用最多的定义。1952 年，世界卫生组织采用了 Winslow 关于公共卫生的定义②。

20 世纪 80 年代，西方开始进入"新公共卫生时代"（The New Public Health）③，为公众提供公共卫生服务。1988 年，世界第一届健康促进大会形成了《渥太华宪章》（Ottawa Charter for Health Promotion），并提出"新公共卫生"概念：公共卫生是促使人们提高维护和改善其自身健康过程。健康的基本条件是住房、教育、食品、收入、和平、稳定的生态环境，可持续的资源，社会的公正与平等④。新公共卫生代表了全面的社会与政治过程，着重解决由于社会规范或实践造成的健康方面的不平等，重点是实现健康方面的平等⑤。在具有里程碑意义的《公共卫生的未来》报告中（1988），美国医学研究所（Institute of Medicine，IOM）将公共卫生界定为："作为一个社会共同为人们的健康提供各种条件的保障时所做的一切"，"通过保障人人健康的环境以满足社会利益"⑥，强调了公共卫生的前提是每个成员的健康是整个社会利益所在，改善他人的健康环境与状况是人们自己的切身利益的公共卫生的核心价值，突出了公共卫生的"保障"作用。公共卫生重点解决的问题是慢性病、伤害、精神疾病与环境健康，关注的是资源产生、发展和实现特定目标的政

---

① Winslow C. E., "The Untilled Fields of Public Health", *Science*, Vol. 15, No. 1306 (January 1920), pp. 23 – 33.

② Keckley P., Kalkhof C., "Mending holes in the Medicaid safety net a strategy for state health care reform", *Health care Financial Management*, Vol. 61, No. 12 (January 2007), pp. 56 – 60.

③ Fran Baum, *The New Public Health* (*2nd Ed*), Oxford: Oxford University Press, 2002, pp. 16 – 28.

④ ［日］岛内宪夫、张麓曾：《世界卫生组织关于"健康促进"的渥太华宪章》，《中国健康教育》1990 年第 5 期，第 35—37 页。

⑤ "*The Ottawa Charter for Health Promotion, First International Conference on Health Promotion*", Ottawa, 21 November 1986. http://www. who. int/healthpromotion/conferences/previous/ottawa/en/.

⑥ Institute of Medicine, *The Future of Public Health*, Washington, D. C.: The National Academies Press, 1988, p. 141.

策制定的过程，积极应对全球综合应急事件给公共卫生带来的挑战①。目前，世界上大多国家认同 1988 年 Acheson 提出的关于公共卫生定义：公共卫生（public health）是通过有组织的社区努力，以促进健康、预防疾病、延长寿命和提高效益的科学与艺术②。

在世界银行的《1993 年世界发展报告》中，将公共卫生范围划定为 7 个方面：基于人口的医疗卫生服务；饮食和营养；生育；减少烟草、酒类和毒品的滥用；环境对健康的影响；艾滋病；对发展的威胁；基本公共卫生一揽子内容（即基本公共卫生服务包）③。根据公共卫生的发展，2000 年，泛美卫生组织（Pan American Health Organization）与世界卫生组织（PAHO/WHO）制定了公共卫生的 11 项基本职能（Essential Public Health Functions，EPHF），用来评估卫生部门发挥公共卫生作用的能力，并且在世界银行的网站举办了"加强公共卫生功能"的课程学习。这 11 项公共卫生的具体职能为：监督、评估和分析人群的健康状况；监测、研究与控制威胁公众健康的因素；健康促进；社会参与公共卫生；发展公共卫生规划政策和机构规划与管理能力；加强公共卫生的规范和执行能力；评价和促进卫生服务的公平可及性；进行公共卫生的人力资源及培训；保障个人与公众的卫生服务的质量；调查研究公共卫生的问题；降低突发公共卫生事件与疾病对健康的影响④（见表 1 - 1）。世界卫生组织专家 Beaglehole 认为，公共卫生是以所有人群持续的改善健康为目标的集体行动⑤。美国疾病控制和预防中心的州、部落、地方和区域支持办公室将公共卫生系统定义为："在一个管辖范围内，能够为必要的基本公共卫生服务做出贡献的所有公共的、私人的和志愿的实体。"这一概念突出了在评估公共卫生服务供给时，对为社区或州卫生与健康做出贡献的实体的认可⑥。

---

① ［美］米歇尔·H. 默森（Michael H. Merson）：《国际公共卫生：疾病、计划、系统与政策》，郭新彪译，化学工业出版社 2009 年版，第 483 页。

② 龚向光：《从公共卫生内涵看我国公共卫生走向》，《卫生经济研究》2003 年第 9 期。

③ 世界银行：《1993 年世界发展报告》，牛津大学出版社 1993 年版，中文版：中国财政经济出版社 1993 年版。

④ "Health Promotion Glossary", WHO Geneva, 1998, http：//www. who. int/healthpromotion/about/HPR%20Glossary%201998. pdf？ua = 1.

⑤ Beaglehole R., Bonita R., Horton R., Adams O., McKee M., "Public health in the new era：improving health through collective action", Lancet, Vol. 363, No. 9426（June 2004）, pp. 2084 – 2086.

⑥ "The Public Health System and the 10 Essential Public Health Services", Centers for Disease Control and Prevention, https：//www. cdc. gov/stltpublichealth/publichealthservices/essentialhealthservices. html.

表 1 – 1　　　　　　　　　PAHO/WHO 公共卫生 11 项基本职能

职能	职能描述
EPHF1	监督、评估和分析人群健康状况
EPHF2	监测、研究与控制威胁公众健康的因素
EPHF3	健康促进
EPHF4	社会参与公共卫生
EPHF5	发展公共卫生规划政策和机构规划与管理能力
EPHF6	加强公共卫生的规范和执行能力
EPHF7	评价和促进卫生服务的公平可及性
EPHF8	进行公共卫生的人力资源及培训
EPHF9	保障个人与公众的卫生服务的质量
EPHF10	调查研究公共卫生的问题
EPHF11	降低突发公共卫生事件与疾病对健康影响

在中国古代，早已在预防和战胜瘟疫过程中提出了"上医治未病"的预防医学思想。两千多年前，中国最早的医学典籍《黄帝内经》就提出了"上医治未病，中医治欲病，下医治已病"。强调最高明的医术并非是擅长治病，而是能够预防疾病的人。《淮南子·说山训》（汉·刘安）也讲："良医者，常治无病之病，故无病；圣人者，常治无患之患，故无患也。夫至巧不用剑，善闭者不用关楗。"《鹖冠子·卷下·世贤第十六》（宋·陆佃解）中记载：魏文王之问扁鹊，曰："子昆弟三人其孰最善为医？"扁鹊曰："长兄最善，中兄次之，扁鹊最为下。""魏文侯曰：'可得闻邪？'扁鹊曰：'长兄于病视神，未有形而除之，故名不出于家。中兄治病，其在毫毛，故名不出于闾。若扁鹊者，镵血脉，投毒药，副肌肤，闲而名出闻于诸侯。'魏文侯曰：'善。使管子行医术以扁鹊之道，曰桓公几能成其霸乎！'"突出了预防在治疗中的作用。

当代中国，最初对公共卫生概念的理解与界定力图与国际接轨。在 2003 年 7 月召开的全国卫生工作会议上，首次由官方代表（时任副总理兼卫生部部长吴仪）发表了对公共卫生概念的权威界定：公共卫生是"组织社会共同努力，改善环境卫生条件，预防控制传染病和其他疾病流行，培养良好的卫生习惯和文明生活方式，提供医疗服务，达到预防疾病，促进人民身体健康的目的"，① 尤其强调了公共卫生建设"需要国家、社会、团体和民众的广泛参与，共同努力"。这一定义提出的背景是在我国"非典"公共卫生危机后，鉴于人们认识上比较混乱，尤其是忽视公共卫生而明确提出的。这一定义突出强调了公共卫生建设是社会系统工程。因此，其实践操作意义更为突出，对建设和完善我国公共卫生体系具有重要影响。这一定义也与国际的主流观点比较接近。在学界，曾光提出的定义具有代表性：公共卫生是以保障与促进公众健康为宗旨的"公共事业"，"通过国家和社会共同努力，预防和控制疾病与伤残，改善与健康相关的自然和社会环境，提供基本医疗卫生服务，培养公众健康素养，创建人人享有健康的社会"②。此后，我国学界讨论公共卫生概念时，多以吴仪、曾光等人关于公共卫生的定义进行探讨。

二　基本公共卫生服务的内涵

世界银行在《1993 年世界发展报告》中首次提出"基本服务包"（basic heath care services package）概念。"基本服务包"包括了基本公共卫生服务包与基本医疗服务包一揽子基本卫生服务项目③。在基本公共卫生服务包中，涵盖了计划免疫，以学校为基础提供医疗卫生服务，计划生育与营养信息及服务，减少烟草、酒精消耗计划，为改善居民环境所采取的行为调控、信息与限制公共投资，防治艾滋病等 6 项基本的公共卫生服务内容。世界银行关于公共卫生服务包的服务内容的判断标准与依据是：根据一个国家或地区存在的主要健康问题确定哪些是优先的基本医疗服务；选择成本低、效果好的服务；体现公平的原则，覆盖面广泛，使穷人也能享有卫生服务；根据每个国家的经济发展和人民群众的收入水平，以及政府所能承担的、个人也能支付的且可及的医疗卫生服务；政府、社会保险体系对基本卫生服务应给予保障④。由于公共卫生解决的核心问题是群体的卫生问题，因此，在世界银行看

---

① 吴仪：《加强公共卫生建设开创我国卫生工作新局面——在全国卫生工作会议上的讲话》，《中国卫生质量管理》2003 年第 4 期。

② 曾光、黄建始：《公共卫生的定义和宗旨》，《中华医学杂志》2010 年第 6 期。

③ 蔡伟芹等：《国外基本卫生服务包的实践》，《卫生经济研究》2008 年第 4 期。

④ 世界银行：《1993 年世界发展报告》，牛津大学出版社 1993 年版，中文版：中国财政经济出版社，1993 年。

来，基本公共卫生服务包应该包括符合成本效益且被实践证明确实行之有效的公共卫生干预措施①。WHO 认为，基本公共卫生服务包是可以逐步普遍推广，并由保险、政府筹资担负的，包括监督、安全等公共卫生功能实现，艾滋病、结核、乙肝等优先公共卫生服务提供，以及公共卫生服务人员的薪金在内的所有服务所需的全部费用。

世界卫生组织于 1997 年在全球范围内运用德尔菲法（Delphi Method），就"公共卫生"定义开展了调查，并在此基础上，于 1998 年提出了基本公共卫生框架，包括健康状况监测，传染性与非传染性疾病预防、监测及控制，健康促进，公共卫生立法与管理，对弱势人群、高危人群提供个人卫生服务，职业卫生，环境保护，特定的公共卫生服务等内容。1961 年成立的美国国际开发署（United States Agency for International Development，USAID），在 20 世纪 70 年代，对外非军事援助的工作重点从原来提供科技和资本国际援助，转向了提供卫生、教育和人力开发方面的援助。USAID 提出的基本公共卫生服务包主要有五大类：一是提供包括临床和非临床的计划生育的生殖保健；产前、产生与分娩保健、紧急医疗中心、人工流产与计划生育等母亲保健；包括性传播感染、生殖道感染以及预防和管理与预防艾滋病。二是提供包括计划免疫、急性呼吸道感染的预防控制与管理、腹泻预防与控制和管理、儿童疾病综合管理等儿童健康。三是提供包括眼感染、疥疮、肠蠕虫病及感冒的初级保健的有限医疗服务。四是包括肺结核、疟疾、麻风与黑热病传染性疾病的控制。五是行为改变的交流，包括传播信息、建立公众有关基本卫生服务的兴趣和支持、建立服务提供者和使用者之间的有效联系、影响与促进使用者选择临床服务、使服务与程序有可接受性②。

美国疾病与预防控制中心（CDC）制定了"国家公共卫生执行标准（NPHPS）"。为评估公共卫生系统和公共卫生管理机构的能力和绩效，CDC于 1994 年制定了基本公共卫生服务框架。这一框架提出了 10 项基本公共卫生服务，涵盖了所有社区应进行的公共卫生活动：监测健康状况，辨识和解决社区卫生问题；诊断和调查社区的健康问题和健康危害；告知、教育和授

---

① 世界银行：《1993 年世界发展报告》，牛津大学出版社 1993 年版；中文版：中国财政经济出版社，1993 年。

② 饶克勤：《基本卫生服务究竟包括哪些服务》，《健康报》2007 年 11 月 1 日第 4 版。

权人们关注健康问题；动员社区伙伴关系并主动确定和解决健康问题；制定、支持个人和社区卫生努力的政策与计划；实施保护健康和确保安全的法律法规；作为联系公众与其需要的个人卫生服务桥梁，确保在无法获得医疗服务情况下能够提供医疗服务；确保提供公众和个人卫生保健的工作人员称职；评估个人和人群健康服务的有效性、可及性和质量；研究健康问题并提出新见解和创新解决方案①。

关于基本公共卫生服务包的内容，不同国际组织与国家的界定有所区别。每个国家将哪些基本公共卫生服务内容纳入服务包，往往是根据各自国家的疾病分布、所能采取的干预措施以及成本效益制定的。因此，不同国家的基本公共卫生服务的内容各有不同，但都是根据各自特定的国情而制定。

中国的基本公共卫生服务是建立在中国国情基础上所提供的公共卫生干预。作为公共产品的公共卫生体现的是社会效益，由政府来提供。但由于公共卫生服务涵盖的内容广泛，在政府财力有限的情况下，只能首先保障最基本的公共卫生服务，即由疾病预防控制机构、城市社区卫生服务中心、乡镇卫生院等基本医疗卫生机构，向全体居民提供的、公益性的公共卫生的干预措施，主要起到疾病预防控制作用②。因此，在 2009 年出台的《关于促进基本公共卫生服务逐步均等化的意见》中指出："国家根据经济社会发展状况、主要公共卫生问题和干预措施效果，确定国家基本公共卫生服务项目。国家基本公共卫生服务项目随着经济社会发展、公共卫生服务需要和财政承受能力适时调整。"而且由于各地财政状况以及公共卫生问题不完全一样，又给地方政府操作实施提供了空间："地方政府根据当地公共卫生问题、经济发展水平和财政承受能力等因素，可在国家基本公共卫生服务项目基础上增加基本公共卫生服务内容。"③ 党的十八大报告提出："坚持预防为主、以农村为重点、中西医并重，按照保基本、强基层、建机制要求，重点推进医疗保障、医疗服务、公共卫生、药品供应、监管体制综合改革，完善国民健康政策，

---

① *The Public Health System and the* 10 *Essential Public Health Services*，Centers for Disease Control and Prevention，https：//www.cdc.gov/stltpublichealth/publichealthservices/essentialhealthservices.html。

② 蒲川：《促进基本公共卫生服务均等化的实施策略研究——以重庆市为例》，《软科学》2010 年第 5 期。

③ 《关于促进基本公共卫生服务逐步均等化的意见》（卫妇社发〔2009〕70 号），2009 年 7 月 7 日，http：//www.gov.cn/ztzl/ygzt/content_ 1661065.htm。

为群众提供安全有效方便价廉的公共卫生和基本医疗服务。"① 因此，在我国的公共服务语境中，基本公共卫生服务是指与经济社会发展水平和阶段相适应，由政府主导并免费提供、基层医疗卫生机构（包括疾控机构、乡镇卫生院、社区卫生服务中心等）负责具体实施，以疾病预防控制为主要目标，以儿童、老年人、孕产妇以及慢性病患者为重点人群，向所有居民提供的公益性、最基本的公共卫生干预措施。基本公共卫生服务项目的具体实施者主要为城市社区卫生服务中心（站），以及乡镇卫生院、村卫生室等基层医疗卫生机构。

此外，基本公共卫生服务的开展也是建立在服务实施者出现的基础上。随着社会的进步、科技和医学的飞速发展，医学模式发生了新转变，出现了全科医学，并且在20世纪40年代的美、英两国已具相当规模。美国在1947年成立了全科医师学会，英国也于1952年相继成立了"皇家全科医学学院"。最初的全科医生未经专门的培训，水平与质量不一，因而全科医生的地位低、报酬少，也不受尊重。后来美国以良好的培训与优质服务改变了人们对全科医生的看法，逐渐使全科医生成为受人尊重的行业。美国的全科医师学会也于1969年改名为"美国家庭医学学会"，并把全科医学和家庭医学等同并列②。1972年世界家庭医生组织（WONCA）成立。1994—1995年，世界卫生组织和WONCA合作联合发表的《使医疗服务和医学教育更适合民众的需要——家庭医生的贡献》工作报告指出："满足民众的需要，保健系统、医学界、医学院校及其他医学教育机构必须进行根本变革。在保健系统提供适用、优质、经济有效、公平的服务过程中，家庭医生应发挥核心作用。为了担当起这一重任，家庭医生应具有为患者提供医疗保健的高度技能，同时又必须将个人和社区的保健融为一体。"③

我国虽然20世纪80年代末才开始从国外系统地引进全科医学的理论，但全科医疗和社区卫生服务事实上早已存在。如天津市20世纪50年代就在

---

① 《坚定不移沿着中国特色社会主义道路前进为全面建成小康社会而奋斗——在中国共产党第十八次全国代表大会上的报告》，《人民日报》2012年11月18日第1版。
② Taylor R. B., *Family Medicine - Principles and Practice*, New York：Springer，1998，pp. 1 - 5.
③ 中华人民共和国卫生部：《建设有中国特色的社会主义卫生事业：全国卫生工作会议文件汇编》，人民卫生出版社1997年版，第2—5页。

全国开设了第一张家庭病床；60 年代，实行了医务人员深入街道里巷的"巡回医疗"；80 年代，普及了"家庭病床"；90 年代，市一级医院即基层卫生院的医务人员走出医院，迈向社区，进入家庭，使居民不出门或就近即可享受到综合性、连续性的医疗保健服务，形成了以社区人群为服务对象，以家庭为服务单位，以"健康为中心"为服务目标，以医疗、预防、保健、康复、健康教育和计划生育指导为内容的全新服务模式。20 世纪 80 年代中期，我国全科医学已在各地蓬勃展开。早在 1984 年，北京市东城区朝阳门医院就率先进行了防保体制改革，在居民社区建立起全科医疗站，提供家庭病床服务。1989 年首都医科大学成立了全科医师培训中心。此后，全科医学不断发展，却没有得到像发达国家一样的高度重视。2010 年我国使用"家庭医生"概念，并逐步进入百姓家里。2016 年，原国家卫计委发布《关于印发推进家庭医生签约服务指导意见的通知》，要求到 2017 年，家庭医生签约服务覆盖率达 30% 以上，重点人群签约服务覆盖率达 60% 以上①。

三　我国基本公共卫生服务主要内容

按照我国基本公共卫生服务的特点与要求，我国基本公共卫生服务的内容是随着社会发展不断进行调整的。从 2009—2021 年，通过十余年基本公共卫生服务内容的变化与调整，也能够管窥我国基本公共卫生服务取得的成效。

2009 年为我国基本公共卫生服务提出的初始阶段。基于国情，国家规定提供 9 大类 22 项基本公共卫生服务项目，包括居民健康档案管理、健康教育、预防接种、传染病报告和处理、0—36 个月儿童健康管理、孕产妇健康管理、老年人健康管理、高血压与糖尿病患者健康管理以及重性精神疾病患者管理②。

2011 年的国家基本公共卫生服务项目增至 10 项 11 大类，增加了"卫生监督协管"，将"传染病报告和处理"改为"传染病和突发公共卫生事件报

---

① 《关于推进家庭医生签约服务的指导意见》（国医改办发〔2016〕1 号），2016 年 5 月 25 日，http：//www. gov. cn/xinwen/2016 - 06/06/content_ 5079984. htm。

② 卫生部：《关于促进基本公共卫生服务逐步均等化的意见》（卫妇社发〔2009〕70 号），2009 年 7 月 7 日，http：//www. gov. cn/ztzl/ygzt/content_ 1661065. htm。

告和处理"①。

2012 年，首部《国家基本公共服务体系"十二五"规划》提出为城乡居民免费提供 10 类基本公共卫生服务项目：居民健康档案，健康教育，预防接种，传染病防治，儿童保健，孕产妇保健，老年人保健，慢性病管理，重性精神疾病管理，卫生监督协管。将"高血压患者健康管理"与"2 型糖尿病慢性病患者管理"两个项目合并为"慢性病患者健康管理（高血压、2 型糖尿病)"②。

2013 年的国家基本公共卫生服务项目包括 11 类，但个别名称与内容有变化，如，"城乡居民健康档案管理"改为"建立居民健康档案"，"0—6岁儿童健康管理"改为"儿童健康管理"，将"卫生监督协管"改为"卫生计生监督协管"。按照《国家基本公共服务体系"十二五"规划》，将"高血压患者健康管理"与"2 型糖尿病慢性病患者管理"两个项目合并为"慢性病患者健康管理（高血压、2 型糖尿病)"，增加了"中医药健康管理项目"③。

2015 年的国家基本公共卫生服务项目增加至 12 类，增加了"结核病患者健康管理"服务内容，将"重性精神障碍患者管理"改称为"严重精神障碍患者管理"。同时，对血压、血糖不稳定的患者增加 2 次随访；对基本稳定和不稳定的重性精神疾病（严重精神障碍）患者增加 4 次随访④。

2017 年印发的《国家基本公共卫生服务规范（第三版)》包括了 12 项服务内容：居民健康档案管理、健康教育、0—6 岁儿童健康管理、预防接种、孕产妇健康管理、慢性病患者健康管理（包括高血压患者健康管理和 2 型糖尿病患者健康管理)、老年人健康管理、严重精神障碍患者管理、中医药健康管理、肺结核患者健康管理、传染病及突发公共卫生事件报告和处理、卫生

① 《卫生部财政部关于做好 2011 年基本公共卫生服务项目工作的通知》，2011 年 5 月 3 日，http：//www. gov. cn/zwgk/2011 -05/24/content_ 1870161. htm。

② 《国务院关于印发国家基本公共服务体系"十二五"规划的通知》（国发〔2012〕29 号），2012 年 7 月 11 日，http：//www. gov. cn/zwgk/2012 -07/20/content_ 2187242. htm。

③ 《关于做好 2013 年国家基本公共卫生服务项目工作的通知》（卫计生发〔2013〕26 号），2013 年 6 月 17 日，http：//www. moh. gov. cn/jws/s3577/201306/b035feee67f9444188e5123baef7d7bf. shtml。

④ 《关于做好 2015 年国家基本公共卫生服务项目工作的通知》（国卫基层发〔2015〕67 号），2015 年 6 月 11 日，http：//www. nhfpc. gov. cn/jws/s3577/201506/61340494c00e4ae4bca0a8411a724a9. shtml。

计生监督协管①。2017 年发布的《"十三五"推进基本公共服务均等化规划》
以规划的方式确定了基本公共卫生服务项目 12 类，基本医疗卫生服务项目共
20 项。其中属于基本公共卫生服务的包括：居民健康档案、健康教育、预防
接种、传染病及突发公共卫生事件报告和处理、儿童健康管理、孕产妇健康
管理、老年人健康管理、慢性病患者管理、严重精神障碍患者管理、卫生计
生监督协管、结核病患者健康管理、中医药健康管理②。2017 年的国家基本
公共卫生服务项目增至 14 项，增加了"免费提供避孕药具"与"健康素养促
进行动" 2 项内容③。

依据《"十三五"推进基本公共服务均等化规划》确定的 2018 年国家基
本公共卫生服务项目 12 类，将"免费提供避孕药具和健康素养促进"两个项
目具体工作单独部署，继续实施建立居民健康档案、健康教育、预防接种、
儿童健康管理、孕产妇健康管理、老年人健康管理、高血压和 2 型糖尿病等
慢性病患者健康管理、严重精神障碍患者管理、肺结核患者健康管理、中医
药健康管理、传染病和突发公共卫生事件报告和处理、卫生计生监督协管 12
类 45 项具体服务内容④。

《关于做好 2019 年基本公共卫生服务项目工作》依据《国家基本公共卫
生服务规范（第三版)》，提出新划入基本公共卫生服务的内容：地方病防治，
职业病防治，重大疾病与健康危害因素监测，人禽流感、SARS 防控项目，鼠
疫防治，国家卫生应急队伍运维保障管理，农村妇女"两癌"检查项目，基
本避孕服务项目，贫困地区儿童营养改善项目，贫困地区新生儿疾病筛查项
目，增补叶酸预防神经管缺陷项目，国家免费孕前优生健康检查项目，地中
海贫血防控项目，食品安全标准跟踪评价项目，健康素养促进项目，国家随
机监督抽查项目，老年健康与医养结合服务管理，人口监测项目，卫生健康

① 《国家基本公共卫生服务规范（第三版)》，2017 年 2 月，http：//www. nhfpc. gov. cn/ewebedi-
tor/uploadfile/2017/04/20170417104506514. pdf。
② 《关于做好 2017 年国家基本公共卫生服务项目工作的通知》（国卫基层发〔2017〕46 号），
2017 年 8 月 23 日，http：//www. gov. cn/xinwen/2017 -09/09/content_ 5223957. htm。
③ 《关于做好 2018 年国家基本公共卫生服务项目工作的通知》（国卫基层发〔2018〕18 号），2018
年 6 月 20 日，http：//www. nhfpc. gov. cn/jws/s3577/201806/acf4058c09d046b09addad8abd395e20. shtml。
④ 《关于做好 2018 年国家基本公共卫生服务项目工作的通知》（国卫基层发〔2018〕18 号），2018
年 6 月 20 日，http：//www. nhfpc. gov. cn/jws/s3577/201806/acf4058c09d046b09addad8abd395e20. shtml。

项目监督管理等工作，由各省份结合本地实际实施，资金不限于基层医疗卫生机构使用。并提出，人均基本公共卫生服务经费补助标准为 69 元，新增 5 元经费全部用于村和社区，务必让基层群众受益①。

《关于做好 2020 年基本公共卫生服务项目工作》提出，经省级卫生健康行政部门评估，以高血压、2 型糖尿病等慢性病管理为重点，推进基层机构基本医疗和基本公共卫生融合服务，优化常见多发慢性疾病的基层诊疗和健康管理流程。具备条件的地区可主要依托规范化电子健康档案开展服务并逐步取消相应纸质档案。各地要继续关注贫困地区基本公共卫生服务项目实施工作，提高贫困人口基本公共卫生服务均等化水平，为助力打赢脱贫攻坚战做出应有贡献。特别是因新冠肺炎疫情袭来，2020 年人均基本公共卫生服务经费补助标准为 74 元，其中增加的 5 元统筹用于基层医疗卫生机构的疫情防控经费，强化基层卫生防疫②。

《关于做好 2021 年基本公共卫生服务项目工作的通知》提出，2021 年，人均基本公共卫生服务经费补助标准为 79 元。2020 年增加的 5 元全部落实到乡村和城市社区，统筹用于常态化疫情防控；2021 年新增 5 元统筹用于基本公共卫生服务和基层医疗卫生机构疫情防控工作。其中包括：广泛开展乡村两级医务人员疫情防控培训，加强乡镇卫生院、社区卫生服务中心核酸采样、疫苗接种和流行病学调查规范化培训；落实"村报告、乡采样、县检测"，规范基层医疗卫生机构发热患者接诊和处置流程。围绕妇幼、老年人、慢病患者等重点人群，结合基本公共卫生服务，加强健康教育和营养健康科普宣传，为健康中国建设发挥应有作用，增加了优化基层医疗卫生机构预防接种单位服务内容③。

随着我国经济的发展、财政支出的增加，我国基本公共卫生服务内容也不断调整，基本公共卫生服务的经费也不断提高。《关于深化医药卫生体制改革的意见》提出了 3 年人均经费目标：2009 年基本公共卫生服务人均标准不

---

① 《关于做好 2019 年基本公共卫生服务项目工作的通知》（国卫基层发〔2019〕52 号），2019 年 8 月 30 日，http：//www. gov. cn/xinwen/2019 – 09/05/content_ 5427467. htm。

② 《关于做好 2020 年基本公共卫生服务项目工作的通知》（国卫基层发〔2020〕9 号），2020 年 6 月 12 日，http：//www. gov. cn/zhengce/zhengceku/2020 – 06/16/content_ 5519776. htm。

③ 《关于做好 2021 年基本公共卫生服务项目工作的通知》（国卫基层发〔2021〕23 号），2021 年 7 月 12 日，http：//www. gov. cn/zhengce/zhengceku/2021 – 07/14/content_ 5624819. htm。

低于 15 元，2011 年不低于 20 元。2011 年，我国实现了 2009 年首次提出的目标，达到人均标准 25 元①。2021 年，我国基本公共卫生服务人均补助标准提至 79 元②。从 2009 年到 2021 年，我国基本公共卫生服务的人均标准已经从每人每年 15 元提高至 79 元，提高了 5.3 倍（见图 1 - 1）。

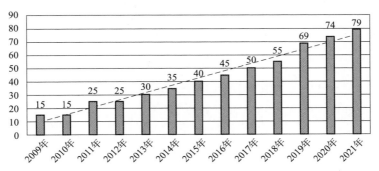

图 1 - 1　国家基本公共卫生服务项目人均补助标准（元）

第三节　基本公共卫生服务均等化的界定与主要内容

促进全体人民在基本公共卫生服务方面逐步实现均等化，是我国深化医药卫生体制改革的基础性工作。基本公共卫生服务均等化是基本公共服务均等化的重要组成部分。2005 年首提"公共服务均等化原则"；2009 年 7 月《关于促进基本公共卫生服务逐步均等化的意见》出台，提出到 2011 年，"国家基本公共卫生服务项目得到普及"，城乡与地区间"公共卫生服务差距明显缩小"；2020 年，我国的基本公共卫生服务"逐步均等化的机制"基本完善，而且首次提出了基本公共卫生服务的具体服务项目③。2012 年党的十八大报告提出，到 2020 年，全国总体上实现基本公共服务均等化④。2012 年首个公

---

① 《关于做好 2011 年基本公共卫生服务项目工作的通知》，2011 年 5 月 3 日，http：// www.mof.gov.cn/zhengwuxinxi/zhengcefabu/201105/t20110524_ 552604.htm。

② 王宾：《中国人均基本公共卫生服务经费补助标准提高至 55 元》，http：//finance.people.com.cn/ n1/2018/0731/c1004 - 30181242.html，2018 年 7 月 31 日。

③ 卫生部：《关于促进基本公共卫生服务逐步均等化的意见》（卫妇社发〔2009〕70 号），2009 年 7 月 7 日，http：//www.gov.cn/ztzl/ygzt/content_ 1661065.htm。

④ 《坚定不移沿着中国特色社会主义道路前进为全面建成小康社会而奋斗——在中国共产党第十八次全国代表大会上的报告》，《人民日报》2012 年 11 月 18 日第 1 版。

共服务体系文件《国家基本公共服务体系"十二五"规划》出台，更加明确指出，基本公共服务均等化是指"全体公民都能公平可及地获得大致均等的基本公共服务"；基本公共服务均等化的核心是"机会均等"，而不是"简单的平均化和无差异化"；基本公共卫生服务均等化的目标是"逐步建立城乡一体化的基本公共服务制度，健全促进区域基本公共服务均等化的体制机制，促进公共服务资源在城乡、区域之间均衡配置，缩小基本公共服务水平差距"①。2016 年出台的《"健康中国 2030"规划纲要》提出，继续实施并完善国家基本公共卫生服务项目，使城乡居民享有均等化基本公共卫生服务，并提出做好流动人口的基本公共卫生计生服务均等化工作②。在 2017 年出台的《"十三五"推进基本公共服务均等化规划》再次强调了上述界定。除了强调全体公民都能"公平可及地获得大致均等的"基本公共服务，还强调了其核心是"促进"机会均等，增加了"重点"是保障人民群众得到"基本公共服务的机会"。③ 我国的基本公共卫生服务均等化基本表述是：每个居民，无论其种族、性别、年龄、居住地、收入水平、职业等，都能够平等地获得基本的公共卫生服务。享有基本的公共服务属于全体公民的权利，而提供基本的公共服务属于政府的重要职责。均等化的标准有三种理解：最低标准，即保底；平均标准，即政府提供的基本卫生服务应达中等平均水平；相等的标准，即结果均等。目前我国基本公共卫生服务均等化的首要任务是保证低水平的广覆盖，然后逐步提高到中等水平，最后的目标是实现结果均等。

可见，我国基本公共卫生服务均等化是指：所有中华人民共和国的公民，不管性别、年龄、居住地、种族、职业、收入如何，都能够享有同等的权利，均能平等地获得国家所提供的最基本的公共卫生服务。基本公共卫生服务的均等化虽然强调全体社会成员均等地享受基本公共卫生服务机会，但并非意味着平均化，也并不意味着每一个体都会得到没有任何差异、

---

① 《国务院关于印发国家基本公共服务体系"十二五"规划的通知》（国发〔2012〕29 号），2012 年 7 月 11 日，http：//www.gov.cn/zwgk/2012-07/20/content_2187242.htm。

② 习近平：《"健康中国 2030"规划纲要》，《人民日报》2016 年 8 月 27 日第 1 版。

③ 《国务院关于印发"十三五"推进基本公共服务均等化规划的通知》（国发〔2017〕9 号），2017 年 3 月 1 日，http：//www.gov.cn/zhengce/content/2017-03/01/content_5172013.htm。

完全相同的基本公共卫生服务。基本公共卫生服务均等化只是基本医疗卫生服务的"底线"均等，是以人为出发点，对人的关怀与提高健康生活质量具有的必然性社会性行动①。从服务的主旨看，我国的基本公共卫生服务均等化侧重于为所有的公民健康权益提供保障，突出人人享有服务的权利，人人能够享受相同的服务。从服务内容看，强调了在满足公民基本健康需要的前提下，在各级政府财政可承受的能力范围内，为需要服务的人群提供诸如建立公民健康档案、健康教育、疫苗接种、妇幼保健、老年保健等基本卫生服务。在提供基本公共卫生服务时既有统一的服务，如居民健康档案、健康教育、传染病及突发公共卫生事件报告与处理、卫生计生监督协管及中医药健康管理等，也包括根据我国国情面向不同人群提供的特殊人群的基本公共卫生服务，如，预防接种、儿童健康管理与老年人健康管理等是针对特定年龄人群的服务，孕产妇健康管理是针对特定性别人群的服务，慢性病患者管理、严重精神障碍患者管理及结核病患者健康管理是针对特定疾病的服务。

第四节　国家实施基本公共卫生服务均等化的重要意义

一　基本公共卫生服务均等化有助于落实人民为中心执政理念，促进人的全面发展

中国共产党将人民健康视为"民族昌盛和国家富强的重要标志"，提出通过完善国民健康政策，"为人民群众提供全方位全周期健康服务"②，凸显了人民为中心的执政理念。《"十三五"推进基本公共服务均等化规划》指出，推进基本公共服务均等化，是全面建成小康社会的应有之义，对于促进社会公平正义、增进人民福祉、增强全体人民在共建共享发展中的获得感、实现

---

① 刘琼莲：《论基本公共卫生服务均等化及其判断标准》，《学习论坛》2009 年第 9 期。

② 《决胜全面建成小康社会夺取新时代中国特色社会主义伟大胜利——在中国共产党第十九次全国代表大会上的报告》，人民出版社 2017 年版，第 45 页。

中华民族伟大复兴的中国梦，都具有十分重要的意义①。《"十四五"公共服务规划》指出，公共服务关乎民生，连接民心。"十三五"时期，在以习近平同志为核心的党中央坚强领导下，我国公共服务体系日益健全完善，基本民生底线不断筑牢兜实，公共服务供给水平全面提升，多层次多样化需求得到更好满足；"十四五"时期，推动公共服务发展，健全完善公共服务体系，持续推进基本公共服务均等化，着力扩大普惠性非基本公共服务供给，丰富多层次多样化生活服务供给，是落实以人民为中心的发展思想、改善人民生活品质的重大举措，是促进社会公平正义、扎实推动共同富裕的应有之义，是促进形成强大国内市场、构建新发展格局的重要内容，对增强人民群众获得感、幸福感、安全感，促进人的全面发展和社会全面进步，具有十分重要的意义②。

不断促进人的全面发展，其中健康是基础，直接维系着千家万户的幸福。实施基本公共卫生服务均等化是我国医改的重要组成部分。医改的目标是建立完善覆盖城乡居民的基本的医疗卫生制度，从而为广大群众提供更加安全、有效、方便、廉价的医疗卫生服务。维护人民健康的公平，这既是一个国家的社会公平正义的基石，也是经济与社会发展的基本目标，更是以人为本的执政理念的具体体现。习近平总书记指出："实现社会公平正义是我们党的一贯主张，公平正义是中国特色社会主义的内在要求。"③ 把基本的卫生制度作为一项公共产品向全国所有群众提供，保障所有城乡居民都能免费获得基本的卫生服务，从而达到人人享有基本卫生服务的目标。

基本公共卫生服务均等化的前提是"人"。作为公益性质的基本公共卫生服务，均等化并非平均化。均等化强调的是以人的需要为出发点，并根据人的个体性与差异性，提供不同人群差异化的基本公共卫生服务，实现的是大致相等，是保证所有社会成员在基本的公共卫生服务领域中的相对均等，是充分考虑了所有社会成员在公共卫生服务方面的基本需求。我国基本公共卫

① 《"十三五"推进基本公共服务均等化规划》（国发〔2017〕9号），http://www.gov.cn/zhengce/content/2017-03/01/content_5172013.htm，2017年1月23日。
② 《"十四五"公共服务规划》（发改社会〔2021〕1946号），http://www.gov.cn/zhengce/zhengceku/2022-01/10/content_5667482.htm，2021年12月28日。
③ 《习近平关于社会主义社会建设论述摘编》，中央文献出版社2017年版，第30页。

生服务项目的设立是社会主义制度的一个具体体现，其目的是为了解决我国主要公共卫生问题，提高居民得到基本公共卫生服务的公平性与可及性，服务的项目针对的是重点疾病、重点人群和健康危险因素，强化基层医疗卫生机构的公共卫生职能，体现公益性。基本公共卫生服务均等化设计的思路是预防为主，"保基本"，普遍能提供，财政能负担，免费提供；"强基层"，"网底"机构提供；突出"建机制"，强调以人为中心健康管理模式①。逐步实现基本公共卫生服务的均等化，保障所有社会成员都能公平享有基本的公共卫生服务，是实现人的全面发展的重要任务。由于我国存在的城乡二元结构性矛盾，城乡居民在享有公共卫生服务等方面尚存在一定差距。因此促进城乡居民均等化地享有基本的公共卫生服务，表明政府对所有人的健康与生存质量的关切，凸显了以人为本的价值理念，也彰显了政府具有维护人民健康公平的责任意识。

二　基本公共卫生服务均等化有助于维护人的基本权利，实现公平正义

健康权是中国人民的一项基本权利，其公平与否常被视为一个社会制度的重要价值予以体现。20 世纪 80 年代，世界卫生组织、联合国教科文组织联合发出确保人类生存权的最基本四项要求：解决吃饭、住房、基础教育、基本医疗问题。每个公民都能均等地享有健康的基本权利是社会公平正义的表征。新公共卫生代表全面的社会和政治过程，需要解决由于社会规范或实践所造成的健康方面的不平等②。公共卫生之所以区别于一般的医疗服务，在于公共卫生是为了能公平、合理、高效地配置公共卫生资源。早在 1977 年，世界卫生组织在第 30 届世界卫生大会就通过了 WHO30、34 号决议，提出了全球战略目标——"2000 年人人享有卫生保健"（Health For All，HFA/2000）。这一目标宗旨是使每个人能够享受到最低限度的保健，争取达到尽可能高的身心健康水平，突出了所有人对于健康的基本权利。1978 年 9 月，在哈萨克

---

① 胡同宇：《国家基本公共卫生服务项目回顾及对"十三五"期间政策完善的思考》，《中国卫生政策研究》2015 年第 7 期。

② Health Promotion Glossary，WHO Geneva，1998，http：//www. who. int/healthpromotion/about/HPR%20Glossary%201998. pdf？ua = 1.

斯坦首都阿拉木图联合召开的国际初级卫生保健大会上，联合国儿童基金会（United Nations International Children's Emergency Fund，UNICEF）与世界卫生组织（WHO）发表了《阿拉木图宣言》，明确指出，初级卫生保健（primary health care，PHC）是实现"2000 年人人享有卫生保健"的全球卫生战略目标基本策略和途径[1]，突出强调了初级卫生保健对人人享有卫生保健目标的重要性[2]。WHO 在 1998 年召开的第 51 届世界卫生大会上审议通过了建立在《阿拉木图宣言》基础上的"21 世纪人人享有卫生保健"的全球卫生战略。"21 世纪人人享有卫生保健"的总目标包含了以下主要内容：在国家之间与国家内部改进健康公平；全体人民增加预期寿命并且提高生活质量；全体人民能够享有可持续发展的卫生系统提供的服务[3]，着重强调了"健康作为人权"的平等问题。此后，世界各国都视其为 21 世纪卫生发展的方向。1986 年世界卫生大会上，中国政府也对这一目标做出承诺，时任卫生部部长崔月犁宣布："中国政府已经从各方面加强措施，促使这一目标在中国的实现。"1988 年，中国政府再次承诺，中国实施初级卫生保健，实现"2000 年人人享有卫生保健"。时任国务院总理李鹏在给"第四届亚洲农村医学暨初级卫生保健学术会议"贺电中指出："'2000 年人人享有卫生保健'是世界卫生组织提出的全球战略目标。我国政府已宣布支持世界卫生组织为之所做的一切努力，积极促进这一目标的实现。我国有 8 亿农村人口，发展农村的医疗卫生事业一向是我国医疗卫生工作的重点，也是实现'2000 年人人享有卫生保健'的关键。"1990 年 3 月，卫生部、国家计委、农业部、国家环保局、全国爱卫会共同发布了《关于我国农村实现"2000 年人人享有卫生保健"的规划目标》，明确提出了农村"2000 年人人享有卫生保健"各种最低目标，并提出了 12 项指标和分阶段达标的构想[4]。此后，初级卫生保健工作在全国各地蓬蓬勃勃地开展起来。

党的十八大报告提出："健康是促进人的全面发展的必然要求。要坚持为

---

① 傅华：《预防医学》，人民卫生出版社 2013 年版。
② 卞淑芬等：《天津市社区卫生服务人力资源调查研究》，《中国全科医学》2004 年第 5 期。
③ A Handler, "A Conceptual Framework to Measure Performance of the Public Health System", American Journal of Public Health, Vol. 91, No. 8（September 2001）, pp. 1235 – 1239.
④ 卫生部：《关于下发〈我国农村实现"2000 年人人享有卫生保健"的规划目标〉的通知》，1990 年 3 月 15 日，http：//laws. 66law. cn/law – 9912. aspx。

人民健康服务的方向。"① 从保障人民群众的健康权益角度审视，基本公共卫生服务均等化意味着人人享有相同的健康权利。20 世纪 90 年代中期，中国提出了实施城市社区卫生服务策略的卫生改革；同时，在广大农村地区也启动了初级卫生保健工作。在 1996 年召开的全国卫生工作会议上，时任总理李鹏进一步提出，"到 2000 年，初步建立起具有中国特色的包括卫生服务、医疗保障、卫生执法监督的卫生体系，基本实现人人享有初级卫生保健，人民健康水平进一步提高。"② 实施初级卫生保健就是为全体居民提供最基本的卫生保健服务，以保障全体居民享有健康的权利。农村的基本医疗保证不了，小康社会就实现不了。就政府而言，实施初级卫生保健是政府必须履行的职责；就人民群众而言，初级卫生保健服务人人有权享受，人人有义务参与。国家提供免费的基本公共卫生服务项目，是促进我国在公共卫生服务方面实现逐步均等化的重要内容，维护了人的基本权利。

三 基本公共卫生服务均等化有助于源头预防疾病，减少家庭和社会经济负担

基本公共卫生服务问题是与经济社会发展紧密相关的最基本民生问题。从国家角度来说，国民的体质强健就是国家强盛的基础。因此在发达国家，人们往往将良好的健康与国家的活力联系起来。我国医改以来，国民健康得到很大改善。国际权威期刊《柳叶刀》曾发中国专刊，肯定了中国在短时间内基本实现了医保全民覆盖是一个奇迹，中国在卫生援助、卫生治理、卫生安全与知识交流等全球卫生四大关键领域进展迅速。医疗卫生服务可及性与医保覆盖公平性均有重大进展。中国政府的卫生优先投入公共卫生与基层卫生，医疗卫生服务提供公平性得到改善。中央财政直接对中西部地区基本医保与公共卫生人头费进行了补助，中央财政专项转移支付对农村特殊群体实施了 8 个重大公共卫生的干预项目。因经济困难而提前出院的人数比例从

---

① 《坚定不移沿着中国特色社会主义道路前进为全面建成小康社会而奋斗——在中国共产党第十八次全国代表大会上的报告》，《人民日报》2012 年 11 月 18 日第 1 版。

② 《李鹏在 1996 年全国卫生工作会议上的讲话》，1996 年 12 月 11 日，http：//www.sohu.com/a/111136571_ 456034。

2003 年 27.5% 下降至 8.8%①。但是也要看到，在我国预防领域存在的问题比较明显。目前，我国慢性病的重要危险因素急剧上升，增加了人民群众的经济负担与生活成本。复旦大学健康风险预警治理协同创新中心的研究数据显示，我国疾病经济负担大于 GDP 增长，从 1991 年至 2013 年，我国人均医疗费用年均增长率为 17.49%，明显高于 2013 年人均 GDP 8.97% 粗增长率②；2013—2019 年，我国 GDP 增速约为 6%—7%，但卫生总费用的增速远高于 GDP 增速，达到 11% 以上③。我国高血压患者快速增长，成为全球增长糖尿病人最快国家之一，其所导致的家庭和社会经济负担已成为重要社会问题。光华博思特企业管理咨询公司发布的 2018 年《中国人健康大数据》也显示，我国慢性病患病率达 23%，慢性病死亡率占总数 86%；心血管现患人数 2.9 亿人，其中脑卒中 1300 万人、冠心病 1100 万人，高血压 2.7 亿人；1.6 亿人血脂异常，9240 万人患有糖尿病；平均每 30 秒一个人罹患糖尿病、平均每 30 秒至少一个人死于心血管疾病；超重或肥胖症约 7000 万—2 亿人，中国人腰围增长速度将成为世界之最。其中农村心血管病死亡占死亡原因的 45.01%④。《2014 年全球非传染性疾病现状报告》指出，慢性疾病对个人、家庭、卫生系统，乃至整个经济和社会发展都有重大影响。该报告还显示，全球 2014 年因慢性病导致的死亡达 3800 万人。其中中国约 985 万死亡人数中，慢性疾病致死达 860 万人，为 87%。而心血管疾病又占所有疾病的 45%（见图 1 - 2）。高血压在成人致死危险因素中占 27.3%（见表 1 - 2）。在 860 万人中，男性约 39%、女性约 31.9% 属于过早死亡⑤，即中国每年约 300 万人因慢性病过早死亡⑥。

---

① 《中国医改目标和系统战略值得借鉴》，《经济日报》2012 年 4 月 3 日第 3 版。

② 周凯、王烨捷：《我国人均医疗费用增长率远超 GDP》，《中国青年报》2015 年 4 月 9 日第 6 版。

③ 本刊编辑部：《从统计数据看真实医疗费用负担》，《中国医疗保险》2021 年第 2 期。

④ 《中国人的健康大数据出来了》，http：//www.sohu.com/a/251557622_464403，2018 年 9 月 3 日。

⑤ WHO, *Global status report on noncommunicable diseases 2014*, http：//www.who.int/nmh/publications/ncd - status - report -2014/en/.

⑥ 卫文：《我国每年 300 万人因慢病过早死亡》，《家庭医学》2015 年第 2 期。

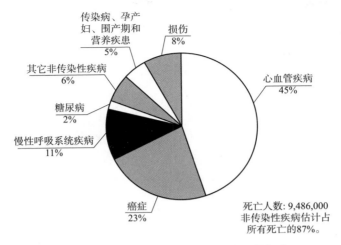

图 1 - 2 2014 年全球非传染性疾病现状报告

资料来源：《世界卫生组织非传染性疾病国家概况》，2014，http：//www. docin. com/p - 9838 40934. html.

表 1 - 2 世界卫生组织非传染性疾病国家概况

成人危险因素	男性	女性	合计
目前吸烟（2011）	47%	2%	25%
人均酒精总消费量，纯酒精立升数（2010）	10.9%	2.2%	6.7%
高血压（2008）	29.0%	25.5%	27.3%
肥胖症（2008）	4.7%	6.7%	5.7%

资料来源：《世界卫生组织非传染性疾病国家概况》，2014，http：//www. docin. com/p - 983840934. html.

　　基本公共卫生服务的重要特征是重预防，无病早防，早期诊断、早期治疗。对疾病的风险认知及获得健康诊断信息，对改善人的健康行为有积极帮助[1]。有预测，我国的心血管病患病率仍将快速增长，心血管疾病的负担日渐加重，特别是农村居民心血管病的死亡将大幅增加[2]。世卫组织总干事陈冯富珍指出："国际社会可以扭转非传染性疾病流行趋势。只要每年人均投资 1 至 3 美元，国家就可显著减少非传染性疾病的发病和死亡人数。2015 年，每个

---

　　① Ferrer R. , Klein W. M. , "Risk Perception and Health Behavior", *Current Opinionin Psychology*, Vol. 5，2015，pp. 85 - 89.
　　② 陈伟伟等：《〈中国心血管病报告 2017〉概要》，《中国循环杂志》2018 年第 1 期。

国家都需制定本国目标并采取具有成本效益的行动。如果不这样做，仍将有数以百万计的人过早死亡。"① 世界银行在《创建健康和谐生活，遏制中国慢病流行》的报告中也指出，创建健康和谐生活，遏制中国慢性病流行慢性病可能给国家及个人造成沉重的经济负担。但是，这种负担是可以避免的。如果在 2010 至 2040 年间，中国每年能够将心血管疾病的死亡率降低 1%，其产生的经济价值就相当于 2010 年中国国内经济生产总值的 68%；相反，如果中国不能有效应对慢性病，这些疾病势必会加剧可预见的人口老龄化、劳动力人口降少等所造成的经济社会影响。尤其是健康的劳动力人口相对于患病的被扶养人群的比例降低，将使中国的经济发展减速、社会不稳定风险增加②。而农村基本公共卫生服务均等化能使农村居民少得病不得大病，从而减轻个人、家庭与社会的医疗负担，可以从根本上改善人民的健康水平，提高农村居民的生活质量。

四　基本公共卫生服务均等化有助于提升人民群众"获得感"，减少相对剥夺感

通过解决基本公共卫生服务提供不充分问题能够增强人民群众的获得感。"获得感"是中国本土意蕴十足的概念，与人民群众的基本公共服务享有密切相关。当人民群众的基本公共卫生服务得到高质量的提供时，自然会增加获得感。自习近平总书记在深改领导小组第十次会议提出"推出一批能叫得响，立得住，群众认可的硬招实招……把改革方案的含金量充分展示出来，让人民群众有更多获得感"后③，"获得感"成为 2015 年记录新事物、新概念的十大新词之一，相关研究雨后春笋般出现。学界对"获得感"进行了广泛探

① WHO：《世卫组织敦促采取更多行动处理每年非传染性疾病导致的 1600 万人过早死亡问题》，http：//www. who. int/mediacentre/news/releases/2015/noncommunicable – diseases/zh/，2015 年 1 月 19 日。

② Langenbrunner John C，Marquez Patricio V，Wang Shiyong，*Toward a healthy and harmonious life in China：stemming the rising tide of non – communicable diseases*（*English*），Human development unit，East Asia and Pacific region，Washington，D. C.，World Bank，2011，https：//documents. worldbank. org/en/publication/documents – reports/documentdetail/618431468012000892/toward.

③ 习近平：《科学统筹突出重点对准焦距，让人民对改革有更多获得感》，《人民日报》2015 年 2 月 28 日第 1 版。

讨，认为"获得感"既包括"客观获得"，也有"主观获得"①；既包括"绝对获得感"，也有"相对获得感"②；既包含经济收入等显性要素，更有价值、公平、地位等隐性要素③；既包括物质与经济利益的获得，也包括知情权、参与权、表达权、监督权等政治权利的获得④；既包括"当下获得"，也包括可持续、不断发展的获得⑤；在获得与失落联系意义上，也可称为"相对获得感"；而且不同于西方的幸福感、满意度等概念⑥。从词义上解读，"获得感"是人们"得到"的一种感觉。感觉是人脑对直接作用于人的感觉器官的客观事物个别属性的一种反映，是一种最初级的认识过程和最简单的心理现象。作为一种感觉，"获得感"更多的是对某一对象得到的某一方面的直接反映，因此"获得感"产生的前提与必要条件是"得到"。没有"得到"，肯定不会产生获得的感觉。由于"获得感"是一个极具中国特色的概念，"得到"未必一定会产生相应获得的感觉。这是因为"得到"的感觉是多方面构成的，人们认识某一事物并非孤立地认识，而是借助于知觉。知觉是建立在感觉基础上人脑对事物产生的整体认识。知觉最基本的特征是对事物各种不同属性、各个部分及相互关系的反应。因此，中国语境中的"获得感"本质上应该是一种"得到"的"感知"，是建立在直接"得到"后的整体认知，也是一种心理状态。由此，"获得感"这一本土社会心理概念在新时代也被赋予了更多

---

① 丁元竹：《让居民拥有获得感必须打通最后一公里——新时期社区治理创新的实践路径》，《国家治理》2016 年第 2 期；曹现强、李烁：《获得感的时代内涵与国外经验借鉴》，《人民论坛·学术前沿》2017 年第 2 期；王斯敏、张进中：《让人民群众有更多"获得感"》，《光明日报》2015 年 3 月 14 日第 1 版。

② 张航：《浅析"让人民群众有更多的获得感"》，《渤海大学学报（哲学社会科学版）》2016 年第 2 期。

③ 张品：《"获得感"的理论内涵及当代价值》，《河南理工大学学报（社会科学版）》2016 年第 4 期。

④ 郑风田、陈思宇：《获得感是社会发展最优衡量标准——兼评其与幸福感，包容性发展的区别与联系》，《人民论坛·学术前沿》2017 年第 2 期；蒋永穆、张晓磊：《共享发展与全面建成小康社会》，《思想理论教育导刊》2016 年第 3 期；赵玉华、王梅苏：《"让人民群众有更多获得感"：全面深化改革的试金石》，《中共山西省委党校学报》2016 年第 3 期。

⑤ 秦国文：《改革要致力于提高群众获得感》，《新湘评论》2016 年第 1 期。

⑥ 曹现强、李烁：《获得感的时代内涵与国外经验借鉴》，《人民论坛·学术前沿》2017 年第 2 期；王浦劬、季程远：《新时代国家治理的良政基准与善治标尺——人民获得感的意蕴和量度》，《中国行政管理》2018 年第 1 期。

的意蕴，强调发展是"获得感"的基础①，增强人民在发展中的"获得感"②；人们不单关注自己当下得到什么及多少，也更关注未来是否可持续获得及别人得到了什么，并与"相对剥夺感"与"失落感"概念密切相关；"获得感"是能获得实现自我价值、参与经济社会发展的机会③；是改革开放、经济社会发展、社会公正价值及人民收益考量等主客观要素有机结合与凝练表达④；提升人民的"获得感"，可增强群众的信心、凝聚改革力量⑤。此外，学界普遍认同不能简单将"获得感"等同于幸福感。在已有幸福感概念背景下，"获得感"概念之所以能得到民众的响应与学界的认同，是因为幸福感更强调个体的主观心理感受，指标量化难度大；而"获得感"虽然也是一种心理感受，但因其强调"得到"，现实感更强，属于幸福感中可具体测量的重要指标。"获得感"既强调实实在在得到后的满足感，包括物质与精神的获得与满足；也注重内心的感受，包括在得到物质与精神满足时的心理体验。人们能否产生满足感取决于其需求是什么以及需求满足的情况。作为一种公共服务，基本公共卫生服务均等化地提供，恰恰体现了"获得感"的中国本土含义。"获得感"虽是一种主观感知与心理状态，但并非纯粹的主观认识，而是建立在"客观获得"基础上，追求的是在得到与收获后满足的感知与心理状态。"获得感"增强是以发展为前提的。没有发展成果人民无从"得到"，也就谈不上"获得感"。伴随经济社会发展，我国基本公共卫生服务均等化得以实施。通过基本公共卫生服务干预，有助于减少特殊人群的疾病，如农村妇女常见妇科病、老年人慢性病、孕产妇健康状况等问题，提升人民群众的生活质量。而为所有群众提供均等化的基本公共卫生服务，有助于群众增强"获得感"。

---

① 陶文昭：《"获得感"是执政为民的标尺》，《理论导报》2016 年第 4 期。
② 蔡昉、王子晨：《以人民为中心增强人民在发展中的获得感》，《理论建设》2016 年第 4 期。
③ 赵玉华、王梅苏：《"让人民群众有更多获得感"：全面深化改革的试金石》，《中共山西省委党校学报》2016 年第 3 期；周海涛、张墨涵、罗炜：《我国民办高校学生获得感的调查与分析》，《高等教育研究》2016 年第 9 期；翟慎良：《重"获得感"，亦重"参与感"》，《新华日报》2016 年 3 月 11 日第 2 版。
④ 王浦劬、季程远：《新时代国家治理的良政基准与善治标尺——人民获得感的意蕴和量度》，《中国行政管理》2018 年第 1 期；陶文昭：《"获得感"是执政为民的标尺》，《理论导报》2016 年第 4 期。
⑤ 本刊首席时政观察员：《"十三五"规划要让人民更有获得感》，《领导决策信息》2015 年第 41 期。

新时代"以人民为中心的发展思想"落地生根，必须着力解决发展的不平衡问题，要"顺应人民群众对美好生活的向往"，"做出更有效的制度安排，使全体人民在共建共享发展中有更多获得感"①。尽最大可能满足人民日益增长的对美好生活的需要，就要为人民群众提供充分的基本公共卫生服务，就要在基本公共卫生服务方面尽可能缩小差距，最大程度实现均等化，通过提升人民获得感，做实"不忘初心"。尽管我国在基本公共卫生服务均等化等方面取得了较大成绩，但农村地区均等化实现程度仍有很大差异。如果发展不均衡，再好的发展也会影响群众获得感的提升，甚至会抵消获得感。如果在本区域内得不到应该提供的服务或服务质量不高，会使人产生相对剥夺感。相对剥夺感主要指，当人将自己的处境与其所参照群体中的他人比较后发现自己处劣势时，会感觉受到剥夺。有时即使自身处境已有改善，但程度低于其他参照群体，也会产生相对剥夺感，可能引发愤怒或不满等情绪。当前我国社会主要矛盾的一个重要表现是发展得不充分。伴随人的个性化需求日趋彰显，人民对美好生活向往日益变化与升级，发展得不充分问题凸显。一些县域基层基本公共卫生服务尚不能充分提供。发展的不平衡问题重点是城乡、区域、阶层、群体之间的差异；发展不充分问题体现在不能满足人民群众的需求。为此，党的十九大报告指出，我国社会主要矛盾已经转化为人民日益增长的美好生活需要和不平衡不充分的发展之间的矛盾。我国社会发展"更加突出的问题是发展不平衡不充分"问题，在基本公共卫生均等化问题上表现得尤为突出。无论是在城市与农村之间，还是县域之间，基本公共卫生服务的实施都存在着差距。基本公共卫生服务的实施更需要满足社会主要矛盾转化中的人民群众的新的需求，尤其是要解决不同区域之间的发展不平衡问题，更加注重基本公共卫生服务提供的质量，争取获得更大的社会效益。

随着"人民美好生活需要日益广泛"，尤其是对公平正义的追求越发强烈，新时代人民群众对基本公共卫生服务均等化提供的需求也日益迫切。如果基本公共卫生服务难以实现均等化，特别是县域之间基本公共卫生服务提

---

① 《中共十八届五中全会在京举行》，《人民日报》2015 年 10 月 30 日第 1 版。

供的不平衡，直接影响人民群众的获得感。均等化地享有基本公共卫生服务，既是人民群众的一种客观获得，也是一种主观满足，更体现了对公平的追求；既是群众立即得到的服务，也是包括从婴幼儿到老年人持续得到的服务，尤其是家庭中一人享受服务，全家都会增加"获得感"。基本公共卫生服务的提供一定要紧扣社会主要矛盾变化新要求，契合群众的诉求与期待的变化，均等化提供基本公共卫生服务，并根据健康发展的趋势，不断进行政策调整，及时调整基本公共卫生服务内容，充分满足人民群众的健康需求，从而提升群众的获得感。通过改革政策与举措解决供给侧问题，能够有效提升群众获得感。提升基本公共卫生服务均等化水平，让群众享受到实实在在的服务，提升农村居民的"获得感"。

五　基本公共卫生服务均等化有助于降低农村贫困发生率，维护社会稳定

全面小康社会建成离不开健康，全民的健康更离不开广大农村居民的健康。就社会学与公共政策学而言，基本公共卫生服务均等化不仅是医疗卫生问题，更是重要的社会问题，凸显的是社会公平正义。阶层分化实质是资源在社会成员之间中不平等分配，即不同社会群体不平等地占有那些在社会中有价值的事物①。当普遍可供使用并且有追求价值的社会财富在获得时持续受限，并因此有利于或不利于相关个人、团体或社会的生活机会时，视为分配的不平等②。法国社会学家迪尔凯姆认为，人类社会只有在适宜、平衡状态下，整个社会才趋于协调发展，人类文明与进步也才有保证；一旦失去了适宜、平衡和规律，社会就可能失去有序的生活，会产生社会问题③。基本公共卫生服务均等化实现程度关乎每个社会成员的切身利益，甚至影响社会和谐稳定。我国每年上千万农村人口因慢性病陷入因病致贫、因病返贫的恶性循环。2016 年，在我国 7000 万农村贫困人口当中，因病致

---

① 李路路、孙志祥：《透视不平等——国外社会阶层理论》，社会科学文献出版社 2002 年版。
② Reinhard Kreckel, *Politische Soziologie der SozialenUngleichheit*，Frankfurt，Main：Campus Verlag，1992.
③ 陆学艺：《社会学》，知识出版社 1996 年版。

贫的占到了 42%，其中 1000 多万人患慢性病或大病。在五大致贫原因中，大病致贫占首位，甚至有的家庭"十年努力奔小康，一场大病全泡汤"①。国务院扶贫办的数据显示，截至 2017 年年底，我国贫困人口已减少至 3000 万人左右。在建档立卡的贫困人口中，老年人与残疾人等特殊贫困群众的比例大②。2017 年 8 月 30 日，十二届全国人大常委会第二十九次会议审议国务院关于脱贫攻坚工作情况报告专题询问时，人大代表提出，根据建档立卡数据显示，2016 年全国包括少数民族地区在内的贫困人口中，因病致贫的比例为 44%③。

所有资料均表明，在我国农村贫困人口中，疾病导致贫困是首位因素，因此解决贫困问题必须从根源上予以解决。贫穷根除的前提是除"病根"，而基本公共卫生服务是促进健康、预防疾病的重要基础。一些疾病与贫困密切相关，如我国农村地区常见的食管癌、胃癌、肺癌与宫颈癌等癌症发病率较高，与贫穷及慢性感染普遍相关④。一些慢性疾病也会导致农村人口因病致贫。以慢性病中的精神疾患为例，研究表明，精神疾患常常使个人与家庭坠入贫穷。某些个人与社会群体所处地位可能导致发生精神卫生问题的风险更高。这些群体可能但不一定包括贫穷家庭成员、慢性疾病患者等⑤。为此，《关于做好贫困人口慢病家庭医生签约服务工作的通知》（国卫办基层函〔2017〕928 号）提出，"力争 2017 年底实现建档立卡农村贫困人口签约服务全覆盖。有条件的地区可逐步覆盖农村低保对象、特困人员、贫困残疾人等人群"⑥。特别要求各级卫生计生、扶贫等部门，签约服务管理对象信息统计

---

① 白皓、李晨赫：《年轻人靠奋斗找到"获得感"》，《中国青年报》2016 年 3 月 15 日。

② 《国务院扶贫办：脱贫攻坚将实现"五个转变"》，https：//baijiahao. baidu. com/s? id = 1588758528061233282，2018 年 1 月 5 日。

③ 王亦君：《全国因病致贫返贫 734 万人 2097 万贫困人口已获基本医疗保险》，http：//news. 163. com/17/0831/18/CT6G4V3U000187VI. html，2017 年 8 月 31 日。

④ Chen W.，Sun K.，Zheng R.，Zeng H.，Zhang S.，Xia C.，Yang Z.，Li H.，Zou X.，He J.，"Cancer incidence and mortality in China，2014"，*Chinese Journal of Cancer Research*，Vol. 30，No. 1（February 2018），pp. 1 - 12.

⑤ 第六十六届世界卫生大会（议程项目 13.3）：《2013—2020 年精神卫生综合行动计划》，2013 年 5 月 27 日，https：//wenku. baidu. com/view/48e46567ba0d4a7302763a9e. html。

⑥ 《关于做好贫困人口慢病家庭医生签约服务工作的通知》（国卫办基层函〔2017〕928 号），2017 年 9 月 26 日，http：//www. moh. gov. cn/jws/s3581r/201709/b0680e0474ff445e869506e179a74b8b. Shtml。

报送与监测工作上报的数据要和国家基本公共卫生服务项目的管理信息系统的数据相衔接。而基本公共卫生服务有效提供，可以从源头预防疾病发生，能够做到早预防、早发现、早治疗。有研究显示，不同类型的社区为社区内的居民提供的健康生活方式机会不同。低收入社区在健身场所、商业配套等公共设施比较差，从而制约了人们健康的生活方式①。政府向广大农村居民免费提供基本公共卫生服务，倡导健康的生活方式，可以有效避免农村人群因生活方式不健康而陷入疾病导致贫困发生。

此外，目前重性精神病患者已成危害社会稳定的重要因素，社会上一些大案、要案的发生，与人们的心理健康状况与精神状况密切相关。社会上的各种各样的冲突，无不与人们的情绪状况有关。我国的基本公共卫生服务项目中包括了重性精神疾病患者的管理。如果广大县域城镇与农村地区的基本公共卫生服务项目都能够充分提供，充分落实对重性精神疾病患者加强监管，能够减少社会危害，维护社会稳定。通过最基本的公共服务领域减少不均等，可以维护社会和谐稳定，促进城乡统筹发展与全面建成小康社会。

六 基本公共卫生服务均等化有助于实现公共卫生政策可及性，助推乡村振兴

推进乡村振兴战略，尤其要重视公共卫生服务体系建设。健康乡村与美丽乡村相互依存。健康扶贫是乡村振兴的基础性工作。在基本公共卫生服务领域内，均等化地提供基本公共卫生服务有助于消除因收入分配或因个人、历史原因所造成的巨大差距，实现全体社会成员大致均等地享受基本公共卫生服务，促进城乡之间、不同区域之间的协调发展。缩小城乡服务差距，实现振兴乡村目标，实施基本公共卫生服务均等化是最为有效的手段之一。2018 年 2 月，中央一号文件是《关于实施乡村振兴战略的意见》，提出了

---

① Powell L. M., Slater S., Chaloupka F. J., Harper D., "Availability of physical activity – related facilities and neighborhood demographic and social economic characteristics: A national study", *American Journal of Public Health*, Vol. 96, No. 9 (September 2006), pp. 1676 – 1680.

"推进健康乡村建设"，提高"农村民生保障水平"，将健康与美丽乡村建设联系起来，并作为乡村振兴战略的重要内容。该《意见》特别指出，要强化农村公共卫生服务，加强慢性病综合防控，大力推进农村地区精神卫生与职业病和重大传染病的防治。尤其强调了要完善基本公共卫生服务项目的补助政策，支持乡镇卫生院与村卫生室改善条件，加强乡村中医药服务，以及妇幼、老人、残疾人等重点人群健康服务①。但近年来，一些在城市高发的慢性病在农村也呈高发趋势。2013 年，一项针对中国大陆 31 个省的 155 个城市与农村的入户调查表明，农村居民的脑卒中发病率为 298.2/10 万人年，显著高于城市居民的 203.6/10 万人年；农村心血管病的死亡率从 2009 年起超过城市，并持续高于城市水平［见图 1 - 3 （a）］。据《中国卫生和计划生育统计年鉴（2016）》显示，2015 年中国城市与农村居民的冠心病的死亡率继续上升，农村地区冠心病的死亡率上升明显，2015 年已略高于城市水平［见图 1 - 3 （b）］；2002—2015 年，我国农村地区急性心肌梗死（AMI）的死亡率于 2007 年、2009 年、2011 年超过城市地区，而且 2012 年始农村地区的 AMI 死亡率明显超过了城市地区［见图 1 - 3 （c）］；2003—2015 年，我国脑血管病的死亡率呈上升趋势，其中农村地区脑血管病死亡率高于城市地区［见图 1 - 3 （d）］②。再以我国疾病死亡居首位的心血管病为例，《中国心血管病报告 2017》也显示，心血管疾病在所有居民的疾病死亡构成中占 40%以上，高于肿瘤及其他疾病，特别是心血管病死亡风险增加突出，而且农村心血管病的死亡率开始高于并持续高于城市发病率，农村为 45.01%，城市为42.61%。《中国卫生健康统计年鉴 2019》显示，农村心血管病死亡率从 2009年起超过并持续高于城市水平。2018 年农村心血管病死亡率为 322.31/10 万；城市心血管病死亡率为 275.22/10 万。2018 年农村、城市心血管病分别占死因的 46.66%和 43.81%③。

---

① 《中共中央国务院关于实施乡村振兴战略的意见》，2018 年 1 月 2 日，http://www.gov.cn/zhengce/2018 - 02/04/content_ 5263807. htm。

② 陈伟伟等：《〈中国心血管病报告 2017〉概要》，《中国循环杂志》2018 年第 1 期。

③ 《中国心血管健康与疾病报告 2020》编写组：《〈中国心血管健康与疾病报告 2020〉要点解读》，《中国心血管杂志》2021 年第 3 期。

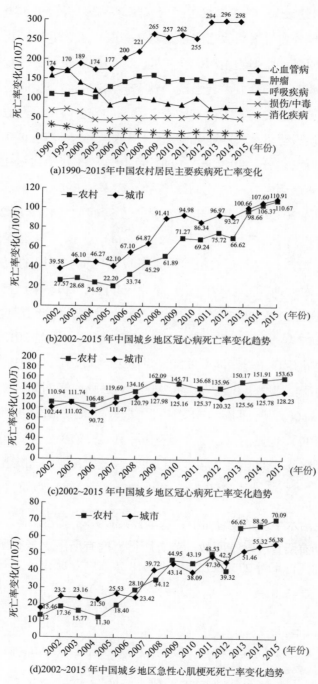

(a)1990~2015年中国农村居民主要疾病死亡率变化

(b)2002~2015年中国城乡地区冠心病死亡率变化趋势

(c)2002~2015年中国城乡地区冠心病死亡率变化趋势

(d)2002~2015年中国城乡地区急性心肌梗死死亡率变化趋势

图1-3 中国心血管病报告2017

资料来源:《〈中国心血管病报告2017〉概要》,《中国循环杂志》2018年第1期,第1—8页。

　　新时代农村居民渴望追求更好的健康生活、更高的生命质量与更有尊严的美好生活。因此，体现了公共卫生政策可及性的基本公共卫生服务均等化，是满足人民群众需求的主要方式。随着农民生活水平的提升，农村居民对健康服务的需求也更为迫切。但农村地区医疗卫生事业仍相对滞后，基本公共卫生服务提供水平参差不一。如何使公共卫生政策可及至广大群众，是新时代必须直面的问题。因此必须重视农村最基础的卫生保障作用，使广大农村居民得到公平公正的健康服务，这也是衡量农村居民"获得感"的一个重要的指标，是农村居民幸福感的主要反映。当前农村居民总体上生活质量有了很大提高，但慢性病发病率却在提升，仍有生活在乡村地区的贫困人口，特别是农村留守儿童与妇女、留守老年人及留守残疾人急需得到支持，而这部分人往往也是基本公共卫生服务中容易被忽视的群体。建设健康乡村，农村基本公共卫生服务的有效提供是前提。解决基本公共卫生服务均等化中的痛点、难点，也是乡村振兴战略中的题中之义。

七　基本公共卫生服务均等化有助于实现公共卫生公益性，保障和改善民生

　　群众最关心的是自己切身利益的保障与生活质量的提升，民生乃"获得感"最基础指标。评判人民福祉增进与否以及评判标准是"老百姓关心什么、期盼什么，改革就要抓住什么、推进什么，通过改革给人民群众带来更多获得感"[1]。党的十九大报告提出，从二〇二〇年到二〇三五年，城乡区域发展差距和居民生活水平差距显著缩小，基本公共服务均等化基本实现[2]。民生获得感要在"幼有所育、学有所教、劳有所得、病有所医、老有所养、住有所居、弱有所扶"等所有领域充分体现出来。因此，必须多谋民生之利、多解民生之忧，而提供基本公共卫生服务，是在发展中补齐民生短板的重要途径之一。基本公共卫生服务均等化作为与所有公众关系最密切、最直接、最关

---

　　① 《习近平主持召开中央全面深化改革领导小组第二十三次会议》，http：//www.gov.cn/xinwen/2016－04/18/content_5065495.htm，2016年4月18日。
　　② 《决胜全面建成小康社会夺取新时代中国特色社会主义伟大胜利——在中国共产党第十九次全国代表大会上的报告》，人民出版社2017年版，第28页。

注的最基本的公共服务，其均等化的基本实现应该在时间节点上予以提前。因为，这是关乎人民群众健康的最大民生问题。基本公共卫生服务最主要的功能是通过早期干预影响人的健康的危险因素，从而达到促进健康、预防疾病、延长寿命的目的。实施均等化的基本公共卫生服务是深化我国医药卫生体制改革的基础性的、重要的制度安排。社会学家默顿（Robert K. Merton）认为，社会问题之所以产生，并不完全是由于价值冲突之结果，也不一定是社会解组所造成，而是社会为其成员所提供的达到目标的机会不均等的结果①。作为新医改的重点工程之一，实施基本公共卫生服务均等化政策，也是逐步实现 WHO 提出的人人享有基本的医疗卫生服务目标的重大举措，是一项惠及城乡所有居民的重要民生工程，关系到千家万户的健康幸福。基本公共卫生服务均等化充分体现了公共医疗卫生的公益性，是中国特色的医疗卫生改革应该遵循的基本原则。

有研究表明，社会上层成员生活方式开始由不健康向健康转变，反映了其对自身的健康状况重视，或者国家的公共卫生政策与健康教育及健康干预起到了明显效果；但社会下层成员开始由健康型向混合型的转变，也说明社会下层成员受生活机会的限制越来越多②。我国实行基本公共卫生服务均等化的根本目的是保障城乡居民能够获得最基本与最有效的公共卫生服务，特别是使农村与城市居民一样平等地享有社会发展成果。逐步实现基本公共卫生服务均等化，使人们不得病、少得病，充分体现了我国政府公共卫生服务的公益性、公平性。国家通过制定统一的公共卫生服务基本项目，并按照基本服务项目，免费向所有城乡居民提供公共卫生服务，从而缩小城乡居民之间的差距，对保障和改善民生也具有重要意义。实现基本公共卫生服务均等化，有利于促进社会的公平正义，有助于改善城乡居民卫生服务的公平性。同时，基本公共卫生服务均等化的开展也推动了我国医疗卫生的进一步改革与发展。

---

① ［美］罗伯特·K. 默顿：《当代社会问题》，纽约：哈考特·希雷斯·约瓦诺维奇有限公司1991 年版，第 823 页。
② 王甫勤：《地位束缚与生活方式转型——中国各社会阶层健康生活方式潜在类别研究》，《社会学研究》2017 年第 6 期。

八　基本公共卫生服务均等化有助于关口前移，提高医疗卫生资源利用效率

关口前移、预防为主是世界多数国家公共卫生的主要原则，也是我国坚持的卫生工作方针。由于公共卫生是一种投入低、效益高的健康策略，所以，以预防为主、优先发展公共卫生事业成为国际上多数国家采取的通行的公共策略。我国人口众多，卫生资源又相对匮乏，国家更加需要推进公共卫生事业发展。过去几年美国的癌症发病率与死亡率持续降低，而中国的癌症是首要致死原因，并且癌症负担持续上升。严重的癌症负担以及不同区域、性别和年龄组间悬殊差异，对中国的公众健康构成了严峻挑战①。研究表明，通过制定国家肿瘤防治政策、增加投入、采取有效措施系统地开展肿瘤防控工作，可以预防 40% 的恶性肿瘤发生，并使 1/3 的肿瘤发现于早期阶段并得到治愈②。基本公共卫生服务是促进健康、预防疾病、提高生活质量以及延长健康寿命目标实现的重要依托，符合中国的国情，也是提升全民健康最为经济有效的手段与措施。

基本公共卫生服务旨在优化公共卫生资源配置。长期以来，我国有限的卫生资源主要集中于临床诊断与治疗上，特别是集中于在高、精、尖的医疗技术层面上，资源分配严重不公。预防为主、防治结合、注重成本与效果的卫生发展战略与制度安排，在我国尚未真正形成。而实现均等化的基本公共卫生服务，强化了预防为主，进行了卫生资源战略性调整，重点加强了基层卫生、公共卫生的投入与能力建设，提高了医疗卫生资源利用效率，将疾病预防关口前移，并进行有针对性的干预，有助于改善城乡居民健康水平，使群众不得病、少得病与晚得病、不得大病，从而减轻社会和个人负担。实施基本公共卫生服务均等化，通过国家公共财政制度对卫生资金配置再分配，

---

① Chen W. , Sun K. , Zheng R. , Zeng H. , Zhang S. , Xia C. , Yang Z. , Li H. , Zou X. , He J. , "Cancer incidence and mortality in China, 2014", *Chinese Journal of Cancer Research*, Vol. 30, No. 1 (February 2018), pp. 1 - 12.

② 陈万青：《从肿瘤登记数据看中国恶性肿瘤的发病特点和趋势》，《中华健康管理学杂志》2016 年第 4 期。

转变投入方式,进行公共支付补偿,对个人进行公共支付,充分体现公共财政的"公共性",从而提高国家财政资金的使用效率,把政府的投入转化为群众摸得着、看得见、感受到的实惠,实现与保障城乡居民能公平、有效地获得最基本的公共卫生服务。

第二章　基本公共卫生服务均等化的理论基础

第一节　正义论与基本公共卫生服务均等化

一　正义论的主要观点

自从古希腊以来，政治理论家们就普遍认为，比较平等的非霸权政体必须使占人口绝大多数处于中等地位的公民能保持平等，从而避免公民之间在地位、收入与财富方面产生极端差距。因此，公平正义一直是学者重点探讨的问题。20 世纪50、60 年代，受朝鲜战争和越南战争的影响，美国社会的各种矛盾逐渐加剧，人民群众的不满情绪空前高涨，已有的社会政治哲学和道德价值观念难以适应和解释社会。由于理论的发展与美国的社会生活发展状况极不相称，因此迫切需要新的社会政治哲学和价值观念指导美国的社会生活发展。正是在这一理论发展和社会历史需要的背景下，一种新的政治哲学和政治伦理观念开始在美国形成，并在 20 世纪70、80 年代进入成熟时期。这一理论就是罗尔斯（J. Rawls）提出的正义论。罗尔斯最先意识到理论变革的重大意义。罗尔斯针对美国社会生活的实际，创作出《正义论》，主要探讨平等自由、公正机会、分配份额、差别原则等问题的解决方法。罗尔斯认为，社会机构的主要职能是分配社会成员的基本权利和义务，划分社会合作过程中的责任和利益分配。因而，《正义论》的突出贡献在于正义原则的提出。该原则为社会基本结构的设计确定了一个合理的标准。罗尔斯坚持权利（Right）优先于善（Good）的义务论伦理观，认为公正（正义）是社会的首要价值。由于切中了重大社会主题,《正义论》在当时产生了轰动影响。正义论的主要观点包括以下内容。

(一) 正义是社会各种制度的首要美德

罗尔斯的正义论是在传统社会契约论与道德理论的基础上逐步发展起来的一种新的理论,其理论明显区别于功利主义理论的思想。在罗尔斯看来,功利主义等理论不能对人类道德生活做出合理的解释。功利主义只关心幸福的最大限度地实现,考虑行为及其结果是否有益于人类幸福总量的增长,而不关注幸福在个人之间的分配。因而罗尔斯提出要建立一种"支配我们正义感的原则",其理论关注点是社会的幸福如何得到公正公平的分配。罗尔斯认为,正义是社会政治和道德生活中的首要价值,并处于优先地位。正义论追求的最高理想是促进社会基本结构的正义,而非幸福的最大限度或最大利益。而功利论则认为,正义在社会政治和道德生活中处于从属地位。针对此,罗尔斯明确提出:"在社会制度体系中正义应该居于首位,就像思想体系中真理居于首位一样。"① 正义论的研究基础是社会基本结构,强调制度的正义性是社会基本结构性质的最高价值目标。

在罗尔斯的正义论看来,"公平的正义"才是正义的基本前提。"公平的正义"的核心内容是指,在一个正义的社会里,公民的权利和自由具有确定性、平等性和不可侵犯性,不能因为少数人的更大自由损害、牺牲多数人的自由;也决不能因为少数人的更大利益损害、牺牲多数人的利益。而且"公平的正义"所保障的权利和自由不应该屈从、受制于政治交易或社会利益的权衡。

罗尔斯认为,社会正义原则不仅是个人行为选择的标准,更是社会制度分配人们的基本权利和义务以及各种利益的标准。因为,社会是人类必需的合作形式。而在社会合作的利益分配过程中,每一个人都以自我为中心,为自己打算,都想从社会整体的大盘子中获得更多的利益。一方面,每个人都希望并要求社会合作;另一方面又会有个体利益要求的差异,由此产生利益冲突。在这种情况下,需要一定的原则或理论来规范人们在社会合作中进行

① [美] 约翰·罗尔斯 (John Rawls):《正义论》,何怀宏、何包钢、廖申白译,中国社会科学出版社 2009 年版。

利益选择的行为，以减少社会利益产生的冲突。这个规范就是社会正义原则。社会合作的前提应该是"相互共容"，以公正一致和行之有效的方式达成效率目标，以及合作模式的稳定性。缺乏稳定的社会合作往往也将是缺乏正义和效率的直观体现。社会合作本身要求每一个公民享有的权利必须与他承诺的义务和职责一致。罗尔斯把社会公民所承担的义务、职责，及其所享受的权利和利益统称为公民的"基本利益"。在罗尔斯看来，正义论的前提是有不平等的存在，社会正义原则应该首先考虑到这些不平等。罗尔斯认为，人类社会既存在着利益的一致，也存在着利益的冲突。公正是人类社会的基本价值理念，平等是千百年来人们孜孜以求的社会理想①。利益冲突是由于人们大多认为追求较大份额的利益要比追求较小份额的利益好。为了取得基本的权利和义务、各种利益分配的一致意见，就需要社会正义原则进行调节。于是就引出必要的正义原则，以正义的原则来恰当地划分利益的社会安排。换而言之，人类社会的合作是基于人们的利益一致而采取的必要行为选择。社会合作是解决利益冲突的重要手段，合作中的利益冲突更加凸显了正义原则的必要性。正义论作为一种道德规范和社会行为选择理论，在公共政策制定过程中可以有更大的实践性和可操作性。

（二）正义原则是人类在罗尔斯假设原初状况中理想选择的结果

罗尔斯提出了正义产生的过程，认为正义原则是人类在原初状况中理想选择的结果。"为了得出某种正义概念"，罗尔斯假设了一个"原初状况"：有这样一群人，他们最初的行为选择都是为了满足自己的利益最大化，但他们都遇到了个体本身无法解决的障碍，他们也了解社会合作将扩大自己的利益，因此想联合为一个社会。他们想要得到想要的一切，但这又是不可能的，因为仅仅别人的存在就阻止了他的目的。别人不会同意大家一起来增进他的利益。因此，他不得不采取相对折中的办法，要求他人都正当地行动，并承担起社会合作过程中应有的义务和责任，并不干涉和妨碍自己，但是他自己像不买票的乘客一样，任意免掉了自己这部分义务。然而别人还是不会同意这种联合的条件。那么，这群人联合社会合作的基础条件究竟可以建立在什

① 李焱：《罗尔斯〈正义论〉中的机会平等思想》，《哈尔滨师范大学社会科学学报》2016 年第6 期。

么样的原则上呢？原初状态的设计就是为了解答这个问题。罗尔斯将其假设的"最初状态"视为一种理论层面的假设，而不是历史现实的写照。他认为，在"原初状况"下缔结正义原则必须符合权利平等、自由和一致采纳这两个条件①。

如何能保证达成正义的一致协议？罗尔斯提出必须使"原初状况"具有一定的本质特征，也就是用他的"无知之幕"的社会心理方法来消除原初状况②。"无知之幕"就是指所有的人都不知道自己在社会中的地位、社会身份、天赋、才能如何，也不知道他们的善的概念、心理倾向是什么，正义原则就是在这种无知之幕后面选出来的。罗尔斯对社会正义原则的假设最初是从理想的社会环境构思而来。而这一理想社会环境，罗尔斯称之为"正义的环境"，它包括正义的主观环境和社会客观环境。正义的主观环境是指社会中的个体本身由内而发的欲望、需要、正义和理性。正义的社会客观环境是指人们生活中所依托的自然环境和现状，包括人们的身体体能、个体智力，以及联合社会合作所必须的依赖性等。以上内容确定了社会正义原则构建的可能且必要的基本条件。

（三）人的平等自由是第一位的

罗尔斯将自由平等权利、公平竞争的机会和财产视为人类的三种不可侵犯、不可剥夺的基本权利和利益。其中，其他两种权力都不可转让，只有第三种权利可以转让，即财产权。但是，由于人们本身的种族、阶层、体能、智力等差异，现实中本就存在社会不平等状况，不同的人处于生活中的不同位置、层次，最后常常造成优者更优，劣者更劣的局面③。罗尔斯认为，个体能力上的差异具有偶然性。但是如果以个体能力作为社会分配工作、职务和社会财富的标准，那么社会的财富在其初次分配完成时期就会受到这种偶然因素的极大影响。以能力为机会的分配标准并不能排除自然和社会偶然的因素，容易导致"精英统治"，使实际上的机会不平等越拉越大。因此，必须对其加以适当的限制。然而限制不是消灭或简单否定，而是进行合理的调节。

---

① 徐丹丹：《从理性到正义：罗尔斯正义论与功利主义的分野》，《江汉论坛》2016年第1期。
② 冯婉玲：《简论罗尔斯〈正义论〉中"原初状态"的设置》，《学理论》2014年第35期。
③ 林龙：《对罗尔斯代际正义论的审查——兼论实现代际正义的最佳途径》，《广西社会科学》2015年第6期。

其基本方式是：首先，应该明确人的自由、平等的权利，这是保证每个个体在人格、尊严上平等的基本前提；其次，社会应该为每一个个体提供公平竞争的氛围和机会，以此促进个体通过自身努力缩小社会不平等之间的差距；第三，社会上的不平等现象不可能完全消失，但这种不平等应该是在社会全体成员可承受、可容忍的范畴之内。这就要求利用社会规则给处于劣势地位的每一个人带来利益，以平衡这种不平等。

在罗尔斯看来，每个人都将选择两个正义原则，第一原则是平等自由的原则：每个人都拥有尽可能广泛的基本自由，它保证每个公民在同等程度上享有言论、出版、信仰、私有财产等权利。社会上没有人可以任意损害他人的自由和权力。第二个原则是机会的公正、平等原则，以及与个体差别原则的融合。即，如果社会和经济利益方面的不平等是不可避免，而且是为社会发展所需要的，那么，这些不平等至少应当满足下面两个限制条件：适合于最少受惠者即处于社会劣势地位者的最大利益，也就是差别原则；机会的公正、平等原则，即社会上的每一个人都公正、平等的享有各种工作机会、职务和地位。罗尔斯认为，社会不平等在道德上是不公正的。为此，正义论提倡要最有利于最不利者，而且机会完全自由地开放，没有歧视，没有封闭。罗尔斯将以上两个原则的"优先规则"称为"词典式序列"，每一个原则在满足之前都必须先满足其前面一个原则，即第一原则优先于第二原则，第二原则优先于第三原则。因此，罗尔斯倡导的正义的社会必须是充分的保障每一个个体自由、平等权利的社会。正义论的创新更多地表现在正义的第二原则上，即用普遍可以接受的、可容忍的利益结果和机会均等来限定社会的不平等。

罗尔斯强调，民主的平等应该是社会机会向社会每一个人开放，无论社会个体的出身、种族、社会地位、体能、智力等究竟如何[①]。差别原则承认社会个体在体能、智力、才干等上面的差异，以及由此产生的社会经济财富分配不均结果的存在，但不能由此漠视以上偶然因素引发的社会机会分配上的不平等现象。民主的平等承认人的先天能力的差异，但它要求解除各种束缚人们能力发展的社会限制，尽力消除造成人们才能差异的社会根源和环境。

———————

① 吴忠民：《论机会平等》，《江海学刊》2001年第1期。

如何避免由于自然的不平等和社会偶然性可能造成的社会、经济的不平等呢？罗尔斯提出两点：首先，在物质和精神财富的分配上使处境最不利的人都能得到好处，改善每个人的地位；其次，各种职务、职位在机会均等和合理的条件下对所有人开放，并且好的职位必须在合理的竞争中才能够获得。罗尔斯指出："虽然财富和收入的分配不要求是均等的，但它必须是对每个人都有利，而且同时领导岗位和指挥的职务必须是所有人都可以得到的。"①

（四）要惠顾"处于社会最不利地位的人们"

罗尔斯认为，合作、效率和稳定三者是衡量社会正义与否的重要因素。罗尔斯并不一般地否定效率原则，但效率原则必须以公正原则为前提②。在社会财富或利益的分配中，必须首先求得公正，在公正平等的基础上再求得效率。因此罗尔斯提出必须寻找一种既合乎正义原则又有效率的分配原则，这种原则就是"最低的最大限度原则"。罗尔斯的正义论总是关注最少得利者的利益和地位，并以此衡量社会是否公正。罗尔斯的理论反映了其对社会最少得利者的偏爱，反映了其想通过社会再分配或补偿机制使社会每一个成员都趋于平等的最初始的愿望。

罗尔斯通过研究功利主义伦理学，针对其中的"最大多数人的最幸福原则"理论，提出了其正义论理论中的"最低的最大限度"新的概念。罗尔斯反对功利主义者漠视社会中的少数人的基本利益能否得到满足这一问题，其认为社会应该在优先考虑最恶劣环境和最差情况下，再最大限度地实现个体的利益。"最低的最大限度"体现了罗尔斯对社会中最少得利者的最大考量。他认为，偏重"最大多数"而忽视少数，实际上是肯定了为最大多数人而牺牲少数人的利益，这损害了人的平等自由权利，违背了正义原则的本质要求。正义论的基本要求是：正义、合理的社会分配制度不应该以牺牲少部分人的权利和利益来满足、提高另一部分人的权利和利益。在社会竞争和社会资源分配过程中，应该首先保护弱势群体的利益。社会公平分配的衡量标准不应该取平均值或大多数人的基本情况，也不是少数具有优势的得利者，而应该是处于社会最不利地位群体弱势群体的最大利益满足程度。它不仅能满足

---

① 戴桂斌：《罗尔斯的正义原则述评》，《河南大学学报（社会科学版）》1998 年第 3 期。
② 吴忠民：《论机会平等》，《江海学刊》2001 年第 1 期。

"对所有人都有利"的要求，而且也在满足优越者的同时，给最劣者带来较大的利益，"对处于最不利地位上的人最有利"。

罗尔斯认为从人的本性出发，人最初既不是自私自利的只为个人利益打算，也不是毫无保留只利他人，而应该是"互不偏涉"的。虽然社会个体的遗传、种族、出生环境、教育背景等差异一定程度上决定了个体之间是不平等的①，但要限制这种不平等，取消不平等的差异或消除不平等的意识。而罗尔斯认为第一种方式既不现实也不可能，只有第二种方式才有可能实现。因此，首先要消除人们的不平等的意识②。罗尔斯强调，由于各种因素的存在，在客观上，政府对社会资源的分配很难达到绝对公平状态。但根据正义论的原则，一个正义的社会或政府在社会资源分配和社会生产过程中应该尽最大能力满足处于社会最不利地位的弱势群体的最大权利。罗尔斯的正义论是理想主义精神和现实主义态度的统一。他既重视正义原则的制定和论证，更重视原则的应用和操作。罗尔斯还提出了一个正义的社会或政府应该在不侵犯个体自由、平等基本权利的前提下，尽最大努力兼顾社会大多数人群的需要，特别是社会最不利地位的弱势群体的需要。罗尔斯甚至主张将社会最低贫困人口的经济状况作为社会资源再分配的基准点或参照物。他还提出要尽可能缩小社会分配的差异或将不平等限制在"可容忍可接受"的范围内，主张保证社会机会均等和地位、职业选择的公开性、普遍性等。这反映了罗尔斯正义原则所包含的社会合理性因素。

正义论本质上只是对近代西方资产阶级价值观念的当代改造，从根本上来说，罗尔斯并没有脱离西方传统的以"自由、平等、博爱"为核心的价值观念体系的政治原则和理论精神。罗尔斯试图寻求一种既能确保个人平等的自由，又可以尽可能减少差别和贫富悬殊的政治道德途径。但其理论内在的矛盾又是无法解决的，这就是，个人的绝对自由和完全平等在资本主义社会现实生活中是不可能同时达到的③。

---

① 卫知唤：《异质的正义体系："基本善"与"可行能力"再比较——罗尔斯有效回应了阿玛蒂亚·森的批评吗?》，《社会科学辑刊》2015 年第 4 期。

② 周志发：《罗尔斯"正义论"的批判与重建》，《学术界》2015 年第 1 期。

③ 曹钦：《全球分配正义：罗尔斯主义的两种视角》，《东岳论丛》2015 年第 4 期。

二 罗尔斯的正义论对基本公共卫生服务均等化推进的启示

在罗尔斯看来，公平与正义是社会制度的首要价值。而中国语境中的"公平"一词在《现代汉语词典》中指"处理事情合情合理，不偏袒哪一方面"；公正指"公平正直，没有偏私"；平等指"人们在社会、政治、经济、法律等方面享有相等待遇"，"泛指地位相等"①。在《辞海》中，公平作为一种道德要求和品质，指一定的社会标准（法律、道德、政策等）、正当的秩序合理地待人处事，是制度、系统、重要活动的重要道德性质；公正指从一定原则和准则出发对人们行为和作用所作的相应评价，也指一种平等的社会状况，即按同一原则和标准对待相同情况的人和事；平等作为政治概念，在不同的历史时期有不同的涵义②。上述概念解释与罗尔斯的正义论中提到的概念都具有伦理学意义。罗尔斯的正义论肯定了"正义是社会各种制度的首要美德"，正义的基本前提是"作为公平的正义"，其基本内核是指社会的每一个公民所享有的自由权利具有平等性和不可侵犯性，"然而人们本来的不平等状况如不同种族、阶层、能力等，必定会使他们在社会生活中处于不同的位置，优者更有利，劣者更受损"。同时，罗尔斯肯定了获得正义的基本方式是：第一，保证社会成员个体自由平等的权力，以此保障每一个个体在人格和尊严上的平等；第二，为每一个社会成员提供公平竞争的机会，促进社会成员自身努力对不平等地位的改善；第三，社会绝对平等是很难实现的，只有不断降低相对平等，将相对平等控制在社会成员所容忍的范围之内。以上要求社会制度应该给每一个社会成员，特别是弱势群体能够带来相应的利益。罗尔斯还提出，要尽可能缩小社会分配的差异或将不平等限制在"可容忍可接受"的范围内，主张保证社会机会均等和地位均等。

基本公共卫生服务均等化是公平理念在卫生服务领域具体体现。从社会公平正义价值来看，均等化的基本公共卫生服务目标是通过免费的公共卫生干预措施，能够使社会公众都能够公平地得到基本的卫生服务。基本公共卫

---

① 吕叔湘、丁声树主编：《现代汉语词典（第2版）》，商务印书馆1983年版，第451、425、999页。

② 舒新城主编：《辞海（第6版）》，上海辞书出版社2009年版，第542、543、1289页。

生服务均等化提供有助于缩小区域、城乡、群体之间居民在基本卫生服务方面的差异，也是社会全体人民共享经济社会发展成果的具体体现。正义论提出，要惠顾"处于社会最不利地位的人们"。我国开展基本公共卫生服务均等化以来，农村与城市孕产妇死亡率的差距已从6.9/10万缩小至1.7/10万；5岁以下儿童死亡率差距从14.8‰缩小至8.3‰，缩小了城乡公共卫生差距①，但是城乡之间的差距仍然存在。有数据显示，中国的卫生问题具有巨大的地域差异，且这一差异还有增加的趋势。在富裕的城市如上海，有着与西方发达国家一样的健康水平，而其他地区的公共卫生水平参差不齐②。一些基本公共卫生服务未能真正均等化，建立健康档案的人享受公共卫生服务项目，而未建档者则享受不到基本公共卫生服务项目。

当代中国，在推进改革过程中更加重视公平正义。社会公平正义的追求是人民群众获得感的重要影响因子。在医疗卫生问题上，国家注重所有人公平地获得医疗卫生服务。社会公平正义是获得感产生的重要保证。公平正义可以大幅度提升人民获得感。经济社会发展虽然能提升获得感，但并不必然提升获得感。获得感与公平、公正的核心价值理念成正相关。公正社会的重要表征是人们能够享受公平的教育与医疗服务。基本公共卫生服务的均等化有利于公共卫生服务得到公平正义的开展。政府要切实履行责任，维护社会的公平与正义，通过均等化的基本公共卫生服务有效提供，让群众真真切切感受到社会的公平、公正，从而增强获得感。

作为反映与体现公共制度安排的基本公共卫生服务均等化，是建立在公平正义原则基础上，并结合中国经济与社会发展水平提出来的。基本公共卫生服务既是我国公共卫生中的重要组成部分，也是所有人民平等权利实现的一种现实表现。基本公共卫生服务的目标在于缩小人群健康状况的差别，使多元利益主体均衡受益，保障所有人享有同等的机会和资源，使所有社会成员均能享受我国经济社会发展的成果，是实现健康公平的重要手段。基本公共卫生服务均等化就是要缩小城乡居民之间在基本公共卫生服务方面的差距，

---

① 胡同宇：《国家基本公共卫生服务项目回顾及对"十三五"期间政策完善的思考》，《中国卫生政策研究》2015年第7期。
② 《中国公共卫生状况地域差异有增趋势》，《柳叶刀》，https：//mp.weixin.qq.com/s/RI77Ccy-fWleT1QdfzS8PJQ，2015年11月3日。

是建设中国特色社会主义公平正义的应有之义。改革开放以来，我国基本公共卫生服务得到极大改善。但由于地区发展不平衡，城乡发展不均衡，农村地区基本公共服务均等化还很难实现，各地居民享受的农村基本公共卫生服务程度也不一。罗尔斯的正义论从社会的每一个公民所享有的自由权利具有平等性和不可侵犯性角度，为我国基本公共卫生服务均等化发展提供了理论支持。首先，应尽可能缩小县域范围内的农村基本公共卫生服务均等化差距；其次，应在不侵犯个人自由平等基本权利前提下，力求兼顾社会大多数人，特别是处于社会最不利地位人的利益。应该尽可能以处于社会最低贫困线的人的经济状况作为分配原则的参照点，以此不断提升我国县域范围内农村基本公共卫生服务水平，使广大农村居民有更多获得感。

第二节　新公共服务理论与基本公共卫生服务均等化

国外专门从政府职能角度研究公共服务的理论很多，特别是近年来公共服务市场化、多元化的新公共管理理论与公民本位、公共利益至上的新公共服务理论围绕公共服务探讨尤为代表性。在此重点分析新公共服务理论（New Public Service Theory）。新公共服务理论是在反思与批判了传统公共行政、新公共管理等理论基础上，针对新公共管理理论的"企业家政府""顾客导向"等理论缺陷而提出的一种理论。

一　新公共服务理论的主要观点

以美国著名公共行政学家罗伯特·B. 登哈特为代表的学者，在其代表作《新公共服务：服务而不是掌舵》中，系统地阐明了新公共服务的基本思想与理论，指出所谓新公共服务是"关于治理体系中公共行政官员角色的一系列思想，而且这种治理体系将公民置于中心"。新公共服务针对新公共管理的"掌舵而非划桨"原则[1]。新公共服务理论的核心在于促进公共服务的尊严和价值，以及重新确立以民主、公民权和公共利益为主的公共行政价值观，并

---

① ［美］罗伯特·B. 丹哈特、珍妮特·V. 丹哈特、刘俊生：《新公共服务：服务而非掌舵》，《中国行政管理》2002 年第 10 期。

重新确定公务员和公民之间的关系。登哈特夫妇（Janet Denhard & Robert Denhardt）提出，公共利益是新公共服务理论的最核心原则，公共利益是政府追求的目标，在政府服务中处于主导地位，因此公共行政官员一定要树立公共利益的观念。登哈特夫妇进一步比较与分析了传统公共行政理论、新公共管理理论、新公共服务理论三个理论的不同公共利益观。在传统公共行政理论看来，由于公共利益是由民选的政策制定者进行界定的，因此公共服务是一种价值中立的技术过程；在新公共管理理论看来，由于顾客个人为自己的利益负责，因此其他人的利益与己无关；在新公共服务理论看来，政府要鼓励公民超越短期的利益，愿意为邻里和社区承担个人的责任。

新公共服务理论的主要观点为：政府既不是"掌舵"的，也不是"划桨"的，而是"服务"的；公共利益是目标而不是副产品；思想上要有战略性，行动上要有民主性；公务员是为公民服务的，而非为顾客服务；公务员的责任不仅仅是关注市场，而是要于关注法律、价值观、规范、职业标准及公民利益；重视人，而非只注重生产率；公民权和公共服务比企业家精神更重要①。新公共服务理论的观点具体包括：

第一，服务于公民，而不是服务于顾客。新公共服务理论的核心是公共服务，而公共服务是与民主公民权的责任互相盘绕。因此，新公共服务理论认为，政府部门服务的对象是公民，而不是服务于顾客。政府部门应更多地促进公共利益的最大化，实现民主价值和服务。新公共服务理论强调，公务员不应仅仅关注"顾客"的需求，而是着重关注于公民并且在公民之间建立信任和合作关系②。"公务员义不容辞的责任就是要能够建立和保护公平的标准和测量以及认识公共服务对公民的尊严和福利的影响。"从本质上说，为公共问题提供公平的解决方案不只是意味着要为所有的人提供同样的服务，而是意味着要为那些更需要服务的人们提供更高层次的服务。新公共服务理论认为，"顾客满意"原则和"公民满意"原则截然不同。"公民满意"原则是"建立在公共利益的观念之上的，是建立在公共行政人员为公民服务

---

① ［美］珍妮特·V. 登哈特、罗伯特·B. 登哈特：《新公共服务：服务而不是掌舵》，丁煌译，中国人民大学出版社2004年版，第7—9页。

② ［美］珍妮特·V. 登哈特、罗伯特·B. 登哈特：《新公共服务：服务而不是掌舵》，丁煌译，中国人民大学出版社2004年版，第42页。

并确实全心全意为他们服务之上的"①。政府必须关注公民的需求，为民服务。

第二，追求公共利益，公共利益是目的，而不是副产品。新公共服务理论重新肯定了公共利益在政府服务中的中心地位，社会愿景的核心就是广泛的公共对话。因为公共利益是共同利益进行对话的结果，因此行政官员正逐渐认识到，有许多东西要通过"倾听"而不是向公众"发号施令"。② 公共行政官员必须建立一种集体的、共同的公共利益观念，即要创立共同的利益和共同的责任。

第三，重视公民权胜过重视企业家精神。公共行政官员要重视人民和第三部门的作用与地位，管理者重新被定位为负责任的参与者而非企业家。为社会做出有益贡献的公务员和公民要比具有企业家精神的管理者能够更好地促进公共利益，因为后一种管理者的行为似乎表明公共资金就是他们自己的财产。行政官员应鼓励公民积极参与政策决策过程。行政官员负有倾听公民声音并对其话语做出回应的责任。

第四，无论是在政策形成过程中，还是在政策执行过程中，政府都是开放的并且是可以接近的。满足公共需要的政策和项目可以通过集体努力和合作过程得到最有效并且最负责的实施。政府存在的理由就是要满足公民的需要。公民参与被视为民主政体中政策执行恰当且必要的组成部分，而其中执行的焦点是公民参与和社区建设。因此，政府应致力于使各方共同致力于公共利益的实现。

第五，承认责任并不简单，公务员更应该关注法律、价值、规范和公民利益。传统公共行政和新公共管理理论将责任简单化，对责任的强调远不如强调效率和经济。而新公共服务理论认为，公务员关注的不应仅仅是市场，还应关注法令和宪法、社区价值观、政治规范、职业标准以及公民利益。虽然公共服务中责任极为复杂，但公共服务的责任不能简单化。公民权和公共利益处于新公共服务理论舞台的中心。公务员是一项社会需要的、富有挑战

---

① ［美］罗伯特·B. 登哈特：《公共组织理论》（第三版），中国人民大学出版社 2003 年版，第 207 页。

② ［美］珍妮特·V. 登哈特、罗伯特·B. 登哈特：《新公共服务：服务而不是掌舵》，丁煌译，中国人民大学出版社 2004 年版，第 1 页。

性的，并且有时是英勇的事业，它意味着要对他人负责，要坚持法律、坚持道德、坚持正义以及坚持责任。

第六，政府的职能是"服务"，而不是"掌舵"。传统公共行政理论认为，政府的职能是划桨；新公共管理理论认为，政府的职能是掌舵，而非划桨；而新公共服务理论则提出，政府的职能是服务，而不是掌舵。政府不再是直接提供公共服务，而是中介者和调停者。新公共服务理论认为政府是人民的政府，政府应为公民提供服务而不是掌舵；同时，公民参与公共服务提供可以分担政府的责任。政府不仅仅在于"掌舵"、控制和引导新方向，而是协助公民表达和实现公共利益。政府的职能更多的应该强调建立具有完整性和回应性的公共机构上。对于公务员来说，越来越重要的是利用基于价值的共同领导，来帮助公民明确表达和满足他们的共同利益，而不是试图控制或掌控社会新的发展方向。公共行政官员是为公民服务的仆人，公共行政官员的权力必须服务于权力行使者的利益，既要服务于领导者的利益又要服务于追随者的利益①。

第七，重视人而不只是重视生产率。传统公共行政理论强调利用控制实现高效率；新公共管理理论强调利用激励实现生产率；新公共服务理论则强调对人的尊重和价值，以共同参与和分享领导权提高组织的生产力。新公共服务强调的是通过人进行管理的重要性。参与和包容的方法是建立公民意识、责任意识和信任的最好办法，而且，可以促进公共利益中服务的价值。未来的公共服务将是以公民对话协商和公共利益为基础，三者紧密结合在一起。

新公共服务理论是对传统行政价值观与新公共管理理论的一种扬弃，在英、美、澳大利亚等国家掀起了一波改革政府的高潮。新公共服务理论的基础是"公共服务"，将公民置于政府治理体系的中心，推崇服务精神，强调民主协商，凸显公民权利，认为行政官员比企业家能更好地整合和表达公共利益，致力于为社会做出有益贡献。官员与公务员是为公共利益服务的，必须尊重公民权，是公仆。新公共服务理论更多的关注公民权、公民参与，关注

---

① ［美］珍妮特·V. 登哈特、罗伯特·B. 登哈特：《新公共服务：服务而不是掌舵》，丁煌译，中国人民大学出版社 2004 年版，第 142 页。

回应性和公共利益以及尊严等一系列价值层面的目标。但也正是如此，新公共服务理论同样也存在一些缺陷：一是新公共服务理论强调的是公民权、权力共享、公共利益、公民参与、尊严等诸多行政价值，过于烦琐，甚至有的互相矛盾；二是新公共服务理论过于强调行政价值观，以致忽视了效率等，必然会影响公民需求满足的程度与时效性；三是新公共服务理论虽然是一种创新，但与新公共管理理论相比，各有所长，不能完全代替新公共管理理论。尤其是在操作性和实践性方面，新公共服务理论没有具体的实施方式和手段，在实践中还缺乏一定的可操作性[1]。

二 新公共服务理论对我国推进基本公共卫生服务均等化的启示

新公共服务理论强调政府既不是"掌舵"的，也不是"划桨"的，而是"服务"的，认为政府是人民的政府，政府应为公民提供服务而不是掌舵；同时，公民参与公共服务提供可以分担政府的责任。新公共服务理论更多的关注公民权、公民参与，关注回应性和公共利益以及尊严等一系列价值层面的目标，强调公共利益是目的，而不是副产品。政府存在的理由就是要满足公民的需要。自2004年中国"服务型政府"概念提出以后，我国开始大力推进服务型政府建设，积极履行政府职能。中国的服务型政府建设的服务理念不同于西方的公共服务理论与实践，但公共服务理论的一些观点仍具有启示意义。推进基本公共卫生服务均等化，服务重点在于保基本，其提供服务的重点人群主要包括儿童、孕产妇、老年人，服务项目主要包括建立居民健康档案，健康教育，预防接种，传染病防治，高血压/糖尿病等慢性病和重性精神疾病管理，儿童保健，孕产妇保健，老年人保健等。基本公共卫生服务均等化更加强调社会全体居民，无论其性别、年龄、种族、居住地、职业、收入水平都能平等地获得基本公共卫生服务均等化。基本公共卫生服务均等化正是在经济、社会发展的基础上，正确把握老百姓需求变化，在政府主导下，构建政府"兜底"服务体系，尽可能使绝大多数人受益，为儿童、孕产妇、老年人等群体提供基本公共服务，最大限度保障这些群体的健康生活，体现

---

① 周义程：《新公共服务理论批判》，《天府新论》2006年第5期。

了中国政府以人民为中心的社会主义价值观和政策理念。公共利益是新公共服务理论的最核心原则，强调公共利益是政府追求的目标。在公共服务中政府应该处于主导地位，因此公共行政官员一定要树立公共利益的观念，正视现阶段我国城乡二元结构存在的差异，对城乡、区域公共服务供给的不均衡进行调整，使广大农村居民在共享发展过程中能够均等地享受政府提供的基本公共卫生服务。要打破城乡二元化结构，根据各地的基本情况合理配置卫生资源，保证城乡居民都能享受同等的基本公共卫生服务，这是实现基本公共卫生服务均等化最根本也是最彻底的办法。

第三节　社区理论与基本公共卫生服务均等化

社区是社会学分析社会结构的一个基本单位。自从由德国社会学家 F. 滕尼斯（Ferdinand Tönnies）在 1887 年出版的《社区和社会》一书中首先使用后，就成为社会学研究中最基础的概念，也形成了一些相关的理论。社区理论主要是关于社区的各种不同理论学说、观点的统称，代表性理论有区位理论、社会体系理论、社会互动理论、社区行动理论等。

一　社区理论的主要内容

（一）区位理论

区位理论又称为人文区位理论，该理论主张将社区作为一种空间现象或区域单位来研究。人文区位理论最早研究者是美国农村社会学家 C. J. 加尔平。加尔平在社区研究过程提出了农村社区概念，并逐渐发展为农村社区界限理论[①]。美国芝加哥学派通过研究城市社区形成了区位理论。在芝加哥学派创立的区位理论基础上，逐渐提出了古典区位理论、社会文化区位理论、新正统区位理论等。其中，与本书研究相关的主要是农村社区界限理论。

1915 年，加尔平在《一个农业社区的解剖》报告中对农村社区进行了界

---

① 王红艳：《理解社区：从还原入手》，《学海》2012 年第 3 期。

定。加尔平以一个村镇为中心，将中心周围农户交易行为所能达到的最远点连成不规则圆圈，圈内就是一个社区。这一研究被认为是首创的合乎科学的、有系统有分析的农村社会学研究。加尔平认为，农村社区应该是以村镇为中心构成的不规则圆圈，该圆圈应覆盖农户交易行为的最远距离。村民和周围的农民有着共同的机构并过着共同的生活，两个社区之间的界限以人们与不同交易中心的机构来往来划分，而社区的界限则不一定与政府单位管辖的疆界相重合。后来，其他社会学者在此基础上提出了以服务区域范围来划定农村社区界限的理论。因加尔平的研究属于首创，具有科学性、系统性，对农村社会学研究具有极大的指导意义[①]。

（二）社会体系理论

社会体系理论是将社区视为集中于某一地方，由一系列个人、群体、机构相互交往构建所形成的一个内部社会关系网络，而社区内部各种要素将通过各种组织和制度维持社区的发展。社会体系理论将社区作为一个社会体系进行分析，并研究体系中各部分之间关系及某一体系与其他社会体系之间关系。

1958 年，美国学者桑德斯（Bernie Sanders）在著作《社区》中利用社会体系理论对社区功能进行了描述：作为一个整体系统的社区，包含家庭、政治、经济、教育、宗教、社会、卫生、福利及娱乐等主要体系，而在每一主要体系中又包含若干个次体系[②]。美国社会学者 E. O. 莫依则对作为社会体系的社区的特点进行了概括：社区是由多个子体系构成的总的体系，每一个社区都包含了众多不同的制度、组织以及在其中发展起来的正规和非正规的次群体；与正规组织相比，社区的结构和功能要相对弱化，因为社区成员的各种需要、利益、目标和活动都需要通过相应的各种制度与群体来实现和满足；与正规组织相比，作为社会体系的社区缺乏明确性，如社区社会成员的目标、达到目标的手段，以及根本的价值观等明确性不如正规组织。

社会体系理论对研究社区的主要作用在于：一是将社区视为交往场地。代表人物为美国学者 W. 萨顿和 J. 柯拉渣。这一观点强调了社区的社会要素，

---

① 滕玉成、牟维伟：《农村社区建设和治理研究书评》，《东南学术》2010 年第 6 期。
② 陈劭平：《聚焦社区》，《人民政坛》2016 年第 7 期。

突出以社区为基础的交往体系的研究。他们认为，与社区相关的行动与社区大小相关。该理论更强调社区成员个体的价值观、动机和行动，社区里的人们都是作为个体的行动者来加以考虑的。在此基础上，20世纪70年代的社会学者对城市邻里居民活动的网络关系进行研究，并将其划分为疆域性社区和非疆域性社区（共同体）①。其中，疆域性社区主要指由就地的亲属结构构成的或就近的工作场所形成的关系社区；而非疆域性社区主要指由个体交往延伸至远处的亲戚、朋友或同事等的关系社区。换句话说，社区成员个人的交往既可使个体与当地的疆域性社区连接起来，也可使他与更大的非疆域性社会连接起来。二是将社区视为大社会的次体系。典型代表人物为美国学者R. L. 沃伦。沃伦从社会宏观体系对地方性社区进行研究，认为社会的大变迁导致了宏观体系对社区次体系的支配作用，即社区内部凝聚力和自动性的下降，社区与社区之外主体联系的增强。特别是在资本主义社会，社会大变迁促使社区完全依赖于宏观社会体系，成为大社会的缩影，或者说，社区是宏观体系的一个"结"，人们会逐渐认识到，在同一国家的社区成员价值观和行为是相同的，这正是社会大变迁的结果②。沃伦还认为，社区是在转变而不是在消亡，理论与实践的任务在于更深入地分析社区在宏观体系中所扮演的角色。三是社区研究中重视对社区横向格局和纵向格局的分析。美国学者R. L. 沃伦认为，一个社区纵向格局是社区内各种社会单位和次体系同社区之外诸体系之间的结构功能关系，这种格局已为大变迁所加强。沃伦认为如果要完整地分析与社区功能相联系的诸体系，那就既需要研究它们的纵向格局，也需要研究其横向格局③。

（三）社会互动（交往）理论

1908年，德国社会学家齐美尔（Simmel）在《社会学》中提出"社会互动"这一概念。齐美尔认为，社会学的研究对象应该是社交、统治与服从、冲突与凝聚等社会互动形式，社会学的研究就是对以上社会互动形式的研究。齐美尔的研究对当时美国的影响巨大。社会互动理论的代表人物主要有G. H.

---

① 徐琦：《社区社会学》，中国社会出版社2004年版，第25、29页。
② 徐琦：《社区社会学》，中国社会出版社2004年版，第33、34页。
③ 丁元竹：《社区与社区建设：理论、实践与方向》，《学习与实践》2007年第1期。

米德（George Herbert Mead）、H. G. 布鲁默（Herbert Blumer）、C. H. 库利（Charles Horton Cooley）等人。

社会互动理论的核心是社会互动方法的研究。社会互动理论认为，社会是一个大舞台，个体按照一定的规则进行角色扮演，并通过社会互动学习和使用语言符号，逐渐形成自我意识①。而社会互动的主要特征是社会成员的自我"印象管理"或"自我呈现"。按照社会互动方法，社会互动理论形成了参照群体论和社会交换论等几种主要观点。

参照群体理论由美国社会学家海曼（Heyman）首创，后来诸多学者在此基础上又加以发展，最终形成了一个内容丰富的理论。该理论主要指社会成员在心理上所从属的、认同的社会群体是社会成员为其树立和维持各种社会标准、提供分析比较框架的社会群体。一般而言，社会成员更倾向于将其参照群体的价值和规范作为评价自己和他人的标准，并将其作为自身社会观和价值观的判断的理论和行为依据。作为参照的社会群体所隶属的行政、组织、地位可以是相同的，也可能是不同的。参照群体论强调了社会成员个体与社会群体之间互动的特征。参照群体也是比较，即群体是个体对自我、他人进行评价时所采用的比较性标准②。该理论最大贡献就在于提出了一种间接互动观点，即以参照群体（即榜样）的价值和规范作为塑造自我价值观和行为准则的依据。

社会交换理论由美国社会学家霍曼斯（George Casper Homans）等人建构。该理论认为，互动实际是奖赏与惩罚的交换运用③。社会交换论着眼于生活中相互交往的外显行为——代价和报酬。认为社会互动的实质是交换酬赏和惩罚的过程。交换行为存在于包括友谊、爱情在内的多种社会关系中。该理论基础是个体主义与功利主义，认为每个个体都尽量避免痛苦和增进快乐。该理论提出，若使某人继续一行为即应对其行为加以奖赏，让他认识到此行为对他是有意义和价值的，就能够推动其自愿把这一行为实施下去；若不想其做某事，就不要给予奖励或进行惩罚，那么行为人就能意识到自己的行为

---

① ［美］乔治·S. 布莱尔：《社区权力与公民参与》，伊佩庄、张雅竹译，中国社会出版社2003年版，第12页。

② 王小丽：《社区建设理论与实务》，机械工业出版社2017年版，第55—56页。

③ 周芳玲、乔桑：《魅力社区的建设》，中国社会出版社2004年版，第12、15页。

存在问题，而不会再做出类似行为。这种奖惩机制对互动效果有着深刻影响，但应恰当运用，否则会适得其反。

（四）社区发展理论

"社区发展"的概念是美国社会学家弗兰克·法林顿（D. P. Farrington）在其1915年出版的《社区发展：将小城镇建成更加适宜生活和经营的地方》一书中首先提出。第二次世界大战后，社区发展成为联合国倡导的一项世界性运动，其宗旨是加强政府同社区联系，充分发挥社区成员积极性，利用社区自身力量提高社区经济社会发展水平，改善社区居民生活，解决社区存在的社会问题。这项运动受到许多国家的欢迎，并在许多国家与地区得到迅速发展。工业革命以后，欧洲工业国家为了应付当时工业发展带来的一系列社会问题，在社区内开展一系列社会工作，对原有的社会福利制度和社会救济制度进行了改革，越来越多地体现调动社区居民的积极性、增进社区福利的基本精神。20世纪初期，在英、法、美等国，又出现了一个旨在加强社区成员的相互了解与合作、培养社区成员自治精神的"睦邻运动"。这些任务都可以看作是社区发展的初始形式。第二次世界大战结束后，许多新兴国家尤其是农业国家面临着贫穷、疾病、失业、经济发展缓慢等一系列问题。解决这些问题仅靠政府是远远不够的。因此运用民间资源、发挥社区自助力量便应运而生。1951年，联合国经济社会理事会通过了396D号议案，试图通过建立社区福利中心来推动全球经济、社会发展。后来发现所设想的社区福利中心不能达到推动落后地区发展的目的，而以乡村社区为单位，由政府有关机构同社区内部的民间团体、互助组织等通力合作，发动全体居民自发地投身于社区建设。于是，联合国修改了396D号议案，以"社区发展计划"取代了原来的"社区福利中心计划"。1952年联合国正式成立"社区发展组织和发展小组"，1954年改为"联合国社会局社区发展小组"。1995年联合国发表了《通过社区发展促进社会进步》报告，在这一报告中指出："社区发展"是一种经由全社区人民积极参加与充分发挥其创造力量，以促进社区的经济、社会进步状况的过程①。

---

① 侯玉兰、侯亚非：《国外社区发展的理论与实践》，中国经济出版社1998年版，第6页。

二 社区理论对我国推进基本公共卫生服务均等化的启示

社区一直是我国各项工作开展的基础。因此，我国学者与理论工作者一直致力于社区的探讨。社区是外来概念，而且界定五花八门。美国社会学家G. A. 希勒里（G. A. Hillery）收集了有关社区的94个定义，最后得出结论："除了人包含于社区这一概念内之外，有关社区的性质，没有完全相同的解释。"[①] 中国语境的社区有特定含义。费孝通先生在谈到"社区"概念翻译时说："需要找个名称来表达 Community 的意思，这个词实际是指在一个地方共同生活的人，这样就想起了用'社区'这个词表达社会与社区的不同……社区是指一群聚集在一个地方分工合作的人，它是具体的，这群人之间的关系，即人际关系，构成社会。"[②] 社区是若干社会群体（家庭、氏族）或社会组织（机关、团体）聚集在某一地域里，形成一个在生活上互相关联的大集体[③]。基本公共卫生服务均等化推进所依赖的社区就是不同于社会概念的社区。

社区理论将社会视为一个系统，把社区作为一个重要的分析单位，注重社区功能的探讨，强调社区内部的个人、群体、机构之间的内在联系与外在关联，强调社区内部各种要素需要通过各种组织和制度维持社区发展，尤其是关注社区行动，把社区理论与社区发展工作实际相结合，突出了改善社区生活的行动计划。区位理论重点提出了"农村社区界限"概念，并强调以农户交易中心或服务区域范围来划定农村社区界限。社会系统理论认为社会系统各部分的功能与社区问题存在联系，社区系统各部分应该为社区实施社会保障提供者承担责任，保持系统的平衡。社会互动理论则认为，在社区实施社会保障工作与社区关系的建立方面，需要在彼此沟通与理解中达成一致，以利于改善社区的工作事务。社区发展理论强调加强政府同社区的联系，充分发挥社区成员积极性，改善社区居民生活。

---

① G. A. Hilery, "Definitions of Community", *Rural Sociology*, Vol. 20, No. 22 (1955), pp. 111 – 123.

② 费孝通：《从人类学是一门交叉的学科谈起》，《广西民族学院学报（哲学社会科学版）》1997年第2期。

③ 费孝通：《社会学概论》，天津人民出版社1984年版，第213页。

我国的基本公共卫生服务开展实际上是立足于社区。因此，社区是开展基本公共卫生服务的基石，而相关的社区理论为实施基本公共卫生服务均等化就提供了一定的借鉴意义。在社区开展的公共卫生服务是指对社区范围内更容易解决的健康问题，以人群为单位，对社区居民控制疾病、维持健康进行宣传教育①。20 世纪 90 年代中期，中国在卫生改革中提出了实施城市社区卫生服务策略。社区卫生服务是实现"人人享有初级卫生保健"目标的最基础环节。《阿拉木图宣言》对初级卫生保健（Primary Health Care）的基本内涵做出了说明：初级卫生保健是一种基本的卫生保健；是社区中的个人和家庭通过积极参与普遍能够享受的，其费用是国家和社会在各个发展阶段上有能力负担的；既是国家卫生系统组成部分、功能中心、活动焦点，也是整个社会经济发展的组成部分；卫生保健尽可能接近人民的居住与工作场所②。由于基层保健只强调对个体照顾，1980 年，国际上开始倡导以社区为导向的基层保健服务（community – oriented Primary care，COPD），强调要界定卫生服务的目标社区及其人群；使用流行病学的方法确定社区的健康问题、卫生需求及可利用资源；既面对个体病人，又面向社区的整体人群提供服务等③。1997 年，中共中央、国务院颁布了《关于卫生改革与发展的决定》，提出了"改革城市医疗卫生服务体系，积极发展社区卫生服务"④，由此全国开展了社区卫生服务试点工作。此后，政府各有关部门相继出台了一系列相关的配套政策，推动了我国社区卫生服务发展，国内社区卫生服务正式开始实行。原卫生部等部委相继印发了一系列有关社区卫生服务的配套文件。遗憾的是，关于农村社区的卫生服务当时未能得到高度重视，集中精力放在了推进我国城市社区开展卫生服务的开展。直到 2009 年提出基本公共卫生服务均等化，农村社区的公共卫生服务才得到重视。

2017 年 12 月，在第二届中国家庭健康大会上发布了由中国卫生信息与健康医疗大数据学会会同新华网、微医集团、中国家庭报社联合发布了《中国

① 卞淑芬等：《天津市社区卫生服务人力资源调查研究》，《中国全科医学》2004 年第 5 期。

② 傅华：《预防医学》，人民卫生出版社 2013 年版，第 398 页。

③ D. E. Rogers, "Community – oriented primary care", *The Journal of the American Medical Association*, Vol. 249, No. 19（May 1983），p. 2638.

④ 《中共中央、国务院关于卫生改革与发展的决定》（中发〔1997〕3 号），1997 年 1 月 15 日，http：//www. moh. gov. cn/wsb/pM30115/200804/18540. shtml。

家庭健康大数据报告（2017）》。这是国内首个利用大数据系统对家庭健康状况进行的解读。《中国家庭健康大数据报告（2017）》显示，居民健康关注从医院逐渐转移到社区，又从社区转移至家庭①。一项有关南京市高淳县3132名高血压患者干预的研究证明，通过社区及卫生服务机构对高血压人群进行规范化管理，能够取得一定的效果；以社区为平台的居民干预措施，是高血压防控的有效途径②。因此，以社区理论为借鉴，有效开展基本公共卫生服务，特别是农村地区基本公共卫生服务，能促进农村社区基本公共卫生服务的有效实施，从而促进基本公共卫生服务实现均等化，最终提升包括农村居民在内的所有人群的健康水平。

第四节　社会冲突理论与基本公共卫生服务均等化

社会冲突理论的萌芽起源于20世纪之前，主要包括K.马克思（Karl Heinrich Marx）的冲突理论和M.韦伯（Max Weber）的冲突理论。作为社会冲突理论的开拓者，马克思在《共产党宣言》中重点强调，冲突是社会的普遍现象③，人类社会发展的历史就是一部阶级斗争的历史④。马克思认为，一定程度上，阶级冲突推动了历史的发展，也体现了社会发展的历史规律⑤。而韦伯反对以经济基础作为决定社会结构和社会生活唯一条件，认为宗教、教育和政治党派与经济因素具有同样的作用。韦伯认为划分阶级的标准并不是唯一的，如财富、声望、权力等都可以作为阶级划分的要素，而非是否占有生产资料。当社会中的财富、声望、权力分配趋于相同趋势时，阶级对立和阶级冲突会被加剧。当社会中的财富、声望、权力分配达到极端不平等时，阶级冲突发生的可能性会极度增加。在韦伯看来，当社会中的阶级固化，阶

　① 《〈中国家庭健康大数据报告（2017）〉：国人健康状况不容乐观》，http：//www.china.com.cn/newphoto/2017-12/19/content_42001196.htm，2017年12月19日。
　② 吕惠青等：《基于基本公共卫生服务的农村地区高血压患者规范化管理的效果评估》，《职业与健康》2014年第24期。
　③ 《马克思恩格斯选集（第4卷）》，人民出版社1995年版，第20—25页。
　④ 《马克思恩格斯选集（第4卷）》，人民出版社1995年版，第122—124页。
　⑤ 刘雨、石镇平：《科学认识马克思的阶级斗争理论和阶级分析方法》，《延安大学学报（社会科学版）》2018年第1期。

级流动难以实现时，阶级冲突发生时的程度会加剧。

20 世纪 40 年代中后期，结构功能主义被理论界所推崇。以 T. 帕森斯（Talcott Parsons）为代表的结构功能主义更加突出了社会成员价值观和价值取向对社会秩序稳定的重要作用，同时将社会冲突看作社会不稳定的重要影响因素，并努力探索消除社会冲突的有效机制。20 世纪 50 年代，在第二次世界大战之后，世界冲突不断激增。20 世纪 60 年代，一些社会学家开始批判结构功能主义的片面性，重视马克思、韦伯等人的社会冲突理论的作用，并以此为理论基础解释社会冲突对社会的影响以及引发的社会变迁，形成了社会冲突理论，并渗透到社会学各分支学科。社会冲突理论的代表人物主要是科塞、达伦多夫等，其研究重点是社会冲突的起因、形式、制约因素及影响，强调了社会冲突对社会巩固和社会发展的正面促进作用。

一　社会冲突理论的主要流派

（一）科塞的功能冲突论

刘易斯·科塞（Lewis Coser），德国社会学家，曾担任美国社会学会主席。科塞的功能冲突理论是在对"社会冲突的功能"进行研究基础上展开的。科塞将社会冲突定义为：社会冲突起源于价值观、信仰以及稀少的地位、权力和资源分配，社会冲突的目的在于一方中和、伤害或消除另一方。

科塞将社会冲突分为四种类型：一是现实性冲突和非现实性冲突。科塞认为，现实冲突是为了实现某种目标采取的手段，非现实冲突是目的。例如，工人为了拿到更多工资爆发的罢工行为是现实冲突，而工人为了释放紧张情绪的需要而产生的冲突为非现实冲突。二是亲密关系的冲突。在亲密关系中，科塞认为，关系越亲密的成员之间，感情投入越多，则越倾向于压抑敌对情感，敌对情绪积累到一定程度，一旦爆发就可能非常激烈。三是内群体冲突与外群体冲突。内群体冲突指群体内部成员之间的冲突，外群体冲突指的是群体之间的冲突。四是意识形态的冲突。意识形态冲突则是为了集体目标为动机产生的冲突。同时，科塞将社会冲突的根源分为物质因素和非物质因素。物质因素即指社会上稀少的地位、权力和资源分配问题；非物质因素指的是个体价值观和信仰不一致问题。人们对物质分配不均产生的失望、不满情绪等是非物质因素。而科塞更加注重非物质因素在社会冲突中的作用。科塞认为，现实中的社会分配体系往往是不公平的，而这样的分配体系合法性的消解是引发社会冲突的重要前提。面对社会稀缺资源分配体系不平等问题，人们首先会质疑这种分配体系是否合理，其次会迅速发展为对分配体系合法性的质疑。当人们的相对剥夺感日益增强而社会又缺乏疏通不满情绪的渠道时，人们向上表达意愿的愿望不能实现，社会冲突发生的可能性就加大。而社会冲突的根源是人的本性。因为，人的本性中与生俱来就潜在着敌对性和侵略性①。因此，在科塞看来，社会冲突起源于人们对社会报酬分配不均，但最终以社会分配体系合法性的消解为导火索而爆发。

科塞还认为，冲突具有正功能。对于不涉及核心价值观的群体内部冲突，其对社会结构发挥积极功能，否则可能引发社会结构的瓦解；对于外群体之间的冲突，一方面可能增强群体内部的团结和整合，但另一方面可能导致缺乏内部团结的群体的瓦解。科塞冲突论的突出贡献在于其提出了"安全阀理论"。科塞认为，"安全阀"可以被视为一个社会安全运行的调控机制。在科塞看来，一个社会内部敌对情绪并不完全等同于社会冲突。如果人们敌对的情绪能够通过恰当的渠道得到排解和发泄，社会冲突可能就不会发生。就像锅炉里过量的蒸汽通过安全阀适时排出能避免锅炉爆炸一样。科塞强调，越是僵化的社会结构，安全阀机制就越重要。政府应该促进安全阀机制的制度化，并通过合法的、制度化的社会运行安全机制，促进社会紧张、敌对情绪的释放，消除社会冲突的产生，最终促进社会系统的和谐、均衡、稳定发展。

（二）达伦多夫的辩证冲突理论

达伦多夫（Ralf Dahrendorf），德国社会学家。达伦多夫的冲突理论综合了马克思、韦伯的思想，并结合韦伯的权力、权威的思想，形成一种以"权威关系"为基础的辩证冲突论。达伦多夫认为权威的不平等分布是社会冲突的根源，制度化的权威和权力结构导致系统的社会冲突。和谐与秩序只是局部的和暂时的，强制和冲突则是普遍的和持久的。

达伦多夫强调了社会冲突产生的必然性，认为社会冲突产生需要基于

---

① ［美］L. 科塞：《社会冲突的功能》，孙立平译，华夏出版社 1956 年版，第 90—92 页。

一定的结构性条件，以及社会冲突中群体之间客观对抗过程中主观认识对社会冲突产生的重要作用①。达伦多夫认为，社会学发展需要社会冲突模型理论指导②。达伦多夫将社会组织看作强制性协调联合体，也是一个不断失衡的社会系统。在一定条件下，社会组织在利益导向下，其成员作为集体行动者投入到公开的社会冲突活动中，从而导致社会组织内部权力和权威的再分配③。这种权力和权威的再分配会推动社会暂时趋于一种和谐稳定，新的统治和被统治角色将逐步成熟并形成制度化④。达伦多夫强调，社会中的每一个元素都对社会变迁起到了推动作用。作为稀缺资源，权力和权威是社会冲突的产生的根源⑤。社会冲突也是社会进步的动力源泉。由于社会中权力和权威是稀缺性的，这种稀缺性造成了强制性协作组织内部群体之间的冲突，而冲突的结果必然造成组织内部权力结构的变革。但是社会冲突并不可怕。关键在于这个社会是否存在一套成熟的疏通或者调整社会冲突的机制。

与科塞冲突理论相比较，达伦多夫主要研究冲突的根源，而科塞着重分析冲突造成的后果；达伦多夫认为冲突能够直接导致社会变革，而科塞则认为冲突的功能具有双重性，既可使社会发生变革，又可使社会趋向稳定；达伦多夫把冲突的根源主要归结于权力分配不均，而科塞则归结为人性的原因。

二　社会冲突理论对基本公共卫生服务均等化推进的启示

冲突理论产生后，在西方社会学界产生了巨大反响。随着中国群体性事件增加，中国学者逐渐将社会冲突理论引入社会研究领域，并结合马克思冲突理论、科塞、达伦多夫等观点，对一些现象进行综合解释。科塞认为，社

---

① 朱玲淋：《从阶级冲突到社会冲突：马克思与达伦多夫的冲突理论比较》，《兰州学刊》2013 年第 8 期。
② Ralf Dahrendon, *Class and Class Conflict in Industrial Scoity*, California：Stanford University Press, 1957, pp. 59 – 64.
③ 苑国华：《达伦多夫的社会冲突思想评析》，《四川行政学院学报》2010 年第 6 期。
④ 赵华兴：《冲突与秩序——拉尔夫·达伦多夫的政治社会学思想研究述评》，《河南社会科学》2009 年第 1 期。
⑤ 苑国华：《达伦多夫的社会冲突思想评析》，《四川行政学院学报》2010 年第 6 期。

会冲突起源于稀少的地位、权力和资源分配等。不平等的社会资源分配体系会增加个体对社会分配体系合法性的质疑，进而增加社会冲突发生的可能性。政府应该构建"安全阀"机制，并促进其合法化、制度化，消除社会敌对情绪，促进社会系统的和谐。达伦多夫则提出，权威的不平等分布是社会冲突的根源①。社会冲突并不可怕。关键在于这个社会是否存在一套成熟的疏通或者调整社会冲突的机制。

基本公共卫生服务均等化是在基本公共卫生服务领域实现的目标，是政府部门为不同利益群体提供大致均等的服务的一套机制。基本公共卫生服务均等化是消除社会敌对情绪合法化、制度化的"安全阀"，是疏通、调整社会冲突的机制，其最终要实现的是公共卫生服务的公平、合理，以及社会整体福利水平的普遍提高。因此，通过推进基本公共卫生服务均等化，能够促进公平公正，不断优化利益结构，逐步缩小社会差距，这是化解无直接利益冲突的重要途径。政府应该通过职能转变，加强服务型政府建设，以改善民生为重点，推进基本公共卫生服务均等化，让老百姓共享经济社会发展成果，尽最大努力消除冲突的社会诱因。

同时，社会冲突理论认为，处于社会底层的弱势群体更容易受社会阶层、相对剥夺感、情绪化传播等因素影响产生负面抵抗情绪，遇到不公平待遇更容易爆发社会冲突。社会冲突发生过程中，同一阶层的人更容易抱团取暖，加剧冲突。社会冲突的参与者具有一定的"群意识"或"类意识"，他们大多属于在政治、经济、文化和社会资源占有方面较少的弱势群体，没有话语权，利益表达渠道不畅。尽管基本公共卫生服务均等化服务对象是所有人群，但更多的服务是面对老年人、妇女、儿童。从县域视角来看，特别是在农村社会公共卫生领域资金投入不足、医护人员短缺、卫生基础设施不健全情况下，农村居民对健康的期望与政府提供的公共卫生服务能力不匹配，需求得不到充分满足。在农村社会群体利益诉求难以得到满足时，爆发社会冲突的可能性会随之加大。因而，在农村地区提高基本公共卫生服务均等化是解决我国公共卫生领域公平、合理问题，缓解农村社会冲突的重要途径之一。

---

① 苑国华：《达伦多夫的社会冲突思想评析》，《四川行政学院学报》2010 年第 6 期。

第五节　公共财政理论与基本公共卫生服务均等化

公共财政理论研究起源于亚当·斯密的廉价政府论、凯恩斯的政府干预论．布坎南的"公共选择学派"。此后。德国现代财政学家、被称为"现代财政学之父"的理查德·阿贝尔·马斯格雷夫在上述学者研究基础上，逐渐提出了比较成熟的公共财政理论。

一　公共财政理论的主要流派

（一）亚当·斯密的廉价政府论

1776 年，亚当·斯密（Adam Smith）在《国富论》中提出了廉价政府论①。亚当·斯密认为，政府的主要任务包括提高社会分工、增加国家资本数量以及改善国家资本用途。政府的主要义务是保护国家不受侵犯，保护国家中的每一个公民不受他人侵犯，建设并维持国家公共事业运转及公共设施的完善。政府应该像"守夜人"那样，阻止其他国家对本国的侵略以及维持国内社会治安和稳定。进而亚当·斯密提出了"廉价政府论"。在亚当·斯密看来，廉价政府是政府财政应该追求的最高目标②。政府税收应该遵循"公平、确定、简便和征收费用最小"的四个基本原则，保证政府财政支出方面的节约和"量入为出"。

（二）凯恩斯的政府干预论

20 世纪 30 年代，随着世界经济危机的爆发，亚当·斯密的自由市场经济理论和"廉价政府论"在盛行一百多年后逐渐失去了地位，凯恩斯（John Maynard Keynes）的政府经济干预理论逐渐兴起，且被西方统治者所推崇。凯恩斯的政府干预论主要观点如下：一是自由市场经济制度有其自身优点，具有一定的有效性，如，能保证社会成员自由，并能激发社会成员活性和创造性。但该制度也有其缺点，如，会导致社会有效需求不足，且这种不足只能

---

① ［英］亚当·斯密：《政治经济学研究》，郭大力、王亚南译，译林出版社 2011 年版，第 32、38 页。
② ［英］亚当·斯密：《政治经济学研究》，王乐译，天津人民出版社 2016 年版，第 43、47 页。

通过扩大政府功能才能弥补，才能保证市场经济正常运行。二是政府如果不进行市场干预，社会有效需求不足的现状不会自动消失，反而会造成失业和经济危机的爆发①。凯恩斯强调，应加大政府干预经济的力量，加大政府财政支出可促进社会有效需求的形成，即，在当时的环境下，适当的政府财政赤字具有一定的经济合理性。三是凯恩斯通过财政赤字模型论证了增加政府投资可成倍扩大社会总需求，并主张通过政府财政赤字肩负起直接投资之责，以缓解经济危机和公民失业现状。凯恩斯的财政理论解决了当时政府面临的困境，并且产生了很大效果。凯恩斯的政府财政干预理论影响至20世纪70年代。

（三）布坎南的"公共选择学派"理论

20世纪70年代，西方资本主义国家经济发展出现"滞涨"现象，政府财政赤字与日俱增，政府经济福利政策失效，社会经济发展停滞。布坎南（James Buchanan）等人创立公共选择理论，目的在于克服政府干预的局限和缺陷②。公共选择理论的研究重点是"政府的失败"。分析政府行为的效率以及寻找使政府最有效率工作的规则制约体系，是公共选择理论的最高目标。布坎南的"公共选择学派"理论主要观点如下：一是过分依赖政府干预的结果可能是不尽如人意的，因为政府干预和自由市场机制一样有其局限性。二是政府失灵的原因应该归纳为缺乏竞争机制、缺乏降低成本的激励机制、政府机构的自我膨胀、监督信息不完备和政府的寻租行为。因此要对政府干预进行补救，应该从创立一种新政治技术，提高社会透明程度、在公共部门恢复自由竞争，改善官僚体制的运转效率、改革赋税，约束政府权力等方面做起。三是根据公共服务的类型，有些公共服务可以由社会组织提供。将公共服务与社会组织按照其分类进行合理匹配。私营企业、非营利机构等社会组织都可以提供公共服务。而且，在一定层面上，对于某一类特定的公共服务，某一类社会可能比其他组织做得更好。据此，可一定程度上摆脱对政府组织的过分依赖。四是社会经济发展可以由市场经济选择，包括公共部门之间也

①　李瑞芝：《"政府失灵"论与社会拟市场经济》，《经济评论》1995年第3期。
②　［美］詹姆斯·M. 布坎南：《公共物品的需求与供给》，马珺译，上海人民出版社2017年版，第42、46页。

应该通过竞争，让社会公民通过对服务机构服务质量选择来决定一个公共机构的存亡。

（四）马斯格雷夫的公共财政理论

20世纪60、70年代，德国的马斯格雷夫（Richard Abel Musgrave）详细论述了政府的财政职能的三种功能：充分就业条件下的经济稳定、收入分配和社会资源再配置。其公共财政理论观点主要包括：一是政府财政政策是保证社会总供求平衡的重要方式。当社会总需求超过社会总供给时，应该实施紧缩性财政政策，通过减少支出和增加税收两种方式，扩大社会总供给；当社会总需求低于社会总供给时，应该实施适度放松型财政政策，通过增加支出和减少税收两种方式，扩大社会总需求。二是政府财政政策应该构建累进税制度、失业救济金制度等，通过这些制度起到"自动"稳定经济的作用。三是通过政府财政投资、补贴和税收等多方法共用，推动国家公共基础设施的发展。四是通过财政政策保障非生产性的社会需要，促进社会经济和平稳定。

二　公共财政理论对我国推进基本公共卫生服务均等化的启示

公共财政理论的主要观点为，市场经济需要公共财政。近百年西方市场经济发展史证明，只有公共财政才能适应市场经济，与之共同存在和发展。公共财政是弥补市场失灵的国家财政，也是社会成员对其约束、规范的国家财政[①]；公共财政应该是为增进绝大多数社会成员公共利益为宗旨，提供公共产品和公共服务，实施民主决策，接受民主监督的财政。同时，公共财政应该具有弥补市场缺陷、为市场提供公共产品、依照公意民主决策、依法规范理财和接受公众监督等特征。

目前，我国的基本公共卫生服务均等化是根据国家财政实力所提出的最低的公平标准。基本公共卫生服务均等化服务内容是根据我国现阶段经济、社会发展特征决定的，也必将随着经济、社会、财政支出情况改善而不断增加新的内容。同时，各省根据自己的财政情况，在国家基本公共卫生服务的

---

① 张馨：《公共财政论纲》，经济科学出版社1999年版，第1—20页。

项目基础上，增加一些服务项目。基本公共卫生服务均等化供给标准取决于我国目前的财政实力水平，并随着经济社会、国家财力的发展而不断提高。由于基本公共卫生服务属于最基本的公共服务，是中央政府与地方政府的共同责任，而中央政府也要根据各地经济发展的实际水平，提供不同比例的中央财政转移支付。同时，基本公共卫生服务均等化项目作为基本公共服务项目之一，需要由中央财政顶层设计，统筹分配，才能保证基本公共卫生服务均等化的可持续性。在我国，县域以下的基本公共卫生服务均等化完成成本和难度较大，一些服务项目完成效果不理想，这与一些地方政府的财政困难密切相关，因此，中央政府更需出台倾斜性政策，提供财政支付政策支持，才能让农村居民能够均等化地、切实地获得并且真正享受到我国基本公共卫生服务。

第六节　福利经济学理论与基本公共卫生服务均等化

20世纪初，福利经济学理论在英国得到发展，并经历了旧福利经济学和新福利经济学两个发展阶段。前者代表人物是英国的庇古（Arthur Cecil Pigou），其在1920年出版的《福利经济学》中第一次系统地论证了整个经济体系实现经济福利最大值的可能性；后者代表人物是意大利的帕累托，在考察了"集合体的效用极大化"问题后，帕累托（Vilfredo Pareto）提出了"帕累托最适度条件"。

一　福利经济学理论的主要流派

（一）边沁的功利主义原则

18世纪末，英国经济学家、哲学家边沁（Jeremy Bentham）提出了功利主义原则，并在其著作《道德和立法原理导论》中对功利主义理论进行了阐述。边沁认为，人生的目的就是为了使自己获得最大幸福，增加幸福总量[①]。边沁的功利主义原则奠定了福利经济学的基础。

---

① ［英］边沁：《道德和立法原理导论》，时殷弘译，商务印书馆2012年版，第2页。

边沁的功利主义原则有两个基本前提：一是功利原理或最大幸福原理。社会成员行为的准则往往以是否增加幸福为标准。社会个人行为选择或政府的政策措施都会受这一原理影响。社会是由每一个个体组成的集体，每一个个体都是社会不可或缺的重要组成部分。社会集体的幸福是由社会中的每一个个体幸福累积的总和，并且以大多数个体的最大幸福来衡量。因此，如果一项政策能增加最大多数人幸福的倾向大于减少的倾向，则这项政策符合功利原理。二是自利选择原理。每一个个体是他自身幸福、快乐、痛苦的最好判断者。在理性人假设下，每一个个体都会追求自己的最大幸福，特别是在各种社会活动中，对于能给自己最大幸福带来最高贡献的选择，就是个体权力追求的目标，而不论这个选择会给自己以外的社会全体幸福带来什么样的后果。按照功利原理和自利选择原理，边沁认为，在社会经济活动中，国家的职能表达应该以个体的活动自由为原则，并仅限于保护社会个体的自由和财产安全，而对其他活动不做过多干涉。因此，放任自由式的经济政策更能满足当时社会发展的需要，最终达到社会生产最大化，收入分配均等化，社会整体幸福最大化。

（二）庇古的旧福利经济理论

20 世纪 20 年代，庇古将如何增进一个国家或世界经济福利作为其理论研究对象。在庇古看来，福利是社会成员所感受到的心理满足。庇古将福利划分为社会福利和经济福利两部分，强调经济福利是能够用货币衡量的部分。庇古的福利理论奠定了福利经济学发展的基础。由于后来福利经济理论的发展，因此庇古的福利理论被称为旧福利经济学。

庇古的福利理论有两个基本福利命题：一是国民收入与社会经济福利正相关。前者总量越大，后者福利就越大。二是国民收入分配均等化程度越高，经济福利就越大[①]。庇古指出，一个国家经济福利的整体程度取决于这个国民收入总量和国民收入在社会成员之间的分配情况[②]。增加经济福利的两个重要

---

① ［英］A. C. 庇古：《福利经济学》，朱泱、张胜纪、吴良建译，商务印书馆 2006 年版，第 88、89 页。

② ［美］戴安娜·M. 迪尼托：《社会福利：政治与公共政策》，杨伟民译，中国人民大学出版社 2016 年版，第 78—79 页。

途径是增加生产过程中的国民收入总量，解决国民收入分配不均等问题。庇古的第一个基本福利命题重点研究的是社会生产资源配置最优的问题。庇古指出，社会产量与国民收入总量存在正相关关系。要增加社会产量，必须依赖于社会生产资源的最优配置。而增加一个单位生产要素所获得的纯产品，从社会角度衡量和从个人角度衡量并不经常相等①。当边际社会纯产品大于边际私人纯产品时，国家应当通过补贴扩大生产；当边际社会纯产品小于边际私人纯产品时，国家应当通过征税缩小生产。当每一种生产要素在其用途的边际社会纯产品都相等时，社会生产资源才能达到最优配置。庇古认为，自由竞争是经济福利可以达到最大化的重要前提。要使边际社会纯产品效能等同于边际私人纯产品，必须通过自由竞争，只有这样才能有效促进社会经济福利极大化②。庇古的第二个基本福利命题重点研究收入分配均等化的问题。他认为，要增大社会经济福利，必须实现国民收入均等化。庇古强调，根据边际效用递减规律，货币的边际效用，对于高收入者来说，要小于低收入者的货币边际效用③。因此，国家应该通过累进所得税政策，把从富人那里征得的税收收入用来增加社会福利设施建设，供社会公民使用。庇古认为，通过以上方式实现的"将富人的一部分钱向穷人转移"产生的"收入均等化"，可以间接促进社会经济福利最大化。

（三）新福利经济理论

20世纪30年代，庇古的福利经济学理论受到了罗宾斯的批判后，N. 卡尔多、J. R. 希克斯、A. P. 勒纳等在帕累托理论基础上，对庇古的福利经济学进行了批判，开始致力于将交换和生产的最优条件作为福利经济学研究的重点④，形成了新福利经济学流派。

新福利经济学根据帕累托最优状态和效用序数论提出了福利命题：一是个人是他本人的福利的最好判断者；二是社会福利取决于社会中每一个成员个体的福利；三是在整个社会中，如果至少有一个社会成员的境况得到了改

① ［英］A. C. 庇古：《福利经济学》，金镝译，华夏出版社2013年版，第92、95页。
② 马旭东、史岩：《福利经济学：缘起、发展与解构》，《经济问题》2018年第2期。
③ 李特尔：《福利经济学评述》，商务印书馆2014年版，第36—37页。
④ 李特尔：《福利经济学评述》，商务印书馆2014年版，第55—58页。

善，而没有其他社会成员的境况变坏，那么，整个社会的福利状况应该是变好了①。以上福利命题中，前两个命题是为了回避收入分配问题设置；后一个命题则将垄断资产阶级福利的增进说成是社会福利的增进。

新福利经济学理论的提出建立在两个基本原则之上：一是边际替代率效用递减理论。边际代替率是指消费者在保持某一固定的满足水平时每增加一种商品的单位数量所必须减少的另一种商品的单位数量。新福利经济学认为，当整个社会交换的最优条件和生产的最优条件都同时得到满足时，也就是当整个社会的交换和生产都最有效率，都达到最优状态时，整个社会就达到最优状态，就达到最大社会福利②。二是补偿原则。新福利经济学家认为，帕累托的最优状态不利于用来为资本主义辩解。

二 福利经济学理论对我国推进基本公共卫生服务均等化的启示

福利经济学强调社会整体福利，希望通过社会生产资源配置最优和收入分配的均等化，以达到社会福利最大化的目标。如庇古的旧福利理论认为，国民收入与社会福利正相关。国民经济收入总量越大，社会福利就越大；国民收入分配均等化程度越高，社会福利也越大。新福利理论研究者提出了福利标准和福利补偿原则，并对交换和生产的帕累托最优状态进行研究，得出了社会经济效率是福利最大化的必要条件，而收入分配合理却是福利最大化的充分条件的结论。

基本公共卫生服务均等化是通过调整社会生产资源配置和收入分配，增大社会整体福利，实现中国特色社会主义的必然选择。改革开放之前，我国为了最大程度解放和发展生产力，经济发展以"效率优先，兼顾公平"为主，按照"允许一部分人先富，先富带动后富"的原则发展。当时，由市场机制发挥作用的初次分配效果明显，一部分人先富了起来。但经济发展起来后，

---

① ［英］A. C. 庇古：《福利经济学》，朱泱、张胜纪、吴良健译，商务印书馆 2006 年版，第 92、95 页。

② 谭军、孙月平：《应用福利经济学》，经济管理出版社 2016 年版，第 23、25 页。

"先富带动后富"的目标却很难实现，收入差距越来越大。收入差距过大的本质就是城乡居民没有共享改革开放发展的成果。而有效缓解收入分配差距，必须高度重视和充分发挥政府的再分配功能，建立合理的分配体制。《中共中央关于制定国民经济和社会发展第十一个五年规划的建议》首次提出"按照公共服务均等化原则，加大对欠发达地区的支持力度，加快革命老区、民族地区、边疆地区和贫困地区经济社会发展"[1]。基本公共服务均等化的本质是共享改革发展成果，基本公共服务均等化程度的高低直接反映了人们共享改革发展成果程度的高低。作为基本公共服务的重要组成部分，推动基本公共卫生服务均等化，就是在改革开放取得巨大成就与经济发展规模和质量得到提升基础上，通过再分配过程调整国民收入分配格局，实现社会整体福利最大化的集中体现。

习近平总书记在党的十九大报告中明确指出："履行好政府再分配调节职能，加快推进基本公共服务均等化，缩小收入分配差距。"[2] 基本公共卫生服务作为国民社会福利的重要组成部分，属于国民收入再分配的一项重要内容，其开展的效果如何直接影响社会整体福利的大小。随着我国经济逐步发展，社会分配问题和国民福利问题逐渐凸显，如何使我国基本公共卫生服务均等化，以不断提升农村居民的整体社会福利显得非常重要[3]。因此，政府运用再分配机制，进行必要的宏观管理和收入调节，通过增加基本公共卫生福利均等化，提高社会整体福利，保持社会稳定，维护社会公正。

第七节 制度经济学理论与基本公共卫生服务均等化

一 制度经济学的主要观点

制度经济学起源于 19 世纪 40 年代。以 F. 李斯特（Friedrich List）为先

---

① 《中共中央关于制定国民经济和社会发展第十一个五年规划的建议》，《人民日报》2005 年 10 月 19 日第 1 版。

② 《决胜全面建成小康社会夺取新时代中国特色社会主义伟大胜利——在中国共产党第十九次全国代表大会上的报告》，人民出版社 2017 年版，第 47 页。

③ 马旭东、史岩：《福利经济学：缘起，发展与解构》，《经济问题》2018 年第 2 期。

驱的德国历史学派主张，要从历史和国民经济社会发展的阶段性研究经济社会发展。19 世纪末 20 世纪初，以美国经济学家和社会学家 T. B. 凡勃伦（Thorstein B. Veblen）、J. R. 康芒斯（John Rogers Commons）、W. C. 米切尔（Wesley C. Mitchell）等为代表的经济学家们改变了以往经济学家们以客观经济指标衡量经济活动的方式。制度经济学家们更加重视非市场因素，诸如制度、法律、历史、社会、伦理等因素，尤其是制度因素对社会经济生活的影响①。他们以制度为研究视角，研究"制度"和分析"非制度因素"在社会经济发展中的作用。制度指人际交往中的规则及社会组织的结构和机制。该理论的核心在于，要重视社会个体之间的互动作用对经济活动的影响，而非客观指标。他们反对将人视为"经纪人"，认为个人应该是"社会人"和"组织人"。作为一种社会存在，个人除了追求物质利益之外，还会追求自尊、情感、社会地位等社会性的需要。而这些需要是个体在不断学习、日常生活经验积累，以及与他人相互作用的基础上产生的。因此，个体的行为是依赖于其所生活的社会环境的。制度经济学对每一个民族或经济制度的研究都是在特定历史条件下的历史归纳分析或历史比较分析，这也是其与主流经济学的主要不同点。制度经济学的主要观点为：

（一）制度就是规则

制度分为正式制度和非正式制度。正式制度是指反映社会成员的意志，并通过国家机构确定或颁布的法律规范，包括宪法、地方性法规、合同法等；非正式制度是指社会成员在社会交往中逐渐形成的、得到社会认可的一系列约束性规则，包括社会价值、传统文化、风俗习惯、社会伦理等。正式制度是由政府部门确定或发布，其一般具有强制性、非连续性。正式制度的转变可以在"一夜之间"形成；而非正式制度是社会成员自发形成的，形成的时间比较缓慢，且具有非强制性、广泛性和可持续性等特点。在日常生活中，社会成员的生活主要由非正式制度进行规范，而正式制度占社会约束的比例较低。

---

① ［德］斯蒂芬·沃依格特：《制度经济学》，史世伟、黄莎莉、刘斌、钟诚译，中国社会科学出版社 2016 年版，第 33、37 页。

（二）制度是公众追求一定社会秩序的结果，并希望通过这些制度为自己搭建一个相对稳定的生活空间

正式制度的建立是基于人类理性思考基础上的，是社会公众对未来的一种构思，是一种法治社会；非正式制度的建立是依赖于人类社会的原发性规则，如风俗习惯、社会伦理、道德、意识形态等，是一种伦理社会。伦理社会制度的建立要先于法治社会。社会发展的趋势是正式制度逐渐取代非正式制度。正式制度具有强制性，其对社会成员的影响将更为明确，更为直接。随着社会经济发展，为了提高经济效率，社会需要明确的制度规范来引导。因此，社会成员才会逐步反思现有制度的不足，并不断加以完善。

二 制度经济学理论对我国推进基本公共卫生服务均等化的启示

制度经济学理论认为，制度是公众追求一定社会秩序的结果，并希望通过制度为自己搭建一个相对稳定的生活空间。社会发展的趋势是正式制度逐渐取代非正式制度。因为，正式制度具有强制性，其对社会成员的影响将更为明确、更为直接。随着社会经济发展，为了提高经济效率，社会需要明确的制度规范来引导。改革开放初期，制度经济学就引起了我国学者的注意，并用来分析中国的经济现象。特别是与非正式制度相比，正式制度更体现了社会人的理性思考的选择，是社会发展的趋势，对社会成员的行为规范强制力更大。非正式制度构成了法治社会之前的秩序，而正式制度是法治社会的必然选择。

党的十九大报告提出实施健康中国战略，完善国民健康政策，为人民群众提供全方位全周期健康服务。作为中国特色社会主义制度的重要组成部分，我国基本公共卫生服务制度是新中国成立以后逐步建立起来的，并随着社会发展不断完善制度，为居民提供的服务范围和服务水平不断提升。特别是2009 年以来，我国开始实施基本公共卫生服务均等化制度，国家制定基本公共卫生服务项目和增加部分重大公共卫生服务项目，逐步向城乡居民提供。到 2011 年，构建了基本公共卫生服务均等化的制度，公共卫生服务的城乡、地区和人群之间的差距逐步缩小。此后，我国基本公共卫生服务均等化制度

不断完善，建立了项目监管制度，初步建立了监督体制，也逐步形成了基本公共卫生服务项目领导体系，制定并下发了指导考核方案。同时也建立了项目经费的保障制度，基本公共卫生服务经费逐年增加，规范了基本公共卫生工作内容与服务流程，建立了基本公共卫生项目的考核体系。一些地方的县级政府能够做到统筹安排，以保障专项财政支出不截留、不挪用。基本公共卫生服务内容不断增加，重大疾病和主要健康危险因素得到有效控制，广大城乡居民开始享受免费的基本公共卫生服务，基本公共卫生服务也逐步实现覆盖重点人群。基本公共服务均等化的过程，就是中国特色社会主义制度不断完善的过程，是充分发挥制度优势，解决全面深化改革过程中基本公共卫生领域出现的各种问题，用制度完善促进我国农村地区基本公共卫生服务均等化的发展的进程，保证每一个城乡居民都能够得到实实在在的实惠。但现实中，我国基本公共卫生服务均等化的实现程度仍然没有达到制度设计的目标，存在不少问题。因此，如何完善制度以保障基本公共卫生服务均等化的目标最大程度实现，是基本公共卫生服务实施中必须高度重视的。

第三章 县域农村基本公共卫生服务
不均等的表现及原因

新医改启动以来，我国农村的基本公共卫生服务均等化得到有序推进，政府对农村卫生事业的投入力度也逐渐加大，全国性的基本公共卫生服务的项目补助也不断增加。我国提供基本公共卫生服务的政策基本上符合国情，有助于提高我国医疗卫生资源的利用效率，改善了我国城乡居民的健康水平。我国农村在基本公共卫生服务推进中取得了成绩，农村基本公共卫生服务均等状况已有较大改观。但在基本公共卫生服务实施过程中，不仅城市与农村存在着不均等现象，县域之间同样存在着不均衡、不均等现象。

第一节 基本公共卫生服务涵盖内容亟需拓展，
不同地区服务差异明显

一 基本公共卫生服务涵盖内容亟需拓展

在中央的相关文件中，曾经多次出现"公共卫生"的词句，但我国关于公共卫生内涵的理解却往往各不相同。虽然我国对公共卫生服务的界定逐步与国际趋同，但仍存在一定区别，尤其体现在公共卫生服务涵盖的内容方面。尽管中国有自己的国情，实现公共卫生服务均等化不能照搬西方的概念与模式，但公共卫生服务的基点应该是相同的，即最大可能为所有公众提供均等化的基本公共卫生服务，保障全体人民的健康权，而这一服务应该是在最基层的社区得到有效提供。

由于公共卫生服务涵盖的内容与其他国家不同，导致我国在政策制定与实施过程中出现了瓶颈。基于国情，最早我国规定了 9 类基本公共卫生服务项目；此后又不断增加项目，到 2018 年，增加了 3 大类 23 项，达到 12 大类 45 项。在继续实施建立居民健康档案、健康教育、预防接种、传染病防治、0—36 个月儿童（后改为儿童健康管理）、孕产妇健康管理、老年人健康管理、高血压与糖尿病患者健康管理和重性精神疾病患者管理等项目基础上，增加了中医药健康管理、传染病与突发公共卫生事件报告和处理、卫生监督协管。尽管 10 年来我国的基本公共卫生服务的内容不断增加与拓展，在基层社区（城市社区与农村社区）得以广泛实施，但从整体来看，基本公共卫生服务的覆盖面仍比较狭窄。而世界上许多国家的基本公共卫生服务的内容相对广泛，并在基层得以广泛实施。如，瑞典的公共卫生（Public Health）概念比我国宽泛很多。瑞典的概念包括了一切与全民健康问题有关的事业与工作，如社会保障、临床医疗服务、预防保健服务和疾病康复服务等。而且查体、保健、咨询、预防免疫和基本医疗服务等服务基本都能够在社区医疗中心完成，并由市级政府独立负责该部分的经费预算、财政税收、分配和管理协调①。美国 1994 年制定的基本公共卫生服务包括了健康状况的监测，社区的卫生问题和公害的判断与调查，使居民能关注卫生问题的宣传与教育，社区合作与活动的动员，健康与确保安全的法律和条例的执行保护，卫生保健费用供给的保证，以及对保健问题新观察和创新的解决方法研究等②。可见，西方的新公共卫生提供的内容与范围，超越了健康保健自身的范畴，尤其是把健康问题提到各部门、各级领导的议事日程上，使他们了解其所做的相关决策对公众健康的影响，并督促其承担起公众的健康责任。一些国家的健康促进政策还包括了立法、税收、财政措施及组织改变等。而这种协调的行动使健康、收入与社会政策更趋于平等③。

尽管我国也强调政府的作用以及公共卫生建设是一项社会系统工程，但

---

① 周红霞：《瑞典公共卫生体系的基本概念》，《中国公共卫生管理》2008 年第 2 期。

② ［美］Dillenberg J.：《美国基本公共卫生服务估计费用》，符成功译，《国外医学（社会医学分册）》1997 年第 3 期。

③ *The Ottawa Charter for Health Promotion*, *First International Conference on Health Promotion*, Ottawa, 21 November 1986, http://www.who.int/healthpromotion/conferences/previous/ottawa/en/.

对公共卫生服务界定的范围与服务内容相对狭窄，仍然更多地强调预防疾病和健康促进本身，在实际工作操作中，也更多地只是涉及卫生部门主管的工作。因此，在实践层面，各级政府对这一公共事业重视不够，这也是造成农村基本公共卫生服务均等化实现中遭遇瓶颈的根本原因。实际上，实现基本公共卫生服务均等化不单纯是钱的问题。基本公共卫生服务应该突出的是满足社会所有人群的疾病预防与健康的需求，而且政府应该将其视为主要的社会问题，将为民众提供的基本公共卫生服务视为一项基础的社会事业。作为保障人民身体健康与生命安全的重要工程，基本公共卫生服务的主要目标不仅应该是预防疾病，延长广大人民群众的寿命，满足公众基本的公共卫生需求，更应该是一项涉及全员、全程、全面的卫生健康服务。为此，习近平总书记在党的十九大报告中提出"努力为人民群众提供全生命周期的卫生与健康服务"。[①] 从预防疾病、保障人民群众的基本健康角度，这一体系应该覆盖的内容与范围更加广泛，包括习近平总书记提出的农村地区的"厕所革命"，也是预防疾病与保障人民群众健康的重要内容，应该纳入基本公共卫生服务的项目中。

二 不同基本公共卫生服务项目实施不均衡

虽然基本公共卫生服务在我国各地普遍开展，但不同服务项目的开展情况也存在差异。从深圳社康中心中随机抽取 60 家负责提供基本公共卫生服务的医护人员的调查结果显示，社康中心所提供的不同服务项目的差异较大，一些服务项目的开展已达国家标准，如，预防接种率已达 98% 以上；但部分服务项目的达标率较低，如高血压患者的规范管理率仅为 15.0%，老年人的健康管理规范管理率不到三分之一，为 32.9%[②]。本研究的问卷调查也证实不同项目之间提供服务的差距明显。本研究采取熵权法确定评价各服务项目的综合权重，并与 TOPSIS 相结合，对 11 个省、自治区、直辖市的农村基本

---

① 习近平：《推进健康中国建设》，《习近平谈治国理政》第 2 卷，外文出版社 2017 年版，第 371 页。

② 侯万里、赵志广、夏挺松、陈虾、姚克勤、陈皞璘等：《社区基本公共卫生服务经费预测研究》，《中华全科医学》2016 年第 6 期。

公共卫生服务情况进行综合评分并评价，结果显示，国家基本公共卫生服务项目之间的开展情况存在明显差异（见图3－1）。其中各项目（包括子项目）中，0—6岁儿童疫苗预防接种的开展情况最好，有73%（8/11）省、自治区、直辖市的疫苗接种率达到国家基本公共卫生服务规定的90%以上任务要求；其次是居民健康档案建立、孕产妇健康管理、老年人健康管理、健康教育咨询的实施情况较好；慢病患者健康登记、对慢性病患者的定期随访和康复指导工作的开展情况较差；6—7岁儿童的慢性病危险因素筛查、老年人生活方式和健康状况和大肠癌筛查三项的评估综合开展情况最差。

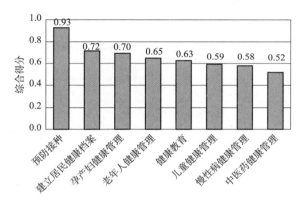

图3－1　调查样本地区基本公共卫生服务项目综合得分情况

三　县域间基本公共卫生服务实施情况差异显著

研究表明，我国基本公共卫生服务项目的开展情况不平衡。即使是县域之间，这种不平等也同样存在。本研究通过抽样调查，对我国天津、山东、福建、海南、安徽、江西、山西、陕西、内蒙古、新疆、四川等地的农村地区基本公共卫生服务开展情况进行了问卷调查，结果证实，不同地区的农村基本公共卫生服务尚未实现均等化（见图3－2）。调查样本中的11个地区关于高血压和糖尿病患者健康管理服务效果，不同地区的仍存在不均等的现象，且差异存在显著性，其中四川省的高血压与糖尿病登记率最高，分别达99.4%、96.9%，高于内蒙古的27.1%、37.4%和海南省的36.4%、50.0%（见表3－1）。

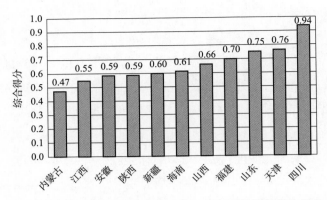

图 3-2　调查样本地区基本公共卫生服务项目综合得分排名

表 3-1　调查样本地区县域高血压和糖尿病患者的健康管理情况 ［n（%）］

样本地区	高血压		糖尿病		2 型糖尿病	
	健康登记	定期随访	健康登记	定期随访	血糖检测	面对面随访
陕西	77（57.0）	59（43.7）	13（56.5）	7（31.8）	0（0.0）	0（0.0）
天津	135（62.5）	87（40.3）	52（77.6）	33（49.3）	27（45.0）	20（33.3）
内蒙古	46（27.1）	28（16.5）	46（37.4）	24（19.5）	17（13.8）	11（8.9）
安徽	34（70.8）	11（22.9）	6（66.7）	3（33.3）	2（22.2）	1（11.1）
江西	61（69.3）	44（50.0）	24（60.0）	19（47.5）	19（47.5）	15（37.5）
新疆	106（80.8）	6（4.6）	46（80.7）	3（5.3）	5（8.8）	0（0.0）
山西	58（53.2）	54（49.5）	34（70.8）	33（68.7）	34（70.8）	28（58.3）
四川	166（99.4）	163（97.6）	63（96.9）	63（96.9）	54（83.1）	53（81.5）
山东	95（73.1）	40（30.8）	59（77.6）	23（30.3）	43（56.6）	10（13.2）
福建	45（75.0）	24（40.0）	31（91.2）	26（76.5）	26（76.5）	15（44.1）
海南	28（36.4）	21（27.3）	20（50.0）	11（27.5）	1（2.5）	1（2.5）
合计	851（63.9）	537（40.3）	394（67.7）	245（42.2）	228（39.7）	154（26.8）

　　有研究表明，城乡居民、不同经济水平地区居民在多个项目满意度上也发展不均衡，差异具有统计学意义①。本研究有关农村居民对基本公共卫生服务满意度抽样调查也证实了不同地区的这种差异。在所调查的 11 个省、自治区、直辖市中，非常满意比例最高的为山东省（30.2%），最低的为陕西省（非常满意的为 0）；比较满意比例最高的为四川省（70.5%），最低的为江西

---

　　① 尚晓鹏、汪炜、邱银伟、何凡、徐校平、林君芬：《浙江居民基本公共卫生服务项目满意度调查》，《中国公共卫生管理》2015 年第 6 期。

（3.5%）；认为基本公共卫生服务提供一般比例最高的为安徽（66.4%），比例最低的为四川（13.0%）；比较不满意比例最高的是陕西（32.8%），四川没有不满意的；非常不满意比例最高的为内蒙古（17.2%），四川和山东没有非常不满意的（见表3－2）。可见，在县域之间基本公共卫生服务项目的实施与覆盖也同样存在着不均衡、不均等的现象。

表3－2　　调查样本地区县域农村居民对基本公共卫生服务满意度情况

省份	居民基本公共卫生服务满意度［n（%）］					合计	χ^2	P
	非常满意	比较满意	一般	比较不满意	非常不满意			
陕西	0（0.0）	40（13.0）	145（47.1）	101（32.8）	22（7.1）	308	1581.5	<0.001
天津	70（13.4）	125（23.9）	221（42.3）	84（16.1）	22（4.2）	522		
内蒙古	21（6.6）	50（15.6）	123（38.4）	71（22.2）	55（17.2）	320		
安徽	2（0.7）	33（10.7）	204（66.4）	62（20.2）	6（2.0）	307		
江西	1（0.3）	11（3.5）	198（62.5）	69（21.8）	38（12.0）	317		
新疆	5（1.6）	26（8.4）	150（48.4）	91（29.4）	38（12.3）	310		
山西	69（21.0）	176（53.5）	53（16.1）	24（7.3）	7（2.1）	329		
四川	47（16.5）	201（70.5）	37（13.0）	0（0.0）	0（0.0）	285		
山东	74（30.2）	124（39.1）	79（24.9）	18（5.7）	0（0.0）	317		
福建	1（0.3）	91（30.4）	149（49.8）	46（15.4）	12（4.0）	299		
海南	13（4.3）	71（23.7）	137（45.7）	55（18.3）	24（8.0）	300		
合计	303（9.0）	948（26.2）	1496（41.4）	621（17.2）	224（6.2）	3614		

此外，本研究对11省、自治区、直辖市农村基本公共卫生服务项目实施情况进行的调查结果也显示了县域之间的明显差异。仅以东部的福建和西部的新疆两个最典型地区为代表，可以窥见两地接受基本公共卫生服务情况的差异情况。福建地处东南沿海发达地区，新疆地处西部偏远地区，两地存在经济状况、地理位置、文化环境等多方面的差异，导致两地区基本公共卫生服务项目的实施情况不同（见表3－3）。总体上，福建省农村居民基本公共卫生服务项目的接受率比新疆高，除在儿童预防接种、老年人健康登记和免费体检、高血压患者登记、脑卒中患者后遗症康复指导接受率等常规项目服务方面未见显著差异外，其余服务项目间的接受率存在明显差异，福建省在健康档案建立、儿童健康随访服务、老年人健康评估、孕产妇产后健康指导、孕期妊娠糖尿病和甲功筛查、糖尿病和高血压患者随访服务等项目开展的要

比新疆好。在本次调查中还发现，新疆的中医体质辨识服务的实施情况要比福建进行得好，这可能是与新疆地区西医发展受限，传统医学成为村民使用较多的就医手段有关。

表3-3　　　福建与新疆农村居民各项基本公共卫生服务项目接受情况　　　%

服务类别	服务项目	福建	新疆
居民健康档案管理	健康档案建立率*	82.5	65.1
医疗机构健康教育	健康知识教育和健康咨询接受率*	78.2	73.5
	健康教育宣传栏、健康知识讲座等活动接受率*	78.9	52.3
	应对突发公共卫生事件应急处置、家庭急救等方面健康教育的接受率*	69.6	41.9
儿童健康管理	6岁以前按计划预防接种接受率	98.4	98.7
	3岁以前随访服务接受率*	81.4	20.0
	4—6岁每年健康指导接受率*	5.0	10.8
	随访时健康建议接受率	48.5	42.9
	0—3岁中医调养接受率*	14.6	10.0
老年人健康管理	健康登记管理率	75.3	81.6
	每年一次免费体检率	56.0	58.3
	健康指导接受率*	47.2	33.2
	中医体质辨识接受率*	14.6	32.7
	生活方式和健康状况评估接受率*	14.6	8.5
孕产妇健康管理	健康管理手册建立和体格检查接受率*	96.6	98.3
	产前随访服务接受率*	0.0	1.7
	产后访视、健康检查与指导接受率*	54.5	28.6
	妊娠糖尿病筛查率*	92.0	46.2
	孕期甲状腺功能筛查率	92.0	18.5
慢性病管理	高血压患者登记率	75.0	80.8
	高血压患者随访接受率*	40.0	4.6
	糖尿病患者登记率*	91.2	80.7
	糖尿病患者随访接受率*	76.5	5.3
	大肠癌筛查率*	10.6	1.3
	脑卒中患者后遗症康复指导接受率	40.0	31.6
	残疾人康复管理率*	66.7	4.3
	结核病患者健康管理率*	93.3	25.0

注：*代表两地各项服务项目的接受率差异具有统计学意义，$P < 0.05$。

此外，地方财政支持力度不一导致不同地区的服务能力与质量不同。

2021 年，北京市人均基本公共卫生服务经费补助标准为 105 元①。以天津为例，2018 年，天津市基本公共卫生服务补助标准提高到每人 70 元②，高于国家的每人 55 元的标准③；2021 年，标准为每人 99 元④，高于国家的每人 79 元的标准。天津市的城市居民与农村居民基本能够享受同等的基本公共卫生服务项目，只不过在具体实施过程中农村地区有些项目未能得到有效实施。在国家基本公共卫生服务项目的基础上，天津市又增加了大肠癌筛查、脑卒中管理等特色项目。2014 年，天津市在国家规定的基本公共卫生服务的项目基础上，结合本地特点，将基本公共卫生服务项目扩至 18 类 80 项，新增了一些地方项目，包括：60—65 岁以上老年人健康管理（国家项目为 65 岁以上）、适龄儿童窝沟封闭、脑卒中患者健康管理、残疾人康复管理、大肠癌筛查等。天津市《2017 年度基本公共卫生服务项目实施方案津卫基层》（〔2017〕489 号），又将基本公共卫生服务项目扩至 20 类 85 项，多于其他省的农村的基本公共卫生服务的项目。

甘肃省 5 个地区进行调查，采用多级模糊评价模型对各地区的基本公共卫生服务的 12 项内容成果、项目的组织管理与资金保障、卫生技术人员与服务对象对基本公共卫生服务满意度进行了综合评价，表明各地基本公共卫生的服务效果有差异⑤。一项调查抽取 4 个乡镇对 2 型糖尿病健康管理服务问题的入户调查结果表明，乡镇间的 2 型糖尿病健康管理服务质量与效果存在差别。收入水平较低的糖尿病患者，其血糖控制率显著低于较高收入水平者⑥。还有调查显示，某市某县的卫生资源 75% 集中在了县城医院（而县城人口仅

---

①　《北京市卫生健康委员会 北京市财政局 北京市中医管理局关于做好北京市 2021 年基本公共卫生服务项目工作的通知》，2021 年 9 月 28 日，http：//wjw. beijing. gov. cn/zwgk_ 20040/zxgk/202110/t20211009_ 2508922. html。

②　《关于天津市 2018 年预算执行情况和 2019 年预算草案的报告》，2019 年 2 月 15 日，http：//www. tj. gov. cn/zw/zfgb/rdhwj/201903/t20190304_ 3650545. html。

③　国家卫生健康委员会、财政部、国家中医药管理局：《关于做好 2018 年国家基本公共卫生服务项目工作的通知》（国卫基层发〔2018〕18 号），2018 年 6 月 26 日，http：//www. sohu. com/a/237940871_ 656492。

④　《基本公共卫生服务人均补助 99 元 40 类项目覆盖全市 267 家医疗机构》，《每日新报》2021 年 10 月 21 日。

⑤　孙小迪、阎春生：《基于多级模糊评价模型的基本公共卫生服务效果研究》，《中国全科医学》2016 年第 13 期。

⑥　陆锦能：《都匀市国家基本公共卫生服务项目糖尿病实施效果分析》，《基层医学论坛》2013 年第 1 期。

占区总人口的 23.6%）。虽然县城医院只有 4 家，但卫生技术人员主要集中在县城（县城每千人拥有 8.4 个医生，乡镇却每千人只拥有 2.89 个医生）；虽然该县实现了新医改提出的"一乡一院"目标，每千农业人口村卫生室和乡镇卫生院人员分别为 2.17 和 2.89，远高于全国的 1.46 和 1.30，凸显了直辖市所辖乡村优势，但每乡镇一家卫生院以及每村不到 1 家卫生室，仍难以满足广大农民的公共卫生需求。另外，村卫生室的设备及人员不足难以保证所有村民的公共卫生服务需要的满足。特别是与县城相比，差距明显。由于乡村卫生室覆盖人群比例为 1∶1307，致使有的村卫生室覆盖区域最远达 100 里左右的山路，一些村民从家到村卫生室需花费很长时间，实现便民、利民服务和巡回医疗困难很大，难以实现公共卫生服务的可及性。

四 东、中、西部基本公共卫生服务实施情况差别明显

本研究采用熵权法和 TOPSIS，对各项基本公共卫生服务进行综合评分，得到 11 个地区的综合评价结果及排名（见图 3-2）。同时，本研究通过转换分析视角，按照调查样本中的东部（天津、山东、福建、海南）、中部（安徽、江西、山西）和西部（陕西、内蒙古、新疆）区域划分进行进一步分析，审视在我国更大区域内基本公共卫生服务是否存在不均等现象。分析结果发现，我国东、中、西部地区在开展基本公共卫生服务工作中存在不均衡现象（见表 3-4）。由于西部四川的调查样本地区为开展基本公共卫生服务的改革试点地区，因此在各项服务实施中都位列前位。为了整体评价东、中、西部开展基本公共卫生服务均等化情况，在对调查样本分析时将四川指标进行剔除（样本四川彭州市自 2007 年作为成都卫生均衡发展改革试点区之一，率先统筹城乡卫生均衡发展，不具代表性）。但剔除四川后仍然发现三个区域存在显著差异。

（一）东、中、西部之间基本公共卫生服务项目总体实施情况差异大

东部地区有 19 项服务项目农村居民接受率高于中部和西部地区，主要为：健康档案建立、应对突发公共卫生事件应急处置和家庭急救等方面健康教育、0—6 岁儿童计划免疫、0—3 岁儿童随访服务、老年人健康登记管理与

健康指导和健康状况评估、孕妇健康管理手册建立和体格检查、产前随访服务、产后访视和健康检查与指导、妊娠糖尿病与孕期甲状腺功能筛查、高血压与糖尿病患者登记、大肠癌筛查以及残疾人与结核病患者健康管理。进一步可归纳为健康登记管理（普通居民和慢性病患者）、重点人群（儿童、老年人、孕产妇）健康管理与指导、应急与急救知识教育等项目。可见，东部地区服务实施率较高的项目多于中西部地区，可能的原因是东部地区乡镇医疗机构、村卫生院和其他医疗机构的分布较多，设施较为齐全、医务人员知识技能相对完备、居民配合程度较高，加之监督政策的实施，提升了各服务项目的开展效果。此外，东部地区对儿童、老年人、孕产妇和慢性病患者进行随访和健康指导的比例高于中部和西部地区，一是说明东部地区居民居住相对集中、医疗机构设置较为合理、医务人员与居民比例相对匹配，有利于入户随访的实施；二是东部地区医务人员专业健康知识水平相对较高，对居民的健康状况和健康问题能够提出建设性的意见和建议；三是东部居民健康意识较高，积极参与重点人群健康管理和指导相关项目。

中部地区相对高于东部、西部两地区的基本公共卫生服务项目是：0—3岁儿童中医调养、高血压和糖尿病患者随访、2型糖尿病患者每年4次的免费空腹血糖检测和面对面随访，以及重性精神病患者登记、治疗、随访和康复指导。0—3岁儿童中医调养项目为新开展项目，而中部地区居民的接受率较高，反映出中部地区居民对中医药传统医学的认可和支持；而东部地区接受率偏低，也反映出东部地区更多认同西医方式在疾病防治中的作用，而且中医药在基本公共卫生服务中模式单一，宣传不足。

西部地区相对高于东部、中部两地区的基本公共卫生服务项目是：优生优育、健康知识教育和健康咨询、健康教育宣传栏、健康知识讲座、老年人每年一次免费体检、老年人中医体质辨识和育龄妇女每年一次妇科检查。西部地区主要是在健康宣传教育和咨询的比例较高，通过当地医务人员开展知识讲座和咨询可增加西部农村居民对基本公共卫生服务项目的了解，提高居民健康素养和健康意识。由此也可推测西部地区一些项目的实施率并未与东部和中部地区相差过多，有的项目甚至与东部或中部地区相近的原因与其健康宣传教育开展较好有关。

表3-4 东、中、西部地区农村居民各项基本公共卫生服务项目接受情况 %

项目类别	服务项目	东部	中部	西部
居民健康档案管理	健康档案建立	28.3*#	21.5*	10.6#
医疗机构健康教育	优生优育、健康知识教育和健康咨询	53.0*	37.3*	65.1*
	健康教育宣传栏、健康知识讲座等活动	52.3*	37.0*	58.1*
	应对突发公共卫生事件应急处置、家庭急救等方面健康教育的接受率	44.5*#	22.4*	25.3#
儿童健康管理	0—6岁儿童计划免疫	96.4*	75.2*#	92.0#
	0—3岁儿童随访服务	58.8*#	43.2*	44.8#
	0—3岁儿童中医调养	20.5*	35.9*#	20.8#
	4—6岁每年健康指导	36.8	29.2	30.0
	随访时健康建议	53.4	57.3	60.3
	6—7岁儿童慢性病筛查	21.6	11.1	21.0
老年人健康管理	健康登记管理	73.3*	52.6*#	70.0#
	每年一次免费体检	64.2*	53.6*#	66.6#
	健康指导	44.0*	23.8*	35.0*
	中医体质辨识	18.8*	21.9	24.3*
	生活方式和健康状况评估	25.4*	16.5*	10.6*
	健康管理手册建立和体格检查	89.7*	62.4*	78.2*
孕产妇健康管理	产前随访服务	13.9*#	19.1*	18.7#
	产后访视、健康检查与指导	57.9*#	33.3*	32.7#
	妊娠糖尿病筛查	63.2*#	42.6*	35.0#
	孕期甲状腺功能筛查	47.2*#	30.0*	22.9#
妇女健康管理	每年一次妇科检查	61.0*	14.1*#	63.4#
慢性病管理	高血压患者登记	62.7*	62.4*	52.5*#
	高血压患者随访	35.6*	44.5*	21.3*
	糖尿病患者登记	74.7*	66.0#	51.7*#
	糖尿病患者随访	42.9*	56.7*	16.8#
	2型糖尿病患者免费空腹血糖检测	46.2*	56.7*	10.9*#
	2型糖尿病患者面对面随访	21.9*	45.4*	5.4*
	大肠癌筛查	4.9*#	1.9*	0.8#
	重性精神病患者登记	30.4*	64.9*	54.5
	重性精神病患者治疗	30.4*	70.3*	63.6
	重性精神病患者随访和康复指导	13.0*	45.9*	18.2
	脑卒中患者后遗症康复指导	17.2	17.8	40.0
	残疾人康复管理	37.5	30.8	13.6
	结核病患者健康管理	80.0*	73.3#	30.8*#

注：*和#为地区间各项服务项目的接受率差异具有统计学意义，$P<0.05$。

(二) 东、中、西部各区域内的基本公共卫生服务项目实施情况也有差异

1. 东部不同地区基本公共卫生服务项目实施情况存在差异

本研究在东部地区随机抽取的地区为天津、山东、福建和海南，各地区又随机抽取两个县进行调查，以上 4 个地区均属于东部沿海较发达地区，商业经济、科学技术、公共设施、公共服务、生活环境、文化环境、居民素质等方面均为较发达水平。但是，同为东部地区，4 个调查地区的基本公共卫生服务也存在不均等情况，多项服务项目实施情况存在显著差别 (见表 3－5)。在居民健康档案管理方面，山东、福建、海南的建档率显著高于天津市，差异有统计学意义 ($P < 0.05$)；健康教育方面，福建居民健康教育接受率最高，天津最低 ($P < 0.05$)；儿童健康管理方面，天津儿童进行随访和健康指导服务项目的接受率均为最高，福建省4—6 岁儿童的健康指导接受率最低；山东省6—7 岁儿童进行慢性病筛查的比例最低 ($P < 0.05$)；老年人健康管理方面，天津和山东两地区老年人每年一次健康体检的比例在70%以上，显著高于福建 (56.0%) 和海南 (37.7%)；慢性病管理方面，海南省在慢性病患者登记管理的比例最低。

表 3－5　　东部地区农村居民各项基本公共卫生服务项目接受情况　　　　%

服务类别	服务项目	天津	山东	福建	海南
居民健康档案管理	健康档案建立率*	50.9	80.1	82.5	79.6
医疗机构健康教育	优生优育、健康知识教育和健康咨询接受率*	23.6	73.8	78.2	56.4
	健康教育宣传栏、健康知识讲座等活动接受率*	21.3	69.4	78.9	60.8
	应对突发公共卫生事件应急处置、家庭急救等方面健康教育的接受率*	17.7	53.3	69.6	55.5
儿童健康管理	6 岁以前按计划预防接种接受率*	100.0	100.0	98.4	89.7
	3 岁以前随访服务接受率*	76.0	47.7	81.4	52.2
	4—6 岁每年健康指导接受率*	85.2	27.3	5.0	37.7
	6—7 岁慢性病危险因素筛查*	22.2	5.0	28.6	28.9
老年人健康管理	健康登记管理率*	81.6	75.3	75.3	60.8
	每年一次免费体检率*	86.3	72.1	56.0	37.7

服务类别	服务项目	天津	山东	福建	海南
孕产妇健康管理	健康管理手册建立和体格检查接受率*	90.1	98.2	96.6	79.5
	产前5次及以上随访服务接受率*	62.5	20.6	0.0	7.8
	产后访视、健康检查与指导接受率*	63.8	66.5	54.5	50.2
	妊娠糖尿病筛查率*	65.2	62.4	92.0	50.7
	孕期甲状腺功能筛查率*	49.3	17.6	92.0	51.7
慢性病管理	高血压患者登记率*	62.5	73.1	75.0	36.4
	糖尿病患者登记率*	77.6	77.6	91.2	50.0
	重性精神病患者登记率*	42.9	100.0	—	14.3
	脑卒中患者后遗症康复指导接受率*	50.0	0.0	40.0	0.0
	残疾人康复管理率*	61.5	13.3	66.7	33.3
	结核病患者健康管理率*	100.0	100.0	93.3	20.0

注：* 为地区间各项服务项目的接受率差异具有统计学意义，$P < 0.05$。

2. 中部不同地区基本公共卫生服务项目实施情况存在差异

本研究在中部地区随机抽取的地区为山西、安徽和江西，各地区又随机抽取两个县进行调查，以上3个地区属于中部地区，商业经济、科学技术、公共设施、公共服务、生活环境、文化环境、居民素质等方面低于东部地区水平。但是，同为中部地区，3个调查地区的基本公共卫生服务也存在不均等情况，3个地区多项服务项目的实施存在显著差别（见表3－6）。在居民健康档案管理方面，山西居民建档率显著高于安徽和江西（$P < 0.05$）；健康教育方面，安徽省居民健康教育接受率最低，仅有不到15%的居民接过健康教育（$P < 0.05$）；儿童健康管理方面，江西儿童预防接种率最低，仅不到60%；安徽省儿童进行随访、健康指导与慢性病危险因素筛查项目的接受率最低（$P < 0.05$）；老年人健康管理方面，山西老年人健康登记与免费体检的比例最高，江西省比例最低；慢性病管理方面，山西省重性精神病患者登记率和结核病患者健康管理率显著高于其他2个地区（$P < 0.05$）。

表3-6　　　　　中部地区农村居民各项基本公共卫生服务项目接受情况　　　　　%

服务类别	服务项目	山西	安徽	江西
居民健康档案管理	健康档案建立率*	66.8	49.2	39.4
医疗机构健康教育	优生优育、健康知识教育和健康咨询接受率*	45.7	14.7	50.2
	健康教育宣传栏、健康知识讲座等活动接受率*	61.1	11.7	35.6
	应对突发公共卫生事件应急处置、家庭急救等方面健康教育的接受率*	23.0	2.0	41.6
儿童健康管理	6岁以前按计划预防接种接受率*	99.0	96.0	59.4
	3岁以前随访服务接受率*	59.5	9.1	40.5
	4—6岁每年健康指导接受率*	19.4	17.9	39.3
	6—7岁慢性病危险因素筛查*	0.0	0.0	23.5
老年人健康管理	健康登记管理率*	78.1	59.8	34.9
	每年一次免费体检率*	64.4	59.1	44.8
	健康管理手册建立和体格检查接受率*	92.9	94.1	42.4
孕产妇健康管理	产前5次及以上随访服务接受率*	29.4	52.9	7.8
	产后访视、健康检查与指导接受率*	27.1	14.7	39.7
	妊娠糖尿病筛查率*	3.5	85.3	52.7
	孕期甲状腺功能筛查率*	1.2	38.2	41.8
慢性病管理	高血压患者登记率*	53.2	70.8	69.3
	糖尿病患者登记率	70.8	66.7	60.0
	大肠癌筛查率*	0.0	0.7	5.0
	重性精神病患者登记率*	90.0	50.0	56.5
	脑卒中患者后遗症康复指导接受率	0.0	0.0	33.3
	残疾人康复管理率*	0.0	20.0	55.6
	结核病患者健康管理率*	90.0	—	60.0

注：*为地区间各项服务项目的接受率差异具有统计学意义，$P < 0.05$。

3. 西部不同地区基本公共卫生服务项目实施情况存在差异

本研究在西部地区随机抽取的地区为四川、陕西、内蒙古和新疆地区，上述4个地区的商业经济、科学技术、公共设施、公共服务、生活环境、文化环境、居民素质等方面相对于东部地区较为落后。但是，同为西部地区，4

个调查地区的基本公共卫生服务不均等情况严重，内蒙古地区的综合得分最低，为0.47，远低于四川省的0.94。西部4个地区间的多项服务项目的实施存在显著差别（见表3-7）。除大肠癌筛查项目，其他服务项目四川省的实施情况显著最好，与其他地区存在显著性差异（$P<0.05$）。进一步分析可知，本研究随机抽取的四川调查点为四川彭州市。而彭州市是自2007年作为成都卫生均衡发展改革试点区之一，率先提出了统筹城乡卫生均衡发展，创新开展政府购买基本公共卫生服务方式，改变卫生经费投入模式，加大城乡基层卫生投入力度，逐步缩小城乡卫生发展的差距。此外，该市还承担了很多项国家级以及国内外合作的卫生项目，上到县疾病控制中心、卫生局、镇医院，下到村卫生所和村医对基本公共卫生服务重视程度非常高，有健全的资金管理和人员管理系统，工作推进中注重不断提高基层卫生管理水平。因此，农村居民对基本公共卫生服务的知晓度、配合度和满意度都比较高。

表3-7　　　　西部地区农村居民各项基本公共卫生服务项目接受情况　　　　　　%

服务类别	服务项目	四川	陕西	内蒙古	新疆
居民健康档案管理	健康档案建立率*	97.2	70.1	54.1	65.1
医疗机构健康教育	优生优育、健康知识教育和健康咨询接受率*	86.2	78.9	42.8	73.5
	健康教育宣传栏、健康知识讲座等活动接受率*	87.9	79.6	42.2	52.3
	应对突发公共卫生事件应急处置、家庭急救等方面健康教育的接受率*	77.9	9.3	25.3	41.9
儿童健康管理	6岁以前按计划预防接种接受率*	100.0	100.0	78.6	98.7
	3岁以前随访服务接受率*	100.0	56.3	51.5	20.0
	4—6岁每年健康指导接受率*	96.2	41.2	34.4	10.8
	6—7岁慢性病危险因素筛查*	62.1	8.7	41.9	7.4
老年人健康管理	健康登记管理率*	98.9	87.3	48.4	81.6
	每年一次免费体检率*	98.3	79.4	65.5	58.3
	健康管理手册建立和体格检查接受率*	99.3	74.3	61.5	98.3
孕产妇健康管理	产前5次及以上随访服务接受率*	69.0	63.8	17.9	1.7
	产后访视、健康检查与指导接受率*	93.0	35.4	34.2	28.6
	妊娠糖尿病筛查率*	89.9	22.1	35.9	46.2
	孕期甲状腺功能筛查率*	82.2	21.2	29.1	18.5

续表

服务类别	服务项目	四川	陕西	内蒙古	新疆
慢性病管理	高血压患者登记率*	99.4	57.0	27.1	80.8
	糖尿病患者登记率*	96.9	56.5	37.4	80.7
	大肠癌筛查率*	0.3	0.6	0.6	1.3
	重性精神病患者登记率*	100.0	66.7	50.0	50.0
	脑卒中患者后遗症康复指导接受率*	80.0	50.0	50.0	31.6
	残疾人康复管理率*	55.6	35.7	33.3	4.3
	结核病患者健康管理率*	100.0	50.0	—	25.0

注: * 为地区间各项服务项目的接受率差异具有统计学意义，$P < 0.05$。

第二节 基本公共卫生资源配置不均，地方政府职能不清，农村基本公共卫生服务可及性不足

各国政府在国家的公共卫生服务中都起着举足轻重的作用。政府在公共卫生服务中的干预作用具有不可替代性。为更好地发挥政府作用，世界绝大多数国家对各级政府在公共卫生服务中的具体责任都有明确规定。在我国，虽然国家层面做出顶层设计，再三强调公共卫生服务的重要性，但是许多地方政府并没有把基本公共卫生服务提到日常工作议程上。一些地方政府决策者往往受经济利益驱动，对公共卫生的重视程度不够，公共卫生资源分配不足，尤其是地方政府对农村公共卫生服务的认知不够，对自身的基本公共卫生服务的职责模糊不清，履职不到位现象明显，行政干预力度比较薄弱，基本公共卫生服务可及性差。由于基层政府对公共卫生缺乏足够的重视和支持，致使公共卫生服务政策在农村实施过程中仍遇到不少问题。农村基本公共卫生服务的均等化在制度建设及资源等方面存在一定的不足[1]。

一 基本公共卫生服务项目经费总量不足

我国的基本公共卫生服务项目经费总量不足，尤其是分配不均[2]，基本公

---

[1] 袁铭：《农村基本公共卫生服务均等化现状与优化措施研究》，《中国卫生标准管理》2015年第24期。

[2] 姜立文等：《剖析我国基本公共卫生服务均等化推进中的问题》，《中国卫生资源》2015年第1期。

共卫生服务专项经费被挤占挪用现象时有发生。尽管我国近年来政府卫生投入总量较以前有大幅增长，但相对于我国整体经济的快速发展以及农村居民对卫生保健需求的不断增加，仍显严重不足。我国政府也明确提出，新增的政府基本公共卫生服务投入，要重点用于支持公共卫生、城市社区卫生、农村卫生以及基本医疗保障。但在实际操作中，特别是在农村，一些地方由于受经济利益驱动，以及干部任期限制，加之公众对公共卫生的重要性与紧迫性认识不足，本应由政府公共财政承担的疾病预防、健康教育、免疫规划以及社区卫生服务等公共卫生服务的基本职能，在多数县乡并没有履行到位。以某市某县为例，国家和市级财政在公共卫生服务方面投入占31.4%；县财政投入占29.2%；其余近40%费用尚需自筹。由于经费不足或服务不达标，各地自己想办法填补缺口，导致层层削减经费。改革开放以来，由于经济建设为中心的思想深入人心，地方政府过于强调GDP，忽视了人民群众的健康问题。一些地方政府及其官员为提高政绩，将大量的财政资金投入了见效快、周期短且有助于形象工程的项目，压缩了用于基本公共卫生的投入。一些地方政府将公共卫生提供视为一种商品，按照市场机制定价，或仅将其看作是医疗产品的一种，认为只有居民有需求时才会供给，使得基本公共卫生服务的供给不足，很大程度影响了我国基本公共卫生服务均等化的实现。实际上，基本公共卫生服务属于公共产品，不同于市场买卖的商品，具有突出的公益属性。基本公共卫生服务强调市场机制的主导作用，必然会导致公共卫生服务市场的混乱。特别是，对于一些贫困家庭可能会由于市场定价，导致其因经济贫困而无法支付卫生服务费用，从而被拒之门外。这就达不到基本公共卫生服务"有效控制重大疾病和主要健康危险因素"的目标。

本研究对乡镇医务人员的实证调查也显示，影响农村基本公共卫生服务有效实施的主要因素与资金有关。其中认为资金少难以支撑服务项目的为70%，资金不到位的为46%，与直接相关的基本医疗设施缺少为48%。这三项是基层医务工作者认为影响农村基本公共卫生服务有效实施的前三位因素（见表3-8）。

表 3-8   目前影响基本公共卫生服务实施的主要因素

因素	人数/n	百分比/%
资金少难以支撑服务项目	226	70
缺少基本医疗设施	155	48
资金不到位	149	46
居民不配合	134	42
医务人员技术水平不高	126	39
基本公共卫生服务费用被挤占	108	34
医务人员缺失	90	28
服务项目太多	76	24
宣传不到位	71	22
公共卫生服务相关服务项目缺乏具体操作方法	66	21
医务人员工作动力不足	47	15

二 基本公共卫生服务资源分配不均

公共卫生服务是一项公共财政的服务，需要相关资金、人力的强力支撑和相关机制的不断创新。特别是基本公共卫生服务资源分配不均明显。统计数字显示，2017 年末，村卫生室占全国卫生机构的 64.1%；2020 年末，村卫生室占全国卫生机构的 62.77%。就农村卫生机构与其覆盖人口而言，城乡差别似乎不明显，但这并非意味着我国农村公共卫生状况有根本好转。进一步分析可以看出，2018 年，我国卫生技术人员为 952.9 万人，其中执业医师与执业助理医师为 360.7 万人，注册护士为 409.9 万人。医疗卫生机构床位840.4 万张，其中医院 652.0 万张，乡镇卫生院 133.4 万张；全国每千人口医疗卫生机构的床位数为 6.03 张，而每千农村人口乡镇卫生院的床位为 1.39张；每千农村人口乡镇卫生院人员 1.45 人，而全国的每千人口执业（助理）医师为 2.59 人，每千人口的注册护士为 2.94 人[①]。2020 年，我国卫生技术人员为 1067.8 万人，其中执业医师与执业助理医师为 408.6 万人，注册护士为

---

① 《2018 年我国卫生健康事业发展统计公报》，2020 年 4 月 29 日，http：//www.gov.cn/guoqing/2020-04/29/content_ 5507528. htm。

470.9 万人。全国每千人口医疗卫生机构的床位数为 6.46 张，而每千农村人口乡镇卫生院的床位为 1.52 张；每千农村人口乡镇卫生院人员 1.62 人，而全国的每千人口执业（助理）医师为 2.90 人，每千人口的注册护士为 3.34 人①。可见，公共卫生服务资源尚未实现均等化。全国城乡、区域间卫生资源严重不平等，其中基本公共卫生服务的投入也同样存在严重的资源不均等现象。

三　地方政府职能不清、职能错位

在我国基本公共卫生服务均等化推进中，经过 10 多年的探索，体系已经初步形成，但基本公共卫生服务的体系仍有待完善。突出的问题是，承担基本公共卫生服务的主体职能不明确。首先是国家层面的制度设计存在定位不清问题。《国家基本公共卫生服务规范（2011 年）》规定，基本公共卫生服务的项目主要由乡镇卫生院与社区卫生服务中心来负责组织实施，但对专业的卫生机构与医疗机构应该承担的职责与工作内容未作明确的界定；后来经过修订的《国家基本公共卫生服务规范（第三版）》同样也未作明确规定②。其次，实践中，基本公共卫生服务实施的主体应该是专业的公共卫生机构，而且在我国已经形成了组织建构。但目前专业的公共卫生机构"被边缘化"现象严重，往往将"基本公共卫生服务"简单理解为"基层公共卫生服务"。地方实践中将基本的公共卫生服务等同于基层的公共卫生服务，使基本公共卫生服务的实施变成基层医疗卫生机构的主责，并成为唯一主体。许多地方基本公共卫生服务的具体实施主要由农村的乡镇卫生院与村卫生室基层卫生机构来承担，这样就把基层卫生机构推到了基本公共服务工作的主战场。基本公共卫生服务是一个体系，其项目实施是一项系统工程。这一体系是由政府主导，通过组织所辖地区的相关卫生部门，在全社会共同配合下，由国家、省、市、县等各级疾病预防控制、妇幼保健、卫生监督、基层医疗卫生机构

---

① 《2020 年我国卫生健康事业发展统计公报》，2021 年 7 月 22 日，http：//www.gov.cn/guoqing/2021－07/22/content_ 5626526. htm。

② 《国家基本公共卫生服务规范（第三版）》，2017 年 2 月，http：//www.nhfpc.gov.cn/ewebeditor/uploadfile/2017/04/20170417104506514. pdf。

等多部门共同组织与实施。但在实践中，由于定位不清，职能错配，基本公共卫生服务项目的实施管理，基本上也是由基层的卫生部门负责管理。而专业性强的疾病控制、妇幼保健、卫生监督等机构，却没有担负起相应的组织、指导和监督职能，出现责任主体职能错位现象。专业公共卫生机构应该是基本公共卫生服务提供的重要主体，但实践中，大量的基本公共卫生服务项目将专业的卫生机构与医疗机构排除在外。由于把基本公共卫生服务误解为"基层公共卫生服务"，导致落实基本公共卫生服务的主体责任成为基层卫生机构一家。一般而言，一个地方的公共卫生服务开展得好与坏，与该地区的政府医疗机构的工作重点与导向有关。部分区县主要以基本医疗服务为主，弱化了基本公共卫生的职能定位。由于地方政府对于提供基本公共卫生服务的认识不同，进而造成服务能力及效果有所差别。

四 管理机制不顺，项目推进缺乏全流程职责分工

由于我国实行的是行政归口管理，专业的管理部门无法对基层的基本公共服务进行有效管理，导致工作质量控制、效果评价缺乏专业性，出现了能管的因没有责任想管而不能管，有责任管的却因业务专业不强而管不到点的现象。专业的医疗卫生机构应该行使基本公共卫生服务项目开展的指挥、监督与考核权力，但却无权可使；一些乡镇卫生院尤其是村卫生室无力承担的工作却不得不干，工作难度大，实施效果不明显。基本公共卫生服务具体实施中监管缺位，难以取得基本公共卫生服务相关制度设计所要取得效果。此外，各主体、机构之间协调不力，导致基本公共卫生服务的项目推进效率低。以某省为例，调查显示，该省尚没有规范化基本公共卫生服务的质量监管框架指导，基本公共卫生服务质量管理也存在问题，各组织、部门间缺少协同配合①，基本公共卫生服务项目推进协调不力，效率较低②。

---

① 谢明霈等：《黑龙江省基本公共卫生服务协同质量监管模式探讨》，《医学与社会》2014 年第 4 期。

② 姜立文等：《剖析我国基本公共卫生服务均等化推进中的问题》，《中国卫生资源》2015 年第 1 期。

五 城乡二元结构致基本公共卫生服务供给呈现不均等

新中国成立以来，我国实施的是城乡二元化结构管理，在城市与农村之间造成了许多难以逾越的壁垒。户籍制度、资源配置以及由于户籍制度导致的身份差异等直接影响到我国医疗保障制度。农民因结构性的矛盾，只能得到较低水平的医疗救助以及以大病统筹为主的新型农村合作医疗。各省的医疗卫生支出占财政收入比重的差异比较明显，东部和西部相差 11 个百分点，而西部地区平均占比却超全国平均水平，而东部地区却低于 18.71% 的全国平均水平①。在国际知名学术期刊《临床医师癌症杂志》刊发的赫捷院士（国家癌症中心副主任）与陈万青（全国肿瘤登记中心主任）等人联合完成的《2015 年中国癌症统计》显示，农村居民的癌症有更高的发病和更高的死亡，且农村地区的发病与死亡显著高于城市地区。农村地区居民的肿瘤整体发病率是 10 万分之 213.6，死亡率是 10 万分之 149.0；而城市居民的肿瘤整体发病率是 10 万分之 191.5，死亡率是 10 万分之 109.5。这与农村癌症患者的预后差、农村地区的医疗水平及收入水平有关②。而且，由于确诊晚、不充足医疗条件导致不良的癌症预后，导致农村地区癌症死亡率更高③。国家出台基本公共卫生服务均等化政策力图从预防角度弥补这种差异。但是基本公共卫生服务在实施过程中依然也有城市与农村地区之间的不平等，农村居民普遍存在健康危险因素、对建立健康档案知晓率低健康体检的认知不足；传染病防治缺乏规范管理；儿童保健管理的应急处理机制有待加强；老年保健服务尚未实施；慢性病的系统化管理水平不高；重性精神疾病的服务管理方式方法存在缺陷④。

---

① 王玉晓：《政府医疗卫生支出结构——基于省际与国际对比》，《社会科学前沿》2017 年第 11 期。

② Chen W., Zheng R., Baade P. D., Zhang S., Zeng H., Bray F., Jemal A., Yu X. Q., He J., "Cancer statistics in China, 2015", *CA: A Cancer Journal for Clinicians*, Vol. 66, No. 22 (March – April 2016), pp. 115 – 132.

③ Chen W., Sun K., Zheng R., Zeng H., Zhang S., Xia C., Yang Z., Li H., Zou X., He J., "Cancer incidence and mortality in China, 2014", *Chinese Journal of Cancer Research*, Vol. 30, No. 1 (February 2018), pp. 1 – 12.

④ 胡月：《基本公共卫生服务均等化视角下乡镇卫生院公共卫生人力资源配置研究》，博士学位论文，南京医科大学，2014 年。

第三节　农村三级预防保健网络松散，难以保障基本公共卫生服务均等化

基层医疗卫生机构是我国卫生事业组织结构中重要的组成部分，是城乡居民防病、看病、治病的守门人。我国公共卫生政策的一个主要内容是建设有中国特色的县、乡、村三级预防保健网络。三级医疗预防保健网是指城乡的医疗预防保健机构，以及按照各自功能构建起来的医疗、预防、保健的服务网络。实际工作中，农村的健康卫生保健工作主要来自我国自成体系的"三级卫生服务网"，即县级医疗卫生机构、乡镇卫生院及村卫生室三级为基础的覆盖全国的卫生服务体系。这一体系，能够保障农民"小病不出村，一般病不出乡，大病基本不出县"。《2018 年国民经济和社会发展统计公报》显示，2018 年末，医疗卫生机构 100.4 万个，其中医院 3.2 万个；基层医疗卫生机构 95.0 万个，其中乡镇卫生院 3.6 万个，社区卫生服务中心（站）3.5万个，门诊部（所）24.8 万个，村卫生室 63.0 万个[①]。《2020 年我国卫生健康事业发展统计公报》显示，2020 年底，全国 50.9 万个行政村共设 60.9万个村卫生室。村卫生室人员达 144.2 万人，其中：执业（助理）医师 46.5 万人、注册护士 18.5 万人、乡村医生和卫生员 79.1 万人。平均每村卫生室人员 2.37 人。与上年比较，村卫生室数减少 0.7 万个，人员总数有所减少[②]。可见，从整体上，我国基层卫生医疗机构占大多数，其中，村级卫生室（站）是我国三级卫生服务网中的底。这一服务网络体系也是目前农村地区基本公共卫生服务的主要主体。

自 20 世纪 70 年代，我国就建立起了县、乡、村三级覆盖整个农村地区的医疗预防保健网络。三级预防保健服务网在保障广大农村地区居民的身体健康中发挥了重要作用。近年来，随着各级政府加大对农村卫生的投入，农村的三级医疗卫生服务体系承担着大量的基本公共卫生服务的任务。但

---

① 国家统计局：《中华人民共和国 2018 年国民经济和社会发展统计公报》，2019 年 2 月 28 日，http：//www. stats. gov. cn/tjsj/zxfb/201902/t20190228_ 1651265. html。

② 《2020 年我国卫生健康事业发展统计公报》，2021 年 7 月 22 日，http：//www. gov. cn/guoqing/2021 - 07/22/content_ 5626526. htm。

三级预防保健服务网络间协作关系日益松散，不少基层的防保机构大量精力用于提供有偿服务，医、防功能出现混乱，"重医轻防"现象没有得到根本转变与改观①，"网底不牢"、"枢纽不灵"、"龙头作用削弱"现象突出，导致农村基本公共卫生服务难以实现均等化地提供，服务水平与质量严重滑坡。

一 村卫生室"网底不牢"

一些村卫生室出现网底不牢，甚至出现破裂现象。"网底不牢"主要表现为村卫生室（站）的组织松散，防保功能薄弱，村级医疗卫生水平差。乡村医生作为农村地区基本公共卫生服务的具体实施者，其所提供的是最基本的公共产品，社会公益性是其主要属性。当前，我国村卫生室类型多样，有国家补助资金开办的、乡镇卫生院设点、村办、联营、私人办及其他。统计数字显示，截至 2020 年底，与上年比较，村卫生室数减少 0.7 万个，人员总数有所减少②，但城市社区卫生服务中心（站）人员则有所增加。农村医务工作者人员不足，难以满足广大农村人口日益增长的基本公共卫生服务需求，也与不断增加的基本公共卫生服务项目与服务质量的要求不匹配。

由于我国农村多数集体经济组织已解体，多数村卫生室实质为村医个体或承包经营。鉴于多数在村卫生室工作的乡医的身份是农民，不能享受国家的工资、福利待遇政策，其身份与其所承担的公益性的服务之间相脱节，因此不少村卫生室、乡村医生把追求自身的经济收益放在首位，将治病、卖药及医疗服务作为其谋求经济利益的手段，直接影响了农村基层公益性的基本公共卫生服务的实施。一项统计调查显示，我国村卫生室的从业人员总量不足，地区差异明显；村医的年龄结构老化，性别比例失衡；专业水平低，缺乏教育培训；收入待遇低③。而且，村医学历普遍偏低，甚至还有小学文化的村医。由于接受能力有限，导致服务水平和质量不高。村卫生室村医严重缺乏，专业技术人员不愿意去，或者去了村卫生室

---

① 周志男、雷海潮：《2010 年世界卫生报告综述》，《卫生经济研究》2011 年第 2 期。

② 《2020 年我国卫生健康事业发展统计公报》，2021 年 7 月 22 日，http：//www.gov.cn/guoqing/2021－07/22/content_ 5626526. htm。

③ 耿蕊、李瑞锋：《我国村卫生室从业人员现状分析》，《中国医药导报》2016 年第 28 期。

又留不住，甚至有的地方出现后继无人的现象，直接影响了基本公共卫生服务质量的提高。而这其中的关键是乡村医生因收入不高出现大量流失现象。

基本公共卫生服务的配套资金不到位现象在一些农村地区普遍存在。在一些经济相对薄弱地区，地方政府资金往往落实不到位，导致乡镇卫生院、村卫生室基本公共卫生服务补助难以及时足额发放。不能足额按时发放村医基本公共卫生服务补助的地区占一定的比例。一些地方领导注重经济发展，忽视了人民群众的健康预防工作，基本公共卫生服务财政配套资金不到位，导致基本公共卫生服务经费的总额未能达到国家标准。一位主抓基本公共卫生服务卫生厅的领导指出，乡村医生存在的主要问题是地方政府承诺的财政经费拨付不到位[1]。按照国家的制度安排，基本公共卫生服务的补助经费最初的设定是，基本公共卫生服务均等化项目用于每一位居民所获得必要的基本公共卫生服务以及改善居民的健康水平的医疗补贴。但在实际操作中，往往将项目经费直接转化为服务费用，补贴也拨付给提供服务的基层医疗机构。在农村，有资格得到这笔补助资金的是乡镇卫生院、村卫生室、其他为居民提供基本公共卫生服务的服务机构。由此村医主要收入来源一般由基本公共卫生项目补助、基本药物补助（即药品零差率补偿，目前基本取消）、一般门诊统筹诊疗费三部分构成。其中，基本公共卫生服务项目占大部分。自2009年，免费的城乡居民基本公共卫生服务项目由政府购买，村医负责具体提供服务。此后，国家逐步提高补助标准，专项补助资金也逐年上调，从2009年的人均15元调至2017年的50元，再调至2021年的99元。有的地方财政充盈的省市提高更多。虽然基本公共卫生服务经费补助年年提高，但基层工作人员如数到手的金额却不多。基本公共卫生服务的经费全国投入十亿元，但到了村医是最尾端。有研究表明，2017年的国家基本公共卫生服务的经费为人均50元。按照相关规定，由乡村医生需承担40%左右任务，应给予相应工作的补助。因此，在完成基本任务情况下，乡村医生所得基本公共卫生服务的补助人均为20元。假设乡村医生所管辖的地区有1000个居民，那么其一年得到的基本公共卫生服务的补助应为2万元。但现实情

---

[1]　贾华杰：《正在消失的村医》，《医院领导决策参考》2013年第18期。

况是，一些乡村医生很难拿足 2 万元经费，因此村医往往把原因归结为上级单位克扣与截留。特别是，实行医改后，乡村医生的年均收入有所下降①。北师大中国医疗卫生政策研究院 2014 年的调查显示，在黑龙江省县管辖的 243 个行政村中，2009 年医改前的乡村医生年均收入 20376 元，医改后年均收入 13550 元②。再如，广东阳江市阳西县某村医所在村有 1100 人，加上隔壁村 700 人，共服务 1800 人。按照规定，村卫生站承担四成，2015 年应领到 28800 元左右公卫经费。但干了一年，村医最终只拿到 2100 元，包括 900 元是建立 1800 份健康档案，1200 元是慢性疾病患者随访补贴（按照 2015 年工作天数，以每天 15 元标准发放）。而协助卫生院通知、报告、宣传等工作没有拿到任何补贴。有的村医自认是"义工"，贴钱也做。一般卫生院下乡都会要求乡村医生帮助通知、召集村民，帮忙量血压、测血糖等，平时帮忙宣传基本公共卫生服务。但在卫生院看来，村医协助他们做基本公共卫生服务是本分，配合不好还要扣钱。甚至有的村医不知道提供公共卫生服务可以有补贴③。

"网底不牢，地动山摇"。作为网底的村级不稳，难以为广大农村居民提供均等化、高质量的基本公共卫生服务。国家的基本公共卫生服务经费应该是专款专项使用，不允许挪用专项经费。在《提高乡村医生待遇的通知》中也提出，基本公共卫生服务要确保资金专款专用、及时足额拨付到位，不得挪用、截留④。但由于村医、村卫生室处在农村卫生机构层级中的最底层，在相关利益博弈中处于被动地位，村医的基本公共卫生服务补助不能及时到位甚至受到克扣，直接导致了"村级不稳"。乡村医生受乡镇卫生院管理，但却是体制外人，是一个有义务有责任却无权益无保障的特殊弱势群体。由于乡镇卫生院与村卫生室分工不清，两者共同承担基本公共卫生服务的任务，而

① 张维军、徐会文、李娅芳、郭梦琪、田东华：《村医最愁两件事》，《中国卫生》2013 年第 5 期。
② 邓郁：《"再走，就没有大夫了"哈尔滨建城村与绥化东方红村全科医生现况》，《南方人物周刊》2018 年 6 月 5 日。
③ 方壮玮，统筹，苏晓璇：《广东多数村医反映领不到公卫补贴 卫生院却认为村站没能力承担 4 成公卫任务》，http：//www. nfncb. cn/html/yiliao/2016/xwzx_ 0929/113258. html，2016 年 9 月 29 日。
④ 《国家卫生计生委关于进一步完善乡村医生养老政策提高乡村医生待遇的通知》（国卫基层发〔2013〕14 号），http：//www. moh. gov. cn/jws/s3581/201308/ca329d50ec4e4e56af4fb7a5c519d245. shtml，2013 年 8 月 29 日。

乡镇卫生院又直接管理村卫生室与乡村医生，因此尽管村医承担了大量基本公共卫生服务工作，而卫生院却得到了大量补助。有的村医因各种"扣分"，上午拿到补助款下午又上缴罚款，甚至全部将补助上缴也不够罚款。因待遇低、身份不明确、补助少等问题，不断出现乡村医生游行、罢诊等现象。典型的有：2012 年 6 月，黑龙江绥化市发生村医不满卫生院考核体系而"停业"；2013 年 6 月，部分省数十名老村医到卫计委前静坐，要求解决养老问题①；2014 年 12 月，广西兴安县全体乡医因 2009—2014 基本公共卫生服务资金补贴问题全体罢工；2015 年 12 月，因县卫计局克扣、截留了基本公共卫生服务补助款，村医们只拿到补助款的十分之一，桂林全州县数个乡镇村医集体罢工②；2016 年 5 月，河南某县村医不满卫计局绩效考核及补助不及时发放，联名上书拒绝进购基药、拒绝新农合相关业务；2017 年 2 月，因基本公共卫生服务补助款截留问题，广西恭城的瑶族自治县近 300 名村医关门歇业，身穿白大褂上街"维权"，在自治县卫计局门前聚集，要求卫计局发放拖欠的900 余万基本公共卫生服务的补助款③。为此，2017 年，时任卫计委主任李斌在全国基层卫生工作会议上强调，要稳定和优化村医队伍，确保"县级强、乡级活、村级稳"④。2019 年 10 月 21 日《人民日报·来信调查》栏目刊登了一篇题为《这笔补助款去哪里了》的文章。该文指出，2015 年，都安各乡、镇的村医，身份证统一被"上交"，随后收到一张银行卡，并有 1 万—3 万元不等的资金打进来。"听领导说，是拨付给村医的基本公共卫生服务补助资金。"只不过，这笔资金从 2015 年至 2018 年都处于冻结状态。大多村医在银行不定期的解冻中取出了 1000—3000 元可用余额，到 2018 年 12 月，剩余的资金被全数收走。600 余万元滞留账外近 3 年，补助资金没有发挥应有作用⑤。据湖南日报报道，祁阳县下马渡镇卫生院随意捏造名目，随意计分克扣

① 贾华杰：《正在消失的村医》，《医院领导决策参考》2013 年第 18 期。
② 曹凯：《中国初级诊疗向何处去》，https：//www.toutiao.com/i6228843303136133633，2015 年12 月 16 日。
③ 《乡村医生"讨工钱"被逮捕，天理何在?》，http：//www.sohu.com/a/127213840_612535，2017 年 2 月 25 日。
④ 《2017 年全国基层卫生工作会议在北京召开》，http：//www.gov.cn/xinwen/2017-01/10/content_5158622.htm，2017 年 1 月 10 日。
⑤ 《这笔补助款去哪里了》，《人民日报·来信调查》2019 年 10 月 21 日。

全镇乡村医生国家公卫补助金。时值新冠肺炎疫情防控严密时期,该纪检监察组采取函询的方式办理此类案件。纪检组经过仔细核查发现,县卫健局的拨款与该卫生院的付款存在差额。2017年与2018年下马渡卫生院公卫经费共结余47544元,该医院机械执行文件规定,罚劣时是根据考核方案按百分比扣减,奖优时是按具体金额奖励,最终导致罚劣金额大于奖优金额,造成经费结余在医院账户,并未进行二次分配①。村卫生室为农村人口提供了基本公共卫生服务,却未能得到相应的财政扶持,迫使村卫生室想办法创收。同时,农村基本公共卫生服务搞得越好,病人相应地就会越少,村医的医疗收入也就会越低,这一矛盾现象使农村的公共卫生服务的开展处于两难境地。

此外,随着基本公共卫生服务项目逐步增加,村医的工作量也随之增加。有的乡村医生面临着基本公共卫生服务的工作量大,完成困难的境况。一些村医为减轻工作量,拿到更多补助款,出现数据造假、虚报等现象。一些地区由于比较偏远,更多人口外出打工,导致村医无法完成健康档案建立工作。有的通过档案造假来完成任务,否则得不到相应的报酬。在一些农村地区,做一次回访往往步行几十里。有时工作一天却记录了几天的工作量,实际上并没有真正上门健康检查,而只是通过电话询问血压、血糖情况。

二 镇卫生院"枢纽不灵"

乡镇卫生院是推动居民健康与乡村振兴战略的前沿阵地。乡镇卫生院在我国农村三级卫生保健的服务网络中起承上启下的枢纽作用。按照有关规定,农村基本公共卫生服务的主要实施者是乡镇、村两级医疗机构承担。提供基本公共卫生服务本应是乡镇卫生院的工作重心。慢性病的综合防控、精神卫生与重大传染病的有效防治等大量的基本公共卫生服务的实施,都要在基层乡镇卫生院完成。但现状是我国乡镇卫生院的基本功能遭到削弱,没有发挥"中枢"的作用,出现了"枢纽不灵"现象。

一是一些地方对乡镇卫生院的功能定位存在认识上偏差,存在"以医养防"现象。"基本药物零差率"实施后,乡镇卫生院普遍取消了基本的药物加价,"以药补医"、"以药养医"现象基本消失。虽然基本公共卫生服务费用逐

---

① 《清算补助明白账,乡村医生齐点赞》,《湖南日报》2020年8月25日。

年提高，但一些地方政府仍然投入不足，缺乏科学的补偿机制，导致一些乡镇卫生院不得不"以医补防"，不少基层的防保机构医、防功能混乱。即使足额领取基本公共卫生服务经费的乡镇卫生院因资金不宽裕存在"以医养防"现象。由于中央政府下放事权的同时并没有相应地下放财权，因此有的乡镇卫生院所承担的基本公共卫生服务的项目处于亏损状态。一些乡镇卫生院靠自己微薄的医疗服务收入补充预防保健等基本公共卫生服务的公益性支出。以黑龙江某县某卫生院为例，该镇人口2万，基本公共卫生服务经费一年50万。而经费是分次预拨，上半年经费到账3次，总计不过10万元，有时需要借用医疗方面收入补充基本公共卫生服务的工作。基本公共卫生服务费用的印制档案一份0.2元；宣传品制作费1年2万；血糖试纸一次为4.5元，用于糖尿病患者与大于45岁人员的体检；人员下乡伙食补贴一般3个工作人员，每人一天补助20元，半个月下去一次；纸质档案录入电脑，补给临床医生每份0.3元。费用远远不够。

由于基本公共卫生服务的资金拨付是按照人均进行补助的，因此俗称为"人头费"。政府对基本公共卫生服务的投入一般是按平均服务人口进行补助，并未细化至每一个项目所需要费用。即使是人均55元的基本公共卫生服务补助费，也难以覆盖所有的基本公共卫生服务项目。如，为65岁以上老年人的健康体检服务项目，一般涉及检测肝功能、血脂、肾功能等检查，而这些检查费用如果包括了材料的成本与人力的成本等远远不够。以广东省梅州市平远县某镇为例，某镇人口约1.2万，实际拨付基本公共卫生服务经费25万元左右，除了补发工资，基本公共卫生服务本身还有较大开支，包括一年1.5万的软件维护费、电脑和打印机等设备5万，宣传品1.5万和检查项目人均3元以上的耗材等，加上拨付给村卫生室的补助费，所剩寥寥无几。这严重影响了基层的卫生机构为广大村民提供良好的基本公共卫生服务的热情与积极性。有的乡镇卫生院还以"人头费"弥补其他基本公共卫生服务经费的不足。

二是基层乡镇卫生院还常常出现服务补助费被截留情况，存在"以防养医"现象。乡镇卫生院因其提供便利性与服务价格不如村卫生室（所），医疗水平又难以与县级医院比，因此成为"夹心层"，导致乡镇卫生"重医轻防"倾向同样严重，基本公共卫生服务能力不高。一方面，存在上述"以医养防"现象；另一方面，也存在着挪用基本公共卫生服务专项经费现象。政府对乡镇卫生院投入不足。我国基层的卫生机构属于差额拨款单位，由于财政补助不足和补偿机制不完善，导致不少乡镇卫生院运营惨淡，有的乡镇卫生院通过缩减或占用基本的公共卫生服务经费以维持医院生存与发展。有的乡镇卫生院"以防养医"，采取虚假填写村民的健康档案以获取"人头费"办法，获取相应的基本公共卫生服务的费用，以弥补其他服务项目经费的不足。由于基本公共卫生服务经费往往与基层医疗机构的业务收入难以分开，有的乡镇卫生院常常互相借用。医改后，乡镇卫生院的收入大幅缩水。而基本公共卫生服务的经费补助标准逐年提高，乡镇卫生院的基本公共卫生服务的经费往往占了其日常收入来源的1/4 至1/3，这成了部分乡镇卫生院的主要收入来源之一，一定程度上弥补了卫生院的收入不足及基层卫生工作人员的经费支出。但如此一来，有的卫生院又出现截留基本公共卫生服务的专项经费用于卫生院、购置医疗器械等其他项目的开支，导致本来属于专项的基本公共卫生服务的经费未能全部、有效用于基本公共卫生服务工作，直接影响了基本公共卫生服务项目的实施效果。2013 年中央电视台曝光安徽省灵璧县下拨到朝阳镇卫生院的54 万多元公共卫生服务经费，其中有16 万多元被截留[①]。2021 年汉中市纪委监委通报了12 起教育和卫生医疗系统违纪违法问题典型案例。其中3 例为3 家乡镇卫生院院长克扣、套取村卫生室公卫补助案例，涉及公卫资金近10 万元，还导致部分村医上访，因此被立案调查或者严重警告。如，西乡县白勉峡镇卫生院原院长违反财经纪律截留村级公共卫生项目资金4.7737 万元用于卫生院其他支出，引发村医群体上访，被政务立案调查。85%的村医表示，公卫经费被克扣[②]。本研究对乡镇医务人员的调查结果也证实了资金不到位与被截留的现象存在。涵盖全国9 个省的乡镇医务人员中有70%认为影响基本公共卫生服务项目实施的主要因素为"资金少难以支撑服务项目"，有48%的医务人员认为"缺少基本医疗设施"，有46%的医务人员认为"资金不到位"，有34%的医务人员认为由于"基本公共卫生服务费用被挤占"（见表3－9）。

---

① 央视《焦点访谈》：《村医，你过得还好吗》，http：//news. cntv. cn/2013/05/03/VIDE 1367584080238546. shtml，2013 年5 月3 日。
② 《纪委通报！克扣村卫生室公卫补助近10 万，3 位卫生院院长被查！》，https：//www. 163. com/dy/article/G7S37R3G0514IJ7L. html，2021 年4 月18 日。

表 3 - 9　　　　　目前影响我国基本公共卫生服务实施的主要因素

影响因素	人数/n	百分比/%
资金少难以支撑服务项目	226	70
缺少基本医疗设施	155	48
资金不到位	149	46
居民不配合	134	42
医务人员技术水平不高	126	39
基本公共卫生服务费用被挤占	108	34
医务人员缺失	90	28
服务项目太多	76	24
宣传不到位	71	22
公共卫生服务相关服务项目缺乏具体操作方法	66	21
医务人员工作动力不足	47	15

　　三是由于管理体制原因，本应该在功能上相互配合、相互协作的县乡村三级卫生机构一定程度上存在业务竞争关系。乡镇卫生院一般是由县乡设立，兼具对下一级的卫生行政与医疗预防工作进行指导的综合性机构，承担的主营业务应该是基本的公共卫生服务与基本的医疗卫生服务，这也是其核心职能。一些乡镇卫生院为更多追求市场效益，对村卫生室（所）管理失职。有的乡镇卫生院对村级的基本公共卫生服务缺乏指导或无暇、无力进行指导，甚至乡镇卫生院与村卫生室在基本公共卫生服务工作中也会发生矛盾冲突。一些卫生院为避免"关门"，与村卫生室争夺基本公共卫生服务的工作。一些乡镇卫生院认为，乡村医生队伍老龄化程度严重、学历水平普遍低，不能承担太多工作，且卫生院也不便安排年龄偏大、行动不便的乡村医生随访等需走动任务。因此，孕产妇检查、村民体检、预防接种、中医药管理等一般投入大、要求高，应该由卫生院承担。乡村医生只做了通知、宣传、报告等工作，花精力不多，不应该拿到基本公共卫生服务的补助费。而且在一些卫生院看来，乡村医生即使受过业务培训，工作效果也不理想。虽然卫生院与村卫生室属竞争关系，但卫生院有行政权力，因此在一些村医看来，卫生院利用了其手中权力与政策制度的漏洞打

压、欺负村医①。乡镇卫生院既当"裁判员"又当"运动员",乡镇卫生院可随时以"质量"与"绩效考核"不合格等方式克扣乡村医生的补助款项。此外,由于乡镇卫生院人员编制不足,一些专技人员出现兼职情况,致使工作效率不高。

四是卫生院工作条件差,底子薄,基础设施落后,效率低下,服务能力不断下降②,一些基本公共卫生服务只指定了相关服务项目,如对60岁以上老年人需进行肝肾功能检验,但需要的检验设备却没有解决途径,也不清楚具体的操作方法。一些基本公共卫生服务项目,如建电子档案、预防接种、培训、印刷宣传资料等,适合在办公室完成的工作就多做一些;而到服务对象家中访视、指导等需要进入居民家的工作做的不多,经常是为完成某一项任务而突击入户。医务工作人员流失多。一些基层医务工作者宁愿转行也不愿在基层医疗卫生机构工作。由于一些卫生院的工作人员不足,很少有正式的专职工作人员从事公共卫生、疾病预防与妇幼保健等工作,往往通过临时工进行管理。而临时工工资不高,流动性大,基本公共卫生服务工作缺乏连续性。2020年10月26日,健康时报刊发《兰州大学医学定向生5年违约223人,乡镇卫生院为何留人难?》一文,引发读者关注。兰州大学2015年只有7名学生选择违约,而在2019年则达到了85名。2020年11月24日再发文:定向生的问题还有很多!基层服务的条件远比想象的要复杂。甘肃省平凉市灵台县某乡镇卫生院,距兰州近500公里,交通只能选择大巴车,约一整天时间方能到达。定向生报到时分的宿舍只有一张桌子和一个输液床,没有食堂;法定假日不能正常休息。2020年7月,甘肃省政府办公厅转发《关于进一步加强农村订单定向医学生免费培养就业安置和履约管理工作的实施意见》,明确,对经全科专业住院医师规范化培训合格并在基层医疗卫生机构工作的定向医学生,注册为全科医师后,在职称晋升、岗位聘用等方面与临床医学类(临床医学、中医学)硕士专业学位研究生同等对待,落实工资等待遇;符合条件的可按规定享受艰苦边远地区津贴、乡镇工作补贴等工资倾斜

---

① 贾华杰:《正在消失的村医》,《医院领导决策参考》2013年第18期。
② 汪文英:《加强农村三级卫生服务网络建设促进农村医疗保障事业的发展》,《江西政报》2006年第24期。

政策；对长期扎根乡村级基层医疗卫生机构工作的全科医生，可突破学历等限制，破格晋升职称。但政策并没有落到实处。定向生扣掉五险一金后到手只有2900元，且乡镇卫生院没有食堂，除去伙食、路费等所剩无几。而2020年1月，甘肃省卫生健康委主任在接受媒体采访时表示，全省盯住村医"应有的待遇收入一分不少"抓落实。但对于乡镇卫生院，尤其是免费医学定向生的待遇工资究竟如何与研究生同等待遇？相关边远地区津贴、乡镇工作补贴等标准并没有明确的文件①。广州一项包含乡镇卫生院的调查研究也显示，从医院获得的技术指导与业务培训基本处于空白，没有充分发挥协同效果②。

此外，有的乡镇卫生院开展工作注重形式主义，一些项目开展只是表面上工作，不求工作实效。由于基本公共卫生服务难以带来明显的收益，工作常常被弱化。有的卫生院以迎检心态开展基本公共卫生服务工作，有些服务项目仅注重表面文章，

三　县级医院"龙头作用削弱"

县医院为农村三级医疗卫生服务网龙头，是县域内医疗卫生的中心，承担对乡镇卫生院和村卫生室的业务技术指导与卫生人员进修培训等职责③。县级医院对当地的基本公共卫生服务开展具有引领作用。县级综合医院、中医院、妇幼保健院、疾控中心等卫生机构是农村开展基本公共卫生服务的龙头与业务指导中心。但由于县级医疗机构也有着项目专项资金不能及时足额到位、财政拨款拖欠、缺乏相应的人才等问题，"重医轻防"现象同样严重。不少地方只注重医疗服务的提供，不重视基本公共卫生服务的提供，因此，在基本公共卫生服务方面，县级不强，龙头引领作用未能得到有效发挥。2020年底，全国共有县级医院16804所、县级妇幼保健机构1887所、县级疾病预

① 《距离远，宿舍差，没食堂，甘肃兰州一名基层医学定向生的苦恼》，https：//baijiahao.baidu.com/s? id = 1684324721443865229&wfr = spider&for = pc，2020年11月25日。

② 欧阳俊婷、朱先、匡莉、尹丽婷、吴峰：《基本公共卫生服务项目实施障碍因素的分析：基于RE - AIM模型》，《中国卫生资源》2015年第1期。

③ 《关于印发县医院、县中医院、中心乡镇卫生院、村卫生室和社区卫生服务中心等5个基层医疗卫生机构建设指导意见的通知》（卫办规财发［2009］98号），http：//www.nhfpc.gov.cn/zwgk/wt-wj/201304/a5f5e4632d1e44beb993d1bfeb8a8b03.shtml，2009年6月24日。

防控制中心 2025 所、县级卫生监督所 1770 所,四类县级卫生机构共有卫生人员 336.4 万人[1];而全国卫生人员总数为 1347.5 万人,县级卫生人员占比仅为 24.96%。相比我国常住人口城镇化率 59.58%、户籍人口城镇化率 45.4%[2],县级卫生人员服务农村人口的比例偏低。而且,专业技术人员配置缺乏合理性,临床医生比例很大,防保人员严重缺乏。

此外,很多县级医院缺乏对乡镇卫生院进行业务指导,疏于对乡镇卫生院卫技人员的培训与指导,没有履行帮助农村卫技人员提高业务水平与服务能力的职责。特别是,《国务院办公厅关于进一步加强乡村医生队伍建设的指导意见》已经规定了县级卫生行政部门要根据乡村医生的职责与服务能力及服务的人口数量,明确由乡村医生所实施的具体的基本公共卫生服务内容,并合理核定乡村医生的任务量,确保与其功能定位与服务能力相适应。而且,要对乡镇卫生院与村卫生室的职能进行科学划分,合理分配两者基本公共卫生服务的任务量[3]。但是由于龙头作用削弱,许多地方未能担负起上述相关的责任,致使基层的医疗卫生机构管理混乱,乡镇卫生院与村卫生室利益矛盾突出,基本公共卫生服务补助受到截留,村医受制于乡镇卫生院,基本公共卫生服务的提供效率低下,直接影响了基本公共卫生服务均等化的实现。

四 农村基本公共卫生服务造假现象严重

基本公共卫生服务均等化各级工作都有造假现象,导致国家拨付的大量资金未能有效用于为广大农村居民提供基本公共卫生服务,造假现象严重。不仅人数、档案内容造假,人名也造假;不仅村医造假,乡镇医院甚至地方政府也造假;不仅健康档案造假,健康查体、健康教育、回访也造假。

一是健康档案人数造假。造假最突出的是一些农村地区的基本公共卫生

---

① 《2020 年我国卫生健康事业发展统计公报》,http://www.gov.cn/guoqing/2021-07/22/content_5626526.htm,2021 年 7 月 22 日。

② 《公安部:截至 2020 年底我国户籍人口城镇化率达到 45.4%》,《中国青年报》2021 年 5 月 10 日。

③ 《国务院办公厅关于进一步加强乡村医生队伍建设的指导意见》(国办发〔2011〕31 号),http://www.gov.cn/zwgk/2011-07/14/content_1906244.htm,2011 年 7 月 2 日。

服务档案信息造假。为农村居民建立健康档案是国家基本公共卫生服务项目的重要内容，也是促进公共卫生服务逐步均等化的工作基础①，但一些村镇医务工作者没有充分认识建档的重要意义，不能按照《城乡居民健康档案管理服务规范》的要求为村民建立健康档案，一些健康档案形同虚设，甚至出现造假现象，且档案使用效率不高。有的尽管建了档，但档案内容不完整，一些服务项目出现空白或不真实现象。基本公共卫生服务的考核每项都要落实到每家每户每个人，按指标比例完成建档人数，包括在外常年打工、上学等人都要建档。人数不够，就造假；忙不过来，只能编造。黑龙江、四川等多地爆出居民健康档案造假②；安徽省蚌埠市怀远县万福镇卫生院以及村卫生室出现编造虚假居民健康档案现象，令人震惊的是靠弄虚作假完成的指标行为反而受到奖励，从而助长了档案造假行为③；安徽怀远填一份健康档案表即可得3元钱，没领到经费的村造假，领到经费的村还是造假④；四川自贡沿滩区乡镇卫生院为突击建电子版档案，专门在镇上包了一个网吧⑤。乃至一些乡村医生质疑，健康档案建立的是否切实提高了百姓身体素质。

二是查体造假。由于农村居民对健康查体缺乏认知，甚至不知道具体包括哪些查体内容，村卫生站基本上应付而过。一些慢性病管理，如高血压、糖尿病等，尽管档案的规范管理率和血压、血糖控制率理想，但实际随访后的血压值、血糖值与档案记录有差距。高血压、糖尿病、65岁及以上老人、重症精神病等重点人群的查体随访，以及外地打工的农村人口在家乡本地做的体检和随访，不少是虚假的数据。有的乡镇卫生院组织的查体，65岁以上老人只是简单询问后就建立了档案，基本不查；有的查体就是查身高、体重、血糖、血压、心电图，因此一些农民因路远项目少，查了一次后就不愿意再

---

① 《积极开展支付方式改革，整体推进农村卫生工作》，http：//www.moh.gov.cn/jws/s6477/201002/71ea088d2abf48038f999c87c06f01a5.shtml，2010年1月21日。

② 周益帆、邹彤：《曝健康档案每人仅补贴0.24元，基层医疗机构无奈造假》，http：//china.cnr.cn/yaowen/201407/t20140729_516068279.shtm l，2014年7月29日。

③ 陈钧：《央视揭开健康档案造假事件》，《中国信息界（e医疗）》2011年第3期。

④ 高欣、马兰：《居民健康档案患上"造假病"》，http：//news.hexun.com/2015-06-24/176964464.html，2015年6月24日。

⑤ 陈钧：《央视揭开健康档案造假事件》，《中国信息界（e医疗）》2011年第3期。

去查。健康档案中有高血压、糖尿病记录的村民也只是量量血压，仅有个别人进行抽血化验，或再抽几个患者做简单的心电图。由于化验结果不准确，农村糖尿病查出来的很少。福清市某卫生院乡村医生为达到档案率硬性指标获得相应公共卫生补助，竟在没有通知和核实当事人健康状态的情况下，擅自编造4个精神病档案①；福建泉州年轻人被"偏执型精神分裂症"患者3年，安徽蒙城乐土镇柳林村民在健康档案体检表上"被糖尿病"，"身患高血压糖尿病"83岁老人却查无此人②；2017年，湖北省咸宁市嘉鱼县鱼岳镇鱼岳出现编造11名去世多年人的健康体检数据，一些外迁多年居民在未享受体检服务的情况下多次"被体检"；2017年，湖南省张家界市永定区尹家溪镇中心卫生院为迎接省基本公共卫生服务项目的绩效评估检查，健康档案中虚造了老年人血样检验报告1004份③。四川平凉市卫健委党组书记曾在2020年度全市健康扶贫和基本公共卫生服务项目工作推进会的讲话中指出，公卫任务造假更加严重，如：一些医院和服务中心村医报酬占基本公共卫生经费的比例还不到40%，个别的只有20%多；有的基层医疗机构院长主任在公共卫生工作上当甩手掌柜，很少学习和研究基本公共卫生工作④。因此有医生与村民质疑，这种健康档案的均等化没有实现基本公共卫生服务均等化的初衷。

三是健康教育造假更为严重。一些农村地区仅有一块公示牌就是健康教育，再贴上宣传纸后照相留存就是完整的健康教育，而效果如何则无人过问。有的宣传资料只印几千份，做账却有几十万或百万份，而且账可以做得天衣无缝。有人质疑，这样的服务除了消耗大量政府资金，群众得到了什么？

四是一些地方还出现基本公共卫生服务资金补助费虚假发放、账目作假

---

① 陈钦祥：《福清哥被精神病20年医生：有任务随意填写》，http://fj.qq.com/a/20150617/006785.htm，2015年6月17日。

② 高欣、马兰：《居民健康档案患上"造假病"》，http://news.hexun.com/2015-06-24/176964464.html，2015年6月24日。

③ 《竟给死者"体检"，嘉鱼一社区公然造假套取国家资金》，http://www.sohu.com/a/156795469_171359，2017年7月13日。

④ 《卫健委主任强调：基层待遇低、公卫任务重、造假现象严重》，https://www.163.com/dy/article/FGGVNT660514DM64.html，2020年7月2日。

现象。2011 年至 2015 年，辽宁省盘锦市盘山县太平镇防保站通过虚假发放、作假账目方式来套取基本公共卫生服务的专项资金 9.7 万元①。

农村基本公共卫生服务造假原因各异。一是农村健康档案信息化建设相对落后，使得健康档案造假成为可能。二是监管不到位，资金补助到位后能否完成好基本公共卫生服务没有真正得到监管。三是村医的付出与获得严重失衡。东营市的一位村医算了一笔账：以 1300 人的村子为例，保守估计有高血压患者 200 人、65 岁以上老人 200 人、精神病人 8 人，总计 408 人。按照规定，每年每人随访 4 次，每人次约 1 小时，总共 1632 小时左右，一年 365 天村医需要每天 4.5 个小时进行随访工作；全村每年查体一次，每人最少 40 分钟，1300 人约 866 小时，平均每天 2.5 个小时左右；居民档案更新，一个村医一天均诊察 30 人，光录入信息一个人 5 分钟，30 个人约 1.5 小时。上述时间加起来已经是 8.5 个小时，其他的预防接种、健康教育、孕产妇管理，以及 0—6 岁儿童健康管理，加起来时间更多。有的是为获补助"主动"造假，有的是"奉命"造假。当村医无法完成任务时，不得不作假。基本公共卫生服务项目执行效果不明显。

第四节　源头预防未受重视，生活方式不健康，农村人口慢性病快速增长

随着经济社会发展，行为方式与生活方式越来越成为影响人民健康的重要因素。生活方式是指作为社会主体的个人在一定历史条件、社会环境中，为谋求自己的生存与发展而选择、确立的日常生活诸方面构成和实现方式。广义的生活方式是指人们一切的生活活动的典型方式与特征的总和，包括人们衣、食、住、行、休息娱乐、社会交往等物质生活与精神生活的生活模式。狭义的生活方式指个人及家庭的日常生活的活动方式，包括衣、食、住、行及闲暇时间利用等。19 世纪中叶以来，生活方式从日常用语开始作为科学的概念出现。马克思、恩格斯同时提出了生产方式和生活方式两个概念。指出，

---

① 杨帆：《四人做假账私分村医卫生专项资金近 10 万元》，http：//www. 7624. net/toutiao/802574. html，2017 年 8 月 7 日。

社会生产的每个时代都有"这些个人的一定的活动方式、表现他们生活的一定形式，他们的一定的生活方式。个人怎样表现自己的生活，他们自己也就怎样"。①

我国对生活方式的定义主要有三种观点，一是认为生活方式是人们生活的具体样式；二是认为生活方式是满足人的生存与发展所需要进行的全部活动的总体模式；三是认为生活方式是由一定生产方式所决定、为一定自然环境所制约，在一定世界观指导下的个人、群体或社会，为满足自身的需要，而进行的社会活动的模式②。《中国大百科全书·社会学卷》提出，生活方式是不同的个人、群体或社会全体成员在一定生活条件制约与价值观指导下所形成的，满足自身生活需要的全部活动形式和行为特征的体系③。早期研究中，学者比较一致认同生活方式是回答人们"怎样生活"的概念，即，人们依据一定的文化模式，为满足自身生活需要而运用社会环境提供的各种物质的与精神文化资源的活动方式、配置方式④。而健康的生活方式是人们根据自身生活机会所能提供的选项而进行的生活选择的一系列和健康有关的集体行为模式⑤。

一 慢性病在农村呈高发态势

慢性病发病率与死亡率的上升，已经成为当今世界公共卫生的主要问题。发达国家社会开始进入"后医学时代"，疾病谱也发生大的变化，由医学可治愈的急性或传染性疾病，开始转为医学无法治愈的慢性的非传染性疾病。研究表明，包括疾病谱中非常靠前的疾病的很多疾病都与自己某些不良行为有关，因此采取健康的行为显得尤为重要⑥。我国慢性病的快速发展与生活方式的变迁密切相关。慢性病指慢性非传染性疾病，主要指由生活和行为方式及

---

① 《马克思恩格斯全集》第3卷，人民出版社1960年版，第24页。
② 李鑫生：《近年来我国生活方式研究概观——兼对全国生活方式研讨会评述》，《东岳论丛》1988年第3期。
③ 《中国大百科全书·社会学卷》，中国大百科全书出版社1991年版。
④ 王雅林：《生活方式研究评述》，《社会学研究》1995年第4期。
⑤ Cockerham, William C., *Health Lifestyles*：*Bringing Structure Back*, The New Blackwell Companion to Medical Sociology, 2009, pp. 159 – 183.
⑥ 杨春燕、张烨：《行为生活方式与健康的关系》，《职业与健康》2007年第19期。

职业、环境因素引起的疾病，一般无传染性，如恶性肿瘤、心脑血管疾病、糖尿病、慢性阻塞性肺部疾病、精神心理性疾病等疾病。人们的行为与生活方式成为影响健康的重要因素。很多疾病，尤其是慢性非传染性疾病（以下简称慢性病）与人们的生活行为方式密切相关。

随着中国人生活方式快速变迁，并深受西方生活方式的影响（如高热能、油炸食品消费等），城市及社会上层人员最先受不良生活方式的影响。而且，中国盛行的传统烟酒文化可能导致社会上层成员的生活方式比下层社会成员更不健康[①]。中国居民的膳食结构发生明显变化，烹饪方式从蒸、煮转向油炸，零食消费行为逐渐显现[②]，也直接导致慢性病的隐患出现。很多地区的村民受当地的风俗和生活习惯影响，难以形成健康饮食习惯。研究表明，中国地区间癌症负担与癌症谱系相异，反映了各地生活习惯与卫生保健水平的差异。城镇地区常见癌症类型与世界发达地区较为相近，结直肠癌、前列腺癌、肾癌和膀胱癌的发病率、肥胖与西方化的生活方式高度相关。而我国农村地区则与世界欠发达地区相近，包括食管癌、胃癌、肺癌和宫颈癌等[③]。我国城市居民的食管癌、胃癌、肝癌发病率均明显低于农村地区，可能与城市的经济、卫生与生活条件等优于农村地区有关；而城市肺癌、乳腺癌、胰腺癌、结直肠癌等发病率高于农村，可能与受环境、生活方式及其他方面因素影响有关[④]。居民不健康生活方式仍然普遍存在。膳食脂肪供能比持续上升，农村首次突破30%推荐上限[⑤]。

为改善居民的生活方式，促进人民健康，我国设定的基本公共卫生服务包括了由生活方式导致的一些慢性病的项目内容，如，高血压、糖尿病等慢

[①] Kim S., Symons M., Popkin B. M., "Contrasting socioeconomic profiles related to healthier lifestyles in China and the United States", *American Journal of Epidemiology*, Vol. 159, No. 2（January 2014）, pp. 184 – 191.

[②] Wang Z., Zhai F., Du S., Popkin B., "Dynamic shifts in Chinese eating behaviors", *Asia Pacific Journal of Clinical Nutrition*, Vol. 17, No. 1（February 2008）, pp. 123 – 130.

[③] Chen W., Sun K., Zheng R., Zeng H., Zhang S., Xia C., Yang Z., Li H., Zou X., He J., "Cancer incidence and mortality in China, 2014", *Chinese Journal of Cancer Research*, Vol. 30, No. 1（February 2018）, pp. 1 – 12.

[④] 陈万青：《从肿瘤登记数据看中国恶性肿瘤的发病特点和趋势》，《中华健康管理学杂志》2016年第4期。

[⑤] 《中国居民营养与慢性病状况报告（2020年）》发布会，http://www.scio.gov.cn/xwfbh/xwbfbh/42311/44583/wz44585/Document/1695276/1695276.htm，2020年12月23日。

性病管理与重性精神疾病管理，也涵盖了健康教育与健康素养促进行动。由于慢性病的特点是起病隐匿、病程长，而且重复就诊率高，因此预防就显得尤其重要。慢性病已成为人类最大的死因，非传染性疾病成为 21 世纪主要卫生与发展挑战之一。慢性病既会导致患者承受痛苦，也将危害特别是低收入和中等收入国家的社会经济，而其中生活方式起着重要的影响作用。为此，2013 年 5 月，第 66 届世界卫生大会批准了 WHO 提出的《2013—2020 年预防控制非传染性疾病全球行动计划》。该计划明确提出，到 2025 年，WHO 各成员国要将非传染性疾病所造成的死亡率减少 25%[①]。党的十九大报告也提出，"坚持预防为主，深入开展爱国卫生运动，倡导健康文明生活方式，预防控制重大疾病。实施食品安全战略，让人民吃得放心。坚持中西医并重。"[②] 世界卫生组织指出，如果改变人群的吸烟、酗酒、不健康饮食以及身体活动不足等常见不良生活习惯，可以减少因慢性病过早死亡。世界卫生组织还推出了全面实施《世界卫生组织烟草控制框架公约》、以不饱和脂肪替代反式脂肪、限制或禁止酒类广告、促进母乳喂养以减少儿童肥胖、提高大众饮食及锻炼意识、通过筛查预防宫颈癌等一系列具有成本效益性干预措施[③]。如果能够控制生活行为方式，可减少糖尿病、心脏病和癌症的发病率。在中国，2017 年也出台了《中国防治慢性病中长期规划（2017—2025 年）》，将慢性病视为严重威胁我国居民健康的疾病，指出慢性疾病已经成为影响国家经济社会发展的重大公共卫生问题。在我国的疾病防治中，慢性病的主要范围包括心脑血管疾病、癌症、慢性呼吸系统疾病、糖尿病和口腔疾病，以及内分泌、肾脏、骨骼、神经等疾病[④]，也包括慢性精神疾病。其中，脑血管病也已成为我国严重的社会发展和公共卫生问题。我国居民的疾病死亡中，心血管病死亡居首位，占 40% 以上，高于肿瘤及其他疾病。2004 年以来，我国心脑血管病的住

---

① Global action plan for the prevention and control of NCDs 2013 – 2020，WHO. http：//www. who. int/nmh/events/ncd_ action_ plan/en/.

② 《决胜全面建成小康社会夺取新时代中国特色社会主义伟大胜利——在中国共产党第十九次全国代表大会上的报告》，人民出版社 2017 年版，第 48 页。

③ 卫文：《我国每年 300 万人因慢病过早死亡》，《家庭医学》2015 年第 2 期。

④ 《中国防治慢性病中长期规划（2017—2025 年）的通知》（国办发〔2017〕12 号），2017 年 2 月 14 日，http：//www. gov. cn/zhengce/content/2017 – 02/14/content_ 5167886. htm。

院费用年均的增速远高于国内生产总值的增速，中国心血管病的负担日趋加重①。脑卒中的发病率也以每年近9%的速率迅猛增长，而且死亡率是欧美等发达国家和地区的数倍。《中国居民营养与慢性病状况报告（2015年）》的数据显示，2012年，全国居民的慢性病死亡率为86.6%，其中脑血管病的死亡占死亡人数22.45%。《中国心血管病报告2017》显示，中国人心血管病的患病率及死亡率一直处于上升趋势。按照流行病学推算，我国心血管病现患人数约2.9亿，其中脑卒中1300万，冠心病1100万，肺原性心脏病500万，心力衰竭450万，风湿性心脏病250万，先天性心脏病200万，高血压2.7亿②。据世界银行数据推算，如果不采取更有效的措施，到2030年，中国每年将有3177万名脑卒中患者，防控形势非常严峻③。此外，国际糖尿病联盟2017年发布的《糖尿病概览》（第8版）估计，2017年全球糖尿病患者约为4.25亿，如果不加以控制，到2040年，全球的糖尿病患者人数将达6.29亿。而我国糖尿病防治工作相当严峻，2017年的糖尿病患者人数达1.144亿，为全球首位；预计到2045年，我国糖尿病患者将达1.198亿④。基于浙江省糖尿病监测系统的分析发现，在新诊断的2型糖尿病患者中，男性、年轻人群和农村地区中增加较快；农村居民冠心病死亡率为128.24/10万；城市居民脑血管病死亡率为128.88/10万，农村为160.19/10万；中国心血管病死亡农村为46.66%，高于城市的43.81%⑤。特别是近几年来，我国农村地区心血管病的死亡率持续高于城市水平。本研究的调查结果同样显示，慢性病在农村地区呈上升趋势。据11个省、自治区、直辖市调查数据显示，受调查的农村家庭中46.9%有慢性病患者（包括高血压、糖尿病、重性精神病、脑卒中等），近半数农村地区家庭受到慢性病的困扰。而且对东、中、西部地区居民慢性病患病率进一步分析发现，3个区域居民慢性病患病率存在显著差异

---

① 《我国心血管病患者已达2.9亿发病率仍在持续上升》，http://sh.qihoo.com/pc/2s22uljui18?refer_scene=so_1&sign=360_e39369d1，2018年2月3日。
② 国家心血管病中心：《中国心血管病报告2017》，中国大百科全书出版社2017年版，第1页。
③ 国家卫生计生委疾病预防控制局：《中国居民营养与慢性病状况报告（2015年）》，人民卫生出版社2015年版。
④ *Diabetes Atlas 8th Edition*, International Diabetes Federation, 2017, p.46, http://diabetesatlas.org/resources/2017-atlas.html。
⑤ 编写组：《中国心血管健康与疾病报告2020》，《中国心血管杂志》2021年第26期。

（$P < 0.001$）：西部地区（55.3%）> 东部地区（44.0%）> 中部地区（35.5%）。其中，高血压是农村居民慢性病中患病率最高的疾病，为56.3%；其次为糖尿病，患病率为24.6%（见表3 - 10、表3 - 11、表3 - 12）。

表3 - 10　　　东、中、西部调查样本地区农村居民慢性病患者分布情况

样本地区	患病情况 [n（%）]		合计	χ^2	P
	患病	未患病			
东部[ab]	640（44.0）	814（56.0）	1454	76.0	< 0.001
中部[ac]	342（35.5）	621（64.5）	963		
西部[bc]	524（55.3）	424（44.7）	948		
合计	1714（46.9）	1941（53.1）	3655		

注：a、b、c：两者间存在统计学差异，$P < 0.001$。

表3 - 11　　　东、中、西部调查样本地区农村居民慢性病患病率分布　　　%

样本地区	高血压	糖尿病	脑卒中	结核病	重性精神病	残疾
东部	75.9[c]	33.9	4.5[a]	3.9[a]	3.6[a]	6.3[ab]
中部	71.6[a]	28.4[c]	13.2[ab]	13.2[ab]	10.8[ab]	15.2[a]
西部	83.2[ac]	38.7[c]	6.7[b]	2.5[b]	2.1[b]	12.7[b]

注：a、b：两者间存在统计学差异，$P < 0.001$；c：两者间存在统计学差异，$P < 0.05$。

表3 - 12　　　　　调查样本地区农村居民的慢性病患者分布情况　　　%

样本地区	高血压	糖尿病	重性精神病	脑卒中	残疾	结核病	合计
陕西	73.0	12.4	1.6	3.2	7.6	2.2	100.0
天津	69.3	21.4	2.2	1.9	4.2	1.0	100.0
内蒙古	54.1	39.2	1.3	3.2	1.9	0.3	100.0
安徽	71.6	13.4	6.0	1.5	7.5	0.0	100.0
江西	38.8	17.6	10.1	10.6	11.9	11.0	100.0
新疆	49.4	21.5	1.5	7.2	17.4	3.0	100.0
山西	48.0	21.1	4.4	8.8	8.8	8.8	100.0
四川	63.7	24.8	5.3	1.9	3.4	0.8	100.0
山东	54.4	31.8	0.8	5.9	6.3	0.8	100.0
福建	51.3	29.1	—	4.3	2.6	12.8	100.0
海南	51.7	26.6	9.4	2.7	6.0	3.4	100.0
合计	56.3	24.6	3.6	4.8	7.1	3.6	100.0

农村高血压与糖尿病患者是慢性病的主要患病人群。高血压是心脑血管疾病的危险因素；糖尿病患者长期护理不当会导致各种组织，特别是眼、肾、心脏、血管、神经的慢性损害、功能障碍，对患者造成严重后果。而对高血压和糖尿病患者的健康管理和定期健康随访可有效控制患者的病情和健康状况，有利于患者健康水平和生活质量的提高。但如果基本公共卫生服务工作不到位，难以取得预防效果。

二　吸烟、饮酒不健康生活方式引发慢性病明显

过量饮酒、吸烟、高盐高脂等不健康饮食、身体活动不足等是当今中国居民高血压、心脑血管疾病、糖尿病、体重超重和肥胖等慢性病发生的主要行为危险因素。生活方式中存在的一些风险因素，如不合理饮食、抽烟、过度饮酒、缺乏体育锻炼等，成为导致慢性病发病率提高的主要原因。一项以喝酒、吸烟、休息放松、体育锻炼与常规体检等 5 个行为变量综合测量中国城乡居民健康生活方式的研究表明，中国居民的生活方式仍处在不断变迁过程中。中国人的生活方式目前呈多元化特征，包括健康型、混合型与风险型三种生活方式[1]。一项 50000 人的调查结果表明：慢性肾脏病已成中国重要的公共卫生问题，特别是在经济欠发达的农村地区，更应该引起足够重视[2]。

在世界范围内，癌症是仅次于心血管疾病的第二死亡原因和主要的公共健康问题。据世界卫生组织一项全球疾病的负担研究显示，1990—2013 年，癌症死亡率从 12% 升至 15%，已成为仅次于心血管疾病高死亡率的疾病。而导致死亡率上升的因素为老龄化加速、肥胖以及如嗜烟、高热量和不规律饮食等不良生活方式[3]。研究表明，慢性病中，癌症是我国最重要的非传染疾病

---

① 王甫勤：《地位束缚与生活方式转型——中国各社会阶层健康生活方式潜在类别研究》，《社会学研究》2017 年第 6 期。

② 《柳叶刀：慢性肾脏病已经成为中国重要的公共卫生问题》，http://endo.dxy.cn/article/19631，2012 年 3 月 12 日。

③ 李宗泽：《研究：癌症已成为第二大致死病因》，《环球网国际新闻》，http://world.huanqiu.com/exclusive/2015 – 05/6550810.html，2015 年 5 月 29 日。

与造成死亡的主要原因。伴随我国经济社会发展，老龄化进程的加剧，以及我国人口增长与生活方式的改变，我国居民的恶性肿瘤癌谱的构成发生了显著变化，总体上的发病水平呈上升趋势[①]。中国国家癌症登记中心（NCCRC）通过来自 339 个本地癌症登记处合格癌症的登记数据（代表 21.07% 的全国人口）发布的全国癌症数据显示，癌症不仅是中国首要导致死亡的原因，也给人们造成了沉重的疾病负担[②]。数据还表明，农村居民的恶性肿瘤发病率上升的比例高于城市。据全国肿瘤登记中心对我国 10 年发病数据分析显示，恶性肿瘤发病率在不同地区与不同性别中均呈上升的趋势，合计年变化率 4%，其中城市为 3.8%，农村为 4.4%[③]。

癌症的发生与人们的生活方式密不可分。研究表明，在中国，与生活方式关系最密切的肺癌仍然是确诊最为普遍的癌症，而且是癌症死亡的首要元凶。男性的肺癌发病率和死亡率是女性的近两倍[④]。而肺癌与男性不良的行为习惯——吸烟密切相关。研究显示，中国人吸烟 23%—25% 与癌症死亡相关[⑤]。也有研究表明，我国每年因吸烟引起相关疾病导致死亡人数约 138 万，远超我国每年的非正常死亡人数。2015 年，全球因吸烟死亡的人占总死亡人数的 11.5%，而全球半数以上因吸烟致死的人集中在中印美俄，中国约 180 万，印度为 74 万。相关研究还显示，低收入群体吸烟率高于高收入群体，农村吸烟率高于城镇居民。中低档卷烟以相对低廉的价格，获取了大部分贫困地区较高的卷烟消费，全国农村人口年收入用于卷烟消费占比达到 17.3%，远高于城市的 8.8%。流动人口（主要是农民工）的吸烟率也普遍高于非流

---

① 陈万青：《从肿瘤登记数据看中国恶性肿瘤的发病特点和趋势》，《中华健康管理学杂志》2016 年第 4 期。

② Chen W., Sun K., Zheng R., Zeng H., Zhang S., Xia C., Yang Z., Li H., Zou X., He J., "Cancer incidence and mortality in China, 2014", *Chinese Journal of Cancer Research*, Vol. 30, No. 1 (February 2018), pp. 1 – 12.

③ 陈万青：《从肿瘤登记数据看中国恶性肿瘤的发病特点和趋势》，《中华健康管理学杂志》2016 年第 4 期。

④ Chen W., Sun K., Zheng R., Zeng H., Zhang S., Xia C., Yang Z., Li H., Zou X., He J., "Cancer incidence and mortality in China, 2014", *Chinese Journal of Cancer Research*, Vol. 30, No. 1 (February 2018), pp. 1 – 12.

⑤ Chen W., Zheng R., Baade P. D., Zhang S., Zeng H., Bray F., Jemal A., Yu X. Q., He J., "Cancer statistics in China, 2015", *CA: A Cancer Journal for Clinicians*, Vol. 66, No. 22 (March – April 2016), pp. 115 – 132.

动人群，且更容易出现与此相关的疾病和医疗支出①。一项 Meta 分析结果显
示，我国农村居民的被动吸烟率较高，其中中西部地区高于东部、家中高于
公共场所与工作场所。农村居民的被动吸烟率达 46.6%，东部、中西部地区
分别为 45.7%、51.1%，工作场所、家中、公共场所分别为 34.2%、71.3%、
22.1%，研究地区与场所间差异均有统计学意义②。据农村青少年吸烟现状调
查分析，农村地区中学生存在一定的吸烟率。在影响农村青少年吸烟行为的
诸多因素中，性别、父母亲或同学、朋友吸烟、父母及学校对吸烟的态度、
学习成绩差及对生活不满意是中学生吸烟行为的重要危险因素③。数据表明，
中国控烟，成效低于全球平均水平。来自中国、美国、英国及日本等国家的
数百位研究人员组成全球疾病负担 2019 烟草合作小组，于 2021 年在国际顶
级医学期刊《柳叶刀》在线发表了最新研究成果。通过对 3625 个全国代表性
的调查中与吸烟相关的各项指标进行建模，按年龄和性别划分，评估了 204
个国家和地区在 1990 年至 2019 年的烟草使用率和归因于疾病的负担。结果
表明，中国吸烟人数和烟草消费量均居全球第一，有 3.41 亿吸烟者，占全球
烟民的 30%④。

　　此外，酒精使用障碍也是一种危害个体、家庭与社会的慢性复发性精神
障碍疾病。我国酒精使用障碍患者逐渐上升。1982 年、1992 年、2009 年流行
病学的调查显示，我国酒精依赖的终身患病率为 0.26%、0.68%、5.8%。酒
精使用障碍与心境障碍常发生于同一个体，形成共病。而这一共病影响了患
者的治疗效果与预后，也加重了医疗负担，是精神卫生不能回避的重要问题。
我国各地饮酒习俗、居民饮酒习惯不同，受其影响，不同地区、性别的酒精
使用障碍患病率差异也较大，男性患病率明显高于女性⑤。

　　① 孙喜保：《中国人均吸烟量最多，税收手段能否控制烟草消费?》，《工人日报》2018 年 1 月 2
日第 3 版。
　　② 石锋，王飞：《我国农村居民被动吸烟率的 Meta 分析》，《中国医科大学学报》2016 年第 5 期。
　　③ 李海玲，刘长海：《农村地区中学生，吸烟情况及影响因素 Logistic 回归分析》，《医学信息》
2014 年第 3 期。
　　④ 《多项指标全球第一，中国控烟形势不乐观》，人民资讯网，https://baijiahao.baidu.com/s?
id=1701343954379074411&wfr=spider&for=pc，2021 年 6 月 1 日。
　　⑤ 向小军、王绪轶、汤宜朗、郝伟：《我国酒精相关危害的现状与策略》，《中国药物滥用防治
杂志》2015 年第 6 期。

三 家庭生活方式变化导致精神疾患在农村未受高度重视

国家基本公共卫生服务项目中还包括了重性精神疾病患者管理的内容。在我国，精神疾病也属于一种慢性疾病。《2013—2020 年精神卫生综合行动计划》提出，无论年龄、性别、种族、民族、社会经济地位或性倾向，根据公平性原则，精神障碍患者应能够在不造成其贫穷风险情况下，获得必要的卫生与社会服务，以使他们能实现康复并获得最高可能的健康水平①。作为人类健康的重要组成部分，由于我国经济社会快速发展，大量的农民工涌向城市，农村固有的生活方式发生变化，留守老人与留守儿童更容易在精神方面出现问题。世界卫生组织《组织法》将健康定义为："健康不仅为疾病或羸弱之消除，而系体格，精神与社会之完全健康状态"。"精神疾患"属于《疾病和有关健康问题的国际统计分类》（第 10 次修订本）范围的一系列精神与行为障碍，包括造成很高疾病负担的疾患，如抑郁症、双相情感障碍、焦虑症、精神分裂症、痴呆症、智力障碍、物质使用性疾患以及通常在儿童期与青春期出现的发育与行为障碍（包括自闭症)②。我国对严重精神障碍的界定主要是指精神疾病症状严重，导致患者的社会适应等功能严重损害、对自身的健康状况或客观现实不能完整的认识，或不能处理自身的事务的精神障碍③。《国家卫计委公布我国心理健康大数据》显示，截至 2016 年，中国严重精神障碍患者的数据库中为 540 万，其中严重精神障碍患者家庭的贫困率 57.2%，管理率达 88.7%④。2018 年 5 月，国家卫健委疾控局在全国的严重精神障碍管理治疗工作会上公布，截至 2017 年底，全国精神障碍患者为 2.4 亿人，患病率达 17.5%；其中严重精神障碍患者超过 1600 万，发

---

① 第六十六届世界卫生大会（议程项目 13.3）：《2013—2020 年精神卫生综合行动计划》，2013 年 5 月 27 日，https：//wenku.baidu.com/view/48e46567ba0d4a7302763a9e.html.
② 第六十六届世界卫生大会（议程项目 13.3）：《2013—2020 年精神卫生综合行动计划》，2013 年 5 月 27 日，https：//wenku.baidu.com/view/48e46567ba0d4a7302763a9e.html.
③ 国家卫生健康委员会：《严重精神障碍管理治疗工作规范（2018 年版）》，2018 年 6 月 8 日，http：//www.nhfpc.gov.cn/jkj/s7932/201806/90d5fe3b7f48453db9b9beb85dfdc8a8.shtml.
④ 《卫计委：全国在册严重精神障碍患者 540 万例》，http：//m.news.cctv.com/2017/04/07/AR-TIfgpDEKzy3dbx0D2Jqoe3170407.shtml，2017 年 4 月 7 日。

病率为 1%，且逐年增长①。2021 年出版的 "心理健康蓝皮书"《中国国民心理健康发展报告（2019—2020）》指出，城市户籍人口的心理健康状况显著优于农村户籍人口，农村户口的抑郁检出率为 16.5%，高于城镇户口的检出率 14%②。

　　基本公共卫生服务中的 "精神障碍" 是按世界卫生组织推荐的分类标准确定的，因此不同于公众所理解的 "精神病"。"精神障碍" 一般包括十大类近 400 种疾病，除了精神分裂症，我国常见的精神障碍主要包括心境障碍、焦虑障碍、老年期痴呆与男性酒精使用障碍。心境障碍又称情感性精神障碍，主要指由各种原因引起的以显著、持久的情感或心境改变为重要特征的一组疾病。往往在临床上表现为情感的高涨或低落，同时伴有相应的认知与行为的改变，甚至出现幻觉、妄想等精神病性症状。较轻的症状是对某种负性生活事件的反应，重一些的可能成为严重的复发性甚至慢性致残性障碍。一般患者会反复发作，发作后可能会转为慢性疾病。心境障碍具有复杂性，主要包括抑郁障碍、双相情感障碍、躯体疾病所致心境障碍、物质所致疾病障碍四大类。研究表明，我国心境障碍的患病率为 4.06%。其中抑郁障碍的患病率为 3.59%，焦虑障碍的患病率为 4.98%，高于 20 世纪 80 年代和 90 年代的调查结果③。焦虑障碍是一组以焦虑的情绪、植物神经功能紊乱，并伴有运动性不安、肌肉紧张等一组的精神障碍。躯体上表现如严重的心慌、出汗、手抖、尿频尿急、腹泻、肌肉紧张等，尤其是植物神经功能紊乱。焦虑障碍主要包括特殊恐惧症、社交恐惧、强迫障碍等 9 种疾病。焦虑障碍分为慢性与急性两种。慢性的为广泛性焦虑障碍，其表现为没有明确的指向担忧，但总不停地担忧，同时伴有坐卧不安、睡眠困难等，一般持续时间较长，属于慢性。急性的焦虑障碍主要表现为惊恐发作，往往会出现呼吸困难、心悸、晕厥等。恐怖性焦虑症是由

---

　　① 王博、邓楠：《2.5 亿精神病患的生存现状：离不开的医院回不去的家！》，http：//sn. peo-ple. com. cn/n2/2018/0709/c378309 – 31792750. html，2018 年 7 月 9 日。

　　② 《读一读〈中国国民心理健康发展报告（2019—2020）〉》，http：//www. zskx. com. cn/articles/1635. html？ivk_ sa =1024320u，2021 年 4 月 21 日。

　　③ 卫生计生委就我国心理健康工作有关情况举行发布会，www. gov. cn/xinwen/2017 – 04/07/con-tent. 5184068. htm#allcontent. ，2017 年 4 月 7 日。

具体情境引起，如社交恐怖，台上当众讲话会脸红、心慌、出汗、紧张，但台下讲话没事，是在特殊情境下产生的紧张、焦虑。美国疾病诊断标准已把强迫症从焦虑障碍中单独分出来，称为强迫障碍，主要表现为反复检查、反复洗涤，头脑总是出现不好的想法并与之做斗争，总是担心不干净的东西。

目前，我国基本公共卫生服务的重性精神障碍的服务对象包括精神分裂症、双相（情感）障碍、分裂情感性障碍、偏执性精神病、癫痫所致精神障碍以及精神发育迟滞伴发的精神障碍等六种确诊患者①。我国要求基层医疗卫生机构对患者进行信息登记，开展救治救助、随访管理等服务。由于原有的生活方式打破，农村家庭中的成员结构发生变化，随着外出打工的青壮年不断退出农村家庭生活中，农村的老年人与儿童的精神疾患者日益增加，而作为基本公共卫生服务的内容未能有效涵盖所有人群，只是将重点放在了重性精神疾病患者的管控上，而且管控不力。按照基本公共卫生服务的规范要求，重性精神疾病患者应该由家属提供或直接转自原来承担治疗的专业机构的疾病诊疗相关信息，为其建立居民健康档案纳入健康管理，同时为患者进行一次全面评估，并按照要求填写重性精神疾病患者个人信息补充表。本研究调查了11个省自治区直辖市农村重性精神病患者相关公共卫生服务项目实施情况，包括重性精神疾病患者登记、重性精神疾病患者到专业机构治疗、重性精神疾病患者接受随访和康复指导等内容。对"重性精神疾病患者进行登记"等服务项目的调查结果显示，登记比例最高的是四川和山东，达100.0%；其次是山西省，为90.0%，均达到重性精神病患者登记管理率70%的要求；而海南省的登记比例最低，仅为14.3%；其余6个地区在42.9%—66.7%之间。进一步分析后发现，中部地区的登记率最高，达到64.9%；其次是西部地区，为54.5%；而东部地区的登记率最低，仅为30.4%。东部、中部和西部地区对重性精神病患者的管理率均未达到当时基本公共卫生服务国家基本标准中70%的要求（2020年为大于80%）（见表3-13、表3-14、图3-3）。

---

① 国家卫生健康委员会：《严重精神障碍管理治疗工作规范（2018年版）》，2018年6月8日，http：//www.nhfpc.gov.cn/jkj/s7932/201806/90d5fe3b7f48453db9b9beb85dfdc8a8.shtml。

表3－13　　　　　　　调查样本地区县域间重性精神疾病患者登记情况

样本地区	服务开展情况［n（%）］		合计	χ^2	P
	有	无			
陕西	2（66.7）	1（33.3）	3	28.1	<0.001
天津	3（42.9）	4（57.1）	7		
内蒙古	2（50.0）	2（50.0）	4		
安徽	2（50.0）	2（50.0）	4		
江西	13（56.5）	10（43.5）	23		
新疆	2（50.0）	2（50.0）	4		
山西	9（90.0）	1（10）	10		
四川	14（100.0）	0（0.0）	14		
山东	2（100.0）	0（0.0）	2		
海南	2（14.3）	12（85.7）	14		
合计	41（60.0）	34（40.0）	85		

表3－14　　东、中、西部调查样本地区农村重性精神疾病患者登记情况

地区	开展情况［n（%）］		合计	χ^2	P
	有	无			
东部[a]	7（30.4）	16（69.6）	23	6.8	<0.001
中部[a]	24（64.9）	13（35.1）	37		
西部	6（54.5）	5（45.4）	11		

注：a：两者间存在统计学差异，$P<0.05$。

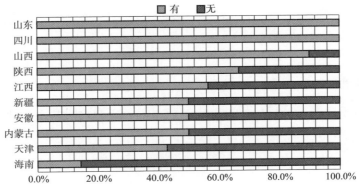

图3－3　调查样本地区县域重性精神疾病患者登记情况

同时，中国正处在经济快速发展时期，生活节奏加快，女性婚育时间推延相关。宫颈癌高发也与女性生活方式和环境变化有关。目前，我国常见恶性肿瘤发病的形势严峻，县级医院做好防治工作，降低肿瘤发病率，为人民群众健康保驾护航，早预防，少得癌症就显得尤为重要。基本公共卫生服务能够将疾病预防关口前移，既是公共卫生工作具有的内在规律，更是利于减轻国家、社会与个人负担的重要举措。

第五节　农村流动人口成为基本公共卫生服务均等化的盲点

随着社会经济发展和城市化的推进，我国流动人口不断攀升。2018 年末，中国大陆总人口 13.95 亿，人户分离人口 2.86 亿人，其中流动人口 2.41 亿[1]；"七普"调查显示，人户分离人口为 4.92 亿，其中人流动人口达 3.76 亿人[2]。流动人口除了要解决吃穿等基本生活问题，其对健康的要求与对公共卫生服务的期待越来越高。但一些公共服务项目"存在覆盖盲区，尚未有效惠及全部流动人口和困难群体"[3]，流动人口基本公共卫生服务利用总体水平较低[4]，尤其是发达地区的流动人口健康已成为亟待解决的社会问题[5]。近年来由于流动人口造成的社会公共卫生安全事件时有发生，如麻疹、手足口病、结核病、艾滋病等传染病疫情多由流动人口引发，严重威胁人们的健康。流动人口的体检、随访、建档等工作不到位，也严重影响一个地区慢性病管理和控制水平。流动人口中的许多孕产妇得不到全面的产前咨询和体检筛查，使妇婴健康难以得到保障。

---

① 国家统计局：《中华人民共和国 2018 年国民经济和社会发展统计公报》，2019 年 2 月 28 日，http：//www.stats.gov.cn/tjsj/zxfb/201902/t20190228_ 1651265.html。

② 《第七次全国人口普查公报（第七号）——城乡人口和流动人口情况》，2021 年 5 月 11 日，http：//www.stats.gov.cn/tjsj/tjgb/rkpcgb/qgrkpcgb/202106/t20210628_ 1818826.html。

③ 国务院：《十三五推进基本公共服务均等化规划》（国发〔2017〕9 号），2017 年 1 月 23 日，http：//www.gov.cn/zhengce/content/2017 –03/01/content_ 5172013.htm。

④ 郭静、翁昊艺、周庆誉：《流动人口基本公共卫生服务利用及影响因素分析》，《中国卫生政策研究》2014 年第 8 期。

⑤ 岳经纶、李晓燕：《社区视角下的流动人口健康意识与健康服务利用——基于珠三角的研究》，《公共管理学报》2014 年第 4 期。

2011 年出台的基本公共卫生服务规范，将居住半年以上户籍及非户籍居民中的 0~6 岁的儿童、孕产妇、老年人、慢性病患者与重性 精神疾病患者等人群，列为基本公共卫生服务的重点对象，包括了预防接种、0~6 岁儿童的健康管理、孕产妇的健康管理、城乡居民的健康档案管理、老年人的健康管理、2 型糖尿病患者的健康管理、高血压患者的健康管理、重性精神疾病患者的管理、健康教育、传染病及突发公共卫生事件的报告和处理，以及卫生监督、协管服务规范等总计 11 项服务项目[①]，但实际操作中并未覆盖流动人口；2013 年专门出台政策，明确提出要大力推进流动人口卫生和计划生育基本公共服务均等化[②]；2014 年原卫计委等五个相关部门进一步提出要求，各地在流动人口中全面落实 11 类基本公共卫生服务项目，特别是优先落实好流动人口的儿童预防接种、孕产妇和儿童保健、传染病防控、计划生育、健康档案、健康教育等 6 类基本公共服务，到 2020 年，基本建立起流动人口基本公共卫生计生服务均等化运行机制[③]；《"健康中国 2030"规划纲要》又特别强调，要做好流动人口的基本公共卫生计生服务均等化工作[④]。由于国家高度重视，流动人口基本公共卫生服务的覆盖面不断扩大。一些地区，如天津等地在计划免疫和传染病控制工作中，将流动人口作为重点服务人群，采取一系列措施，对流动儿童开展社区主动搜索、定期开展疫苗查漏补种、深入流动人口聚集地开展防病知识宣传等。但就整体而言，流动人口的基本公共卫生服务均等化工作并未真正有效开展。流动人口基本公共卫生服务均等化推进中存在如下问题：

一　政府投入不足，服务水平低，服务项目不均

　　虽然一些地方政府的投入不断增长，但随着流动人口数量不断增加，现有投入仍不能满足流动人口基本公共卫生服务项目的需要。如某市乡镇政府

---

　　① 《卫生部：关于印发〈国家基本公共卫生服务规范（2011 年版）〉的通知》，2011 年 5 月 24 日，http：//www.gov.cn/zwgk/2011－05/24/content_ 1870181. htm。

　　② 国家卫生计生委办公厅：《流动人口卫生和计划生育基本公共服务均等化试点工作方案》，2013 年 12 月 19 日，http：//www. nhfpc. gov. cn/ldrks/s3577/201312/39f344bd0a4f419ca66ef8b933eaa561. shtml。

　　③ 陈海波：《流动人口将均等享受基本公共卫生服务》，《光明日报》2014 年 11 月 25 日第 6 版。

　　④ 习近平：《"健康中国 2030"规划纲要》，《人民日报》2016 年 8 月 27 日第 1 版。

对基本公共卫生全年投入 73.57 万元，而实际用于基本公共卫生服务支出为 76.72 万元，差额部分需靠临床收入补充。相对于流动人口公共卫生需求，由于政府总体投入不足，使得服务机构只能用有限的经费，优先完成户籍人口的服务，直接影响了流动人口服务的实施，一些政策难以得到真正落实。其根本原因是以常住人口为基数核定与安排的基本公共卫生服务筹资的政策安排，致使筹资"两头落空"，直接影响了服务供给的均等化水平①。尽管地方政府免费向城乡居民提供基本公共卫生服务，但流动人口的服务并没有完全纳入系统进行规范化管理。尤其是与常住人口相比，流动人口的服务落实普遍较差，服务水平较低，项目实施也相差很大。有地方明确规定，对户籍农村妇女儿童实行免费孕产妇产前筛查和产检项目及儿童髋关节、白内障、先心病筛查；但对流动人口进行的相应服务项目则为收费项目。尤其是流动人口流入到经济发达地区，难与当地户籍人口一样均等地享有服务项目。一般而言，经济发达地区的基本公共卫生服务项目要多于全国标准，人均费用也高于全国标准，而流动人口往往不能在当地享受多出的服务项目。

二 登记率低，政府管理部门间缺少有效的协调联动机制

未登记的流动人口是基本公共卫生服务实施的盲区。一般流动人口主要租住在城乡结合部，居住在城市中心区的日租、群租及胶囊公寓的以流动人口居多。这部分人群收入低，居住环境差，经常见不到人、敲不开门，不易沟通，医务人员提供服务与管理的难度大。而且我国流动人口基本公共卫生服务的具体管理部门多达 20 余个，且缺少有效的协调配合机制。如，由于财政部门资金拨付不到位，致使服务机构提供了服务却拿不到钱，或已提供服务的担心拿不到钱；由于对基层医疗卫生投入不到位，某些医疗机构出现拿基本公共卫生服务经费买设备、搞基建等现象，影响了包括流动人口在内的基本公共卫生服务项目的实施；由于服务与管理手段相对滞后，财政、卫生、计生、公安、人社等部门没有建立部门间的协调联动机制，流动人口信息采集也没有纳入政府信息化建设体系，信息统计口径不一，统计管理系统不开

---

① 段丁强、应亚珍、周靖：《促进我国流动人口基本公共卫生服务均等化的筹资机制研究》，《人口与经济》2016 年第 4 期。

放、不兼容，形成"信息壁垒"，信息资源难以共享互通，不能为流动人口享受基本公共卫生服务提供信息支撑。

三　流动性强，基本公共卫生服务均等化实施带来一定难度

流动人口的一个重要特点是流动无序，这给基本公共卫生服务管理带来难度。流动人口为流入地的经济发展和城市建设做出巨大贡献，但也对该地区疾病防控和公共卫生服务提供带来前所未有的压力和挑战。由于流动人口流动性强，成为疾病传染源的概率较高，无形中增加了治疗、控制成本。当下，流动人口基本公共卫生服务管理面临的最大挑战是难以找到服务管理的对象，更不清楚服务对象的基本情况。常常是刚为某一流动人口建立管理健康档案，又不知其去向，影响了项目的完成率，也直接影响了考核结果和服务经费拨付。因此，一些服务机构便将流动人口排除在外，致使流动人口陷入户籍地与流入地两不管境地。加之，各级政府在流动人口属地化管理过程中，由于人员、资金等因素所限，使得流动人口的信息采集、健康管理存在一定难度，很难做到与常住人口管理一盘棋。

四　流动人口对基本公共卫生服务认识不足，存在抵触情绪

流动人口离开户籍地的目的是打工赚钱，因此不少人不愿接受居住地公共卫生服务管理，从内心抵触或拒绝接受。主要原因在于：一是经济状况较差导致流动人口对基本公共卫生服务敬而远之。流动人口主要时间和精力用于忙生计，无暇到服务机构接受服务。不少人认为，自己身体好，接受服务管理耽误时间，影响赚钱，而且担心查出病来没钱治。如此导致不能及时发现疾病隐患，直至小病拖成大病后回原籍诊治，贻误了最佳治疗时机。二是文化素质较低导致流动人口对基本公共卫生服务的必要性缺乏足够认识。流动人口一般从事的是较低级、简单繁重的体力劳动，文化程度相对较低，不了解、不理解国家为什么要开展基本公共卫生服务，对国家相关政策和自身权益不清楚。如在某地砖厂打工的四川凉山彝族等流动人口，其子女多数没有计划免疫接种史，没有接受过体检，甚至有些孩子就在低矮窑厂宿舍出生。工作人员主动上门服务，并反复讲解国家政策，但多数人称其祖祖辈辈都是

如此，拒绝接受服务。后经当地干部出面干预，甚至找到企业经营者，以不接受服务就将其辞退为条件，才使他们勉强让孩子接受疫苗接种，而其他服务项目如妇女体检等项目仍难完成。三是心理自卑导致流动人口不愿主动接受服务。流动人口一般交往范围有限，信息闭塞，特别是一些人在流入地自卑心理严重，因此主动领取免费的健康手册或参加免费的讲座培训比例很小，很少主动参加公共健康知识讲座、健康咨询等健康教育活动，认为这些活动只是针对当地常住居民的，自己是外地人，无权享受。

五 严重精神障碍管理是流动人口基本公共卫生服务的薄弱环节

流动人口中的严重精神障碍管理是基本公共卫生服务的薄弱环节。重性精神疾病（严重精神障碍）患者的管理是我国基本公共卫生服务中的重要内容。《国家基本公共卫生服务项目绩效考核指导方案》规定，所有确诊登记在册的重性精神疾病（严重精神障碍）的患者，每年至少获得一次完整的随访的管理，并建立健康管理档案，而且要求现场入户调查走访收集信息①。按照国家基本公共卫生服务的相关规定，流动人口中的严重精神障碍患者的服务与管理应该与常住人口的管理是相同的。但因为流动人口的流动性，有关严重精神障碍的管理与随访实现的难度更大。对严重精神障碍患者进行管理的前提是要摸清谁是管理对象。但由于严重精神障碍的筛查都难以实现，因此管理的难度就更大。

六 缺乏针对流动人口基本公共卫生服务提供者的培训，考核针对性不强

基本公共卫生服务机构在专业技术人才引进、培养和使用方面均面临巨大困难；现有队伍不稳定，工作人员积极性不高、规范性不强，而且具有发展潜质的专业人员流动性增加。在这种情况下，现有人员仅服务常住人口已显力所不及，扩展到流动人口就更加困难。而且由于不少地方缺乏对流动人

---

① 《国家基本公共卫生服务项目绩效考核指导方案》（国卫办基层发〔2015〕35号），2015年6月25日，http：//www.nhfpc.gov.cn/jws/s3577/201506/5dd202e2199e478b8e7b714e7a9c721a.shtml。

口基本公共卫生服务足够重视，目前我国尚未形成对流动人口基本公共卫生服务落实情况的考核系统，考核方法还限于不定期督导、每季度直报等粗线条的项目监测和评估，缺乏明确的考核标准。

第六节　财政转移支付与分税制存在缺陷，基本公共卫生服务供给不平衡且效率不高

　　充足的经费有利于基本公共卫生服务项目有效开展。尽管按"费随事走"和政府购买服务原则，我国的基本公共卫生服务专项经费补助办法不断完善，但有些服务经费仍然难以补偿到位。长期以来，中国政府的事权与财权分离，致使财政支出的结构不平衡，各级政府的支出责任不明确，而且卫生资源的分配结构与百姓的服务需求不匹配。这一体系的主要问题是，缺乏系统的制度规范划分，一部分事项的财政事权划分不明确，导致地方执行时缺乏依据；一些事项的财政事权划分欠科学，出现职责交叉重叠现象，财政资金使用效益不高。尤其是我国各地经济发展水平不一，发展程度不同，中央政府和地方政府分担的比例划定的科学性尚需充分论证，有的地方政府支出的责任不合理。

　　我国医疗卫生领域采取的是中央与地方的财政事权与支出的责任划分的体系框架。我国公共卫生服务实行的是地方负责、分级管理的管理模式，各级政府各自对其所管辖范围内公共卫生的发展给予财政支持。但在总的卫生事业费支出中，中央与地方支出结构方面存在着负担结构失衡的问题，而且，在省、市级政府及地、乡镇级政府的负担结构方面，同样存在这一问题[1]。2009—2014 年，我国各级政府累计投入的基本公共卫生服务的资金超 1929 亿元，其中中央政府投入达 1062 亿元，占 55.1%[2]。2020 年全年基本公卫服务经费总投入已经超过 1 千亿元。而地方政府卫生支出的主要负担者是县乡基

---

　　① 陈春辉、周金玲：《我国财政公共卫生支出政府间负担结构分析》，《中国卫生经济》2009 年第 8 期。

　　② 胡同宇：《国家基本公共卫生服务项目回顾及对"十三五"期间政策完善的思考》，《中国卫生政策研究》2015 年第 7 期。

层政府①，因此中国的基层政府普遍面临着财政压力。地方政府的经济实力以及由地方所承担的经费补助不同，造成基本公共卫生服务提供的能力也不尽相同。许多地方政府不堪重负，无力保障基本公共卫生产品提供，因此这些地区的公共卫生服务很难得到保障。甚至有的地方政府承担了超过七成的医疗卫生支出，而省级以下的政府又是其中主力军。在地方政府的财政医疗卫生支出中，不少省级政府只承担不到20%，省级以下政府则承担了80%以上财政医疗卫生支出。地方财政成为承担医疗卫生支出的主体责任，负担率从合作医疗全面覆盖的2007年的64.9%开始持续走高，2015年达到71.87%。虽然中央支出与对地方转移支付保持了增长，但地方支出增速高于中央，地方政府承担了更多的卫生财政压力②。在东中西部三个区域政府的人均卫生支出比较中，西部大于东部地区，东部大于中部地区，中部地区政府人均卫生支出水平最低③。

地方政府财政承担主要医疗卫生支出的责任模式，加剧了不同地区的卫生医疗水平不平衡。甘肃省卫生厅厅长在村卫生室调研时发现，省财政每年给每村的公共卫生均等化的补助人均不到10元④。而甘肃省县样本地区的基本公共卫生服务资源的投入严重不足，主要资源消耗在重点人群的公共卫生服务上⑤。而这又源于政府在医疗卫生的支出结构方面存在缺陷⑥。以某市区县为例，虽然在中央和市财政补助基础上，由市财政对各区县实行分类补助，市区两级财政对经费实施专户专账管理，保证了城乡人均基本公共卫生经费得到及时足额拨付，但随着基本公共卫生服务均等化不断推进，实施的公共卫生服务项目也越来越多，服务的对象也越来越广泛，补助的费用就难以覆盖基本公共卫生服务的所有内容了。由于基本公共卫生服务项目日益复杂，使得基层医疗机构日常工作任务量大幅增加，人力、物力、财力却没有相应

---

① 华实：《中国政府公共卫生支出的现状及对策》，《经济研究导刊》2013年第1期。

② 宣玮：《地方政府为什么不愿在医疗上多花钱?》，《医学界智库》2016年9月8日，https://www.cn-healthcare.com/article/20160908/content-485505.html。

③ 王玉晓：《政府医疗卫生支出结构——基于省际与国际对比》，《社会科学前沿》2017年第11期。

④ 贾华杰：《正在消失的村医》，《医院领导决策参考》2013年第18期。

⑤ 闫宣辰、杨敬宇：《甘肃省卫生XI项目县基本公共卫生服务均等化现状分析——以甘谷县为例》，《中国卫生事业管理》2012年第1期。

⑥ 刘丽杭、王小万：《政府卫生支出的规模，结构与绩效评价研究》，中国社会科学出版社2013年版。

的增加，满足不了日益发展的基本公共卫生服务的实际需要。仅以血常规检查一项为例，试剂材料成本 8 元，人工成本最低 2 元，而且尚未包括医疗器械折旧、检验材料置办等费用①。一项研究采取随机方法，通过调查负责基本公共卫生服务的医护人员，测定基本公共卫生服务各项服务成本，并以此预测了深圳市 2015 年所需经费。研究结果显示，尽管不同服务对象单位成本存在较大不同，但 2015 年深圳市所有基本公共卫生服务的经费总额与人均成本应该是：高水平为 16.4 亿元，人均 109.4 元/人年；中等水平为 14.2 亿元，人均 94.6 元/人年；低水平为 9.7 亿元，人均 64.8 元/人年。然而，深圳市基本公共卫生服务的经费补偿不足，所需经费已超当年 45 元/人年标准②。显而易见，2015 年国家标准人均 55 元，基本公共卫生服务项目难以覆盖各种服务项目。本书的实证调查结果也显示，尽管我国在不断提高基本公共卫生服务经费，但在地方提供基本公共卫生服务时经费仍显不足。47% 的医务人员认为人均 80 元才能够覆盖所有基本公共卫生服务项目所需费用，18% 的医务人员认为人均 70 元能够覆盖，17% 医务人员认为人均 60 元能够覆盖（见图 3-4）。到 2021 年，我国人均经费已经提高到 79 元，已经接近医务人员期望的标准，但关键是费用是否合理下拨，能否真正用于提供基本公共卫生服务的工作者身上。

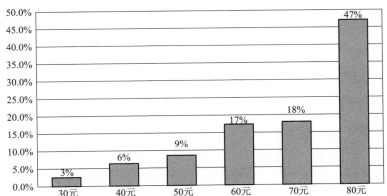

图 3-4　调查样本地区基层医务人员关于目前基本公共卫生服务项目所需资金的看法

① 詹海燕：《基本公共卫生服务项目资金使用现状及效果评价》，《行政事业资产与财务》2015 年第 34 期。

② 侯万里等：《社区基本公共卫生服务经费预测研究》，《中华全科医学》2016 年第 6 期。

基本公共卫生服务的经费标准不断增加应该主要用于增加服务项目与服务内容，扩大提供服务的人群覆盖面。但一些地区由于服务经费增长跟不上服务项目内容的增加。甚至有的区县由于非编制人员较多，缺少相应的人员经费补助，导致服务项目经费出现节流、挪用为日常人员开支现象时有发生。同时，由于各地税收来源不同，各区县经济实力也不一样，导致部分区县基本公共卫生服务经费不能足额下拨到基层医疗机构。一项从基本公共卫生服务的投入与产出指标角度的研究，利用 DEA 模型对山东省 17 个地市的基本公共卫生服务的效率进行了评估，研究结果显示，我国部分地市也存在投入冗余与产出不足的情况①。基本公共卫生服务项目的实施没有获得理想的效果，是因为服务项目内部有效性没有成功转化为外部的有效性②。

为保障乡村医生的工作得到相应的回报，国家为村医工作量与收入划了一条 40% 的红线，即村医承担基本公共卫生服务任务的 40%；同时也明确规定了村医能够拿到所有补助要达到一定的"门槛"。《国家卫生计生委关于进一步完善乡村医生养老政策提高乡村医生待遇的通知》规定，要切实保障乡村医生待遇，确保村医合理收入不降低。原则上将 40% 左右基本公共卫生服务的任务交给村卫生室承担，经考核后将相应服务经费予以拨付。要求各地要采取先预拨、后结算方式，发放乡村医生补助，并由县级财政部门直接将经费 80% 以上，按月拨付给乡村医生，余额经考核后发放③。因此，理论上，乡村医生需要干 40% 基本公共卫生服务的工作，然后拿到 40% 的补助费。国家政策也规定，先预拨 80% 经费，20% 考核。

然而，由于地方保障机制的缺失，从中央至地方倾力而出的资金，到达村里末端时，资金并没有全部下发到村医手中。基本公共卫生服务补助款的发放方式一般是由县财政拨付到乡镇卫生院，再由院根据村医绩效给

① 王伟：《基于 DEA 模型的山东省基本公共卫生服务效率评价》，《中国行政管理》2014 年第 12 期。
② 李航：《应用 RE - AIM 框架进行健康干预项目的评价》，《中国健康教育》2013 年第 5 期；祖平、李敏、胡敏、陈文：《转化公共卫生研究进展及挑战》，《中国卫生资源》2013 年第 5 期。
③ 《国家卫生计生委关于进一步完善乡村医生养老政策提高乡村医生待遇的通知》（国卫基层发〔2013〕14 号），2013 年 8 月 29 日，http：//www. moh. gov. cn/jws/s3581/201308/ca329d50ec4e4e56af4fb7a5c519d245. shtml。

村医，这给乡镇卫生院留下操作空间。其实，乡村医生得不到足额基本公共卫生服务补助的现象，自基本公共卫生服务项目开展之始就已有之。一项调查表明，2013 年，广东省梅县、南雄、信宜、高州等地村医平均一个月花 3—10 天时间从事基本公共卫生服务工作，却从未领过公卫补贴；兴宁、高要、龙川等地领过补贴的村站，基本按照建立健康档案份数及服务慢病人数补贴，数额在数百元至两千元之间。超过六成参与调查的村医表示没有领过公卫补贴。即使境况稍微好的平远县的乡村医生，得到补助也不多。以某村医为例，自做基本公共卫生服务工作起，2010 年建档，补 0.8 元/份，领取 900 元；2011 年，增加了老年人体检项目，补贴 1 元/每人，领取 200 元；2012 年，三类慢性病的档案补 4 元/份，老年人体检 1 元/人，信息录入 2 元/每份，总计一年领取 1639 元。而在镇里 9 个卫生站排第二的村医，最多也只拿到 2500 多元①。《南方农村报》在广东全省范围内 530 名乡村医生参与的问卷调查显示，超九成受访村医参与了建立居民健康档案、老年人健康管理、慢性病患管理、精神病患管理、传染病与突发公共卫生事件的报告等基本公共卫生服务项目。大部分村医每月花一周以上时间做基本公共卫生服务工作，54.1% 村医认为村卫生站承担了绝大部分基本公共卫生服务工作，28.3% 村医认为承担了国家要求的 40% 工作量。但仅有 49.81% 村医领过补贴，其中约 1/3 每年领到补贴不足 2000 元，1/4 领到 5000 元—10000 元，其余领到 2000—5000 元，11 人领过上万元补贴。调查对象中惠州、云浮两市受访村医表示领过公卫补贴，90% 梅州村医领过补贴，其余村医领到补贴不到 1/3，茂名为 28.6%、阳江为 28.3%、湛江为 25%、汕头为 20%②。多地村医表示，不了解政府向的购买"服务"合作模式，只是为政府干活，没有编制，没有养老保障③。由于基层普遍存在拖延发放及克扣基本公共卫生服务补助现象，因此，村医们认为，即使国家增加再多基本

---

① 《广东多地村医从未领过基本公共卫生服务补贴》，https：//new.qq.com/cmsn/20130803/20130803000440，2013 年 8 月 3 日。

② 方壮玮、苏晓璇：《广东多数村医反映领不到公卫补贴 卫生院却认为村站没能力承担 4 成公卫任务》，http：//www.nfncb.cn/html/yiliao/2016/xwzx_ 0929/113258.html，2016 年 9 月 29 日。

③ 辛颖、刘浩南：《村医流失何解？基层公卫补助款常是糊涂账，收入下降成群体困扰》，http：//news.hexun.com/2018-03-25/192698522.html，2018 年 3 月 25 日。

公共卫生服务补助经费，最终也难以到乡村医生口袋，甚至有乡村医生表示，宁可不加钱。加钱肯定加活，就怕活多了钱没拿到，甚至考核后还得倒贴钱①。

第七节　保障与激励机制不健全，农村医务人员服务管理水平与能力差异明显

制约各行各业提升、发展的瓶颈之一就是人才问题，实施基本公共卫生服务均等化也不例外，人才问题同样是制约。目前，我国基本公共卫生服务政策在农村地区具体实施过程中存在很多问题，如，基本公共卫生服务的建档和管理质量不高，对儿童、孕产妇、慢性病的健康管理有待加强，由于医务人员专业技术水平不高、治疗不规范，乡镇卫生院与村卫生室往往不能担负起对糖尿病、高血压等慢性病的管理与治疗，等等，这些问题产生的关键是实施服务的主体——基层卫生工作者。在加强基本公共卫生服务与基本医疗卫生服务方面，中国面临的最主要障碍是人力资源短缺。长期以来，我国卫生系统的资源配置以市场配置为主，大型医疗机构特别是三级医院集中了主要的优质卫生资源，包括人力资源。由于优质医务人员以及学术会议聚集在三级医院，而基本公共卫生服务的提供者的卫生资源配置和调整相对滞后。我国乡村医生队伍状况不容乐观，服务基层的资源与能力和广大农民的需求还有很大的距离。许多实证研究也表明了我国基层医务人员队伍面临的资源不足、服务能力欠缺、服务质量不高等问题。

一　基本公共卫生服务实施主体的数量严重不足，不均等严重

目前，我国为农村居民提供基本公共卫生服务的乡村医生队伍的数量与其所应该提供的服务，存在明显的差距，服务质量有待提升。特别是通过与

---

① 张广有：《公开透明，别让公卫补助伤了乡医的心》，《医师报》2018年7月5日第2版。

城市居民的基本公共卫生服务提供的队伍进行比较发现，农村的基本公共卫生服务的资源不足现象非常突出。如前所述，我国城乡之间卫生技术人员的配置差距较大。2020年，我国每千人口的执业（助理）医师为2.9人，每千人口的注册护士为3.34人；每万人口的全科医生为2.9人，每万人口的专业公共卫生机构人员为6.56人。而我国每千农村人口的乡镇卫生院人员则为1.62人①（见表3–15、表3–16、表3–17）。

尽管我国加大力度加强基层医疗卫生机构的队伍建设，但农村与城市相比较，农村基层队伍的建设远落后于城市。一项根据全国卫生统计年鉴、各省卫生厅信息中心的网络系统数据，以及2015年17个省106个村卫生室实地调查数据的研究表明，尽管我国村卫生室的从业人员呈现上升趋势，但地区之间存在一定的差异②。实践与研究均表明，从事基本公共卫生服务的队伍数量对基本公共卫生服务开展有直接影响③；农村基本公共卫生服务均等化的供给出现障碍的重要因素是基层人员的数量不足④；基层医疗卫生服务的技术人员的数量不能满足日益增长的服务需求⑤；基层人力资源短缺，未完全发挥居民健康"守门人"的作用⑥。湖南省浏阳市的一项乡镇卫生院卫生服务现状调查显示，乡镇卫生院的基本公共卫生服务弱化，主要是源于预防保健的服务人员配备不足⑦。由于人员数量不足，只能重数量轻质量，被动应付任务，采取电话随访代替了门诊与入户随访，人力资源利用率不高⑧。

---

① 《2020年我国卫生健康事业发展统计公报》，http：//www. gov. cn/guoqing/2021–07/22/content_ 5626526. htm，2021年7月22日。

② 耿蕊、李瑞锋：《我国村卫生室从业人员现状分析》，《中国医药导报》2016年第28期。

③ 雷迪、徐玲、吴明：《资源配置对乡镇卫生院基本公共卫生服务提供的影响分析》，《中国卫生经济》2013年第11期。

④ 封苏琴等：《基本公共卫生服务均等化供给障碍分析》，《医学与哲学（A）》2013年第10期。

⑤ 朱晓丽、代涛、王芳、尤川梅：《基本公共卫生服务均等化实施过程中的主要问题分析》，《中国社会医学杂志》2011年第2期。

⑥ 《中国医改目标和系统战略值得借鉴》，《经济日报》2012年4月3日第3版。

⑦ 陈律、肖水源：《湖南省浏阳市乡镇卫生院卫生服务现状调查》，《中华预防医学杂志》2009年第1期。

⑧ 欧阳俊婷、朱先、匡莉、尹丽婷、吴峰：《基本公共卫生服务项目实施障碍因素的分析：基于RE–AIM模型》，《中国卫生资源》2015年第1期。

表 3 –15 全国卫生人员数 万人

机构类别	人员数		卫生技术人员	
	2019	2020	2019	2020
总计	1292.8	1347.5	1015.4	1067.8
医院	778.2	811.2	648.7	677.5
公立医院	600.2	621.3	509.8	529.2
民营医院	178.1	189.9	138.9	148.2
基层医疗卫生机构	416.1	434.0	292.1	312.3
#社区卫生服务中心（站）	61.0	64.8	52.5	55.8
乡镇卫生院	144.5	148.1	123.2	126.7
专业公共卫生机构	89.6	92.5	70.0	72.7
#疾病预防控制中心	18.8	19.4	14.0	14.5
妇幼保健机构	48.7	51.5	40.5	42.9
卫生监督所（中心）	7.9	7.9	6.5	6.4
其他机构	8.9	9.8	4.6	5.2

资料来源：国家卫健委：《2020 年我国卫生健康事业发展统计公报》。

表 3 –16 全国农村乡镇卫生院医疗服务情况

指标	2019	2020
乡镇数（万个）	3.02	3.16
乡镇卫生院数（个）	36112	35762
床位数（万张）	137.0	139.0
卫生人员数（万人）	144.5	148.1
#卫生技术人员	123.2	126.7
#执业（助理）医师	50.3	52.0
每千农村人口乡镇卫生院床位（张）	1.48	1.52
每千农村人口乡镇卫生院人员（人）	1.56	1.62
诊疗人次（亿人次）	11.7	11.0
入院人数（万人）	3909	3383
医师日均担负诊疗人次	9.4	8.5
医师日均担负住院床日	1.5	1.3
病床使用率（%）	57.5	53.6
出院者平均住院日（日）	6.5	6.6

注：＊2020 年底农村人口系推算数。

资料来源：国家卫健委：《2020 年我国卫生健康事业发展统计公报》。

表 3 – 17　　　　　　　　　　全国村卫生室及人员数

指标	2019	2020
行政村数（万个）	53.3	50.9
村卫生室数（万个）	61.6	60.9
人员总数（万人）	144.6	144.2
执业（助理）医师数	43.5	46.5
注册护士数	16.8	18.5
乡村医生和卫生员数	84.2	79.2
#乡村医生	79.2	74.7
平均每村村卫生室人员数（人）	2.35	2.37

注：村卫生室执业（助理）医师和注册护士数包括乡镇卫生院设点的数字。
资料来源：《2020 年我国卫生健康事业发展统计公报》。

二　基本公共卫生服务实施者的素质不高，服务质量不均等

我国基层卫生工作者严重缺失，且水平不高，严重影响了基本公共卫生服务的有效实施，造成了基本公共卫生服务提供的不均等。在实际运作中，农村基层医疗卫生机构人力资源不匹配成为突出问题。我国农村基层医疗卫生机构的卫生技术人员缺乏合理配置，农村的专业技术人员严重匮乏。具体实施基本公共卫生服务的公共卫生人员无论是数量还是素质均难保证项目的有效执行[①]。以福建三明市调查为例，基本公共卫生服务提供应该按国家及福建省的基本公共卫生服务规范执行，但项目实施中县乡村的基础卫生服务网络的人员素质、设备条件和服务执行的要求不匹配[②]。而且，我国基本公共卫生服务的质量管理存在很多问题，很少有质量改进[③]。

乡镇卫生院公共卫生的人力资源结构不合理，人员数量相对不足。大部分乡村医生尚不具备国家所规定的从业要件，严重影响了我国农村基本公共卫生服务实施的质量。全国 3 万个乡镇卫生院和 60.9 万个村卫生室，79.2 万

---

① 姜立文等：《剖析我国基本公共卫生服务均等化推进中的问题》，《中国卫生资源》2015 年第 1 期。

② 詹海燕：《基本公共卫生服务项目资金使用现状及效果评价》，《行政事业资产与财务》2015 年第 34 期。

③ 谢明霏等：《黑龙江省基本公共卫生服务协同质量监管模式探讨》，《医学与社会》2014 年第 4 期。

名乡村医生和卫生员，肩负着我国 5 亿左右农村常住居民的基本公共卫生服务重任①。一项调查结果也表明，乡村医生总量呈增长趋势，但平均配置数量不足，平均的配置水平低于全国的平均水平；男女比例近 2∶1；队伍老龄化，平均年龄 45 岁；缺乏高学历人才，高中或中专学历为主；向执业（助理）医师转化速度缓慢，资格考试通过率仅为 34%②。同时，大量工作使乡村医师没有时间学习提升技能。

学历与职称也直接影响村卫生站开展国家基本公共卫生服务的质量。2017 年年底，我国本科及以上的卫生技术人员占 34.0%，大专卫生技术人员占 39.1%，中专卫生技术人员占 25.1%，高中及以下的占 1.8%。而全国乡村医生具有大专以上学历的仅为 7%③；国家统计局泰安调查队统计显示，中专及以下学历占 84.5%④。一项调查也显示，阳西县共有乡村医生 237 人，中专及以下学历有 210 人，占比 88.6%⑤；39 个法定传染病病种有一半以上没有学科带头人，从事慢性非传染性疾病的专业人员也严重不足⑥。全国疾病预防控制机构中专及中专以下学历者占 50% 以上，且越往西部，学历整体水平越低。国家级贫困县河南省光山县，村医中专以下占 48.7%。云南省永胜县共有 620 名乡村医生，其中大专学历只有 24 人，仅占 3.9%；中专学历 249 人，占 40.2%；初中学历 158 人，占 25.5%；甚至还有小学学历 16 人⑦。再以天津某地为例，尽管其卫生技术人员学历水平较全国相对较高，但仍然显示出，学历及医疗技术水平均较高的医护人员主要集中在县城，乡村卫生机构人员不足，学历水平低，技术水平落后。作为没有任何编制的三级医疗网的网底的乡村医生，没有本科生，专科仅为 13.3%，半数为中专学历，没有学历的达 34.1%。此外，我国的卫生技术人员中的初级职称比例很高，初级

---

① 《2020 年我国卫生健康事业发展统计公报》，http：//www. gov. cn/guoqing/2021 – 07/22/content_ 5626526. htm，2021 年 7 月 22 日。

② 齐慧颖、李瑞锋：《我国乡村医生队伍建设现状调查》，《医学与社会》2015 年第 6 期。

③ 《央视消息：2020 年村医无执业医师资格或被淘汰》，https：//www. sohu. com/a/215363301_ 69230 1，2018 年 1 月 8 日。

④ 陈新：《乡村医生大专以上学历仅 15% 左右》，《齐鲁晚报》2015 年 12 月 10 日第 1 版。

⑤ 方壮玮、统筹、苏晓璇：《广东多数村医反映领不到公卫补贴 卫生院却认为村站没能力承担 4 成公卫任务》，http：//www. nfncb. cn/html/yiliao/2016/xwzx_ 0929/113258. html，2016 年 9 月 29 日。

⑥ 李蓉：《加大财政投入，促进基本公共卫生服务均等化》，《团结》2010 年第 3 期。

⑦ 龚雯、王咏荷：《破乡村医生痛点 助健康扶贫加速》，http：//www. sh. xinhuanet. com/2018 – 08/12/c_ 137384978. htm，2018 年 8 月 12 日。

（师、士级）占比达61.7%，高级（主任及副主任级）仅占8.8%，中级（主治及主管）占了19.8%，待聘者达9.7%①。而且学历以及医疗技术水平均较高的医护人员主要集中在城市，农村大部分地区的乡村医生尚不具备国家规定的从业条件。一项对东、中、西部8个县区所属22个社区卫生服务机构的调查显示，儿保人员在儿童疾病筛查和中医药服务方面的服务能力欠缺②。乡村医生的这种状况难以满足村民对基本公共卫生服务的质量需要。

三　机制不健全，基层卫生工作者缺失严重

基层卫生工作者人才缺失且素质不高，直接影响了基本公共卫生服务质量与水平，导致各地基本公共卫生服务实施不均等。主要原因为：

（一）农村基层卫生工作人员的保障机制不健全导致人员流失

自2009年医改后，有条件的农村实行卫生院管理村卫生室人财物的乡村一体化管理模式，村卫生室的法律责任独立，财务核算也独立，但村医不占编制。一直坚守在最基层为中国农民身体健康服务的乡村医生，无编制、无养老保障、无固定工资、无医疗风险保险等。乡村医生成为医疗体系中的最底层，有义务和责任却无权益和保障。两会期间有关乡村医生提案年年有，乡村医生到底是医还是农成为村医不断追问的问题。是农，又把村医当医生管理，从事的是农村居民的基本公共卫生服务的提供以及基础诊疗工作。乡村教师已转正、乡村兽医已在编，生活待遇有保障，而作为农民身边的"健康守护人"的乡村医生还是身份不明。因待遇低、身份不明确、补助少、养老无待遇等问题，不断出现村医因基本公共卫生服务款问题"维权"，村医游行、罢诊、信访等现象屡屡发生。地方政府缺乏相应的保障机制保障基层医务工作者的权益与利益，致使基层基本公共卫生服务实施者大量流失。因此，"加强乡村医生队伍建设"成为2019年国家卫生健康委主办的全国人大重点督办建议。

---

① 《2020年我国卫生健康事业发展统计公报》，http：//www.gov.cn/guoqing/2021－07/22/content_5626526.htm，2021年7月22日。

② 耿晴晴等：《三省部分地区儿童基本公共卫生服务实施现状分析》，《中国儿童保健杂志》2016年第2期。

由于保障机制不健全，补助不足、农村人口流失以及基本用药管理严格等因素，乡村医生的收入受到很大影响。时任卫生部部长陈竺在 2013 年召开的全国基层卫生和新农合工作会议上曾经说，近年来乡村医生工作量增加、工作时间增加、收入下降。今年要使每名乡村医生各项收入的合计不低于 2 万元，作为"硬指标"一定要实现，"否则我们对不起这支队伍"[①]。遗憾的是，至今有的地方"硬指标"并未实现。2014 年，北师大"农村卫生人力资源课题组"调查了山东、江西、四川、甘肃、黑龙江、湖南、江苏等 7 个省，1734 个行政村，计 3968 名村医。调查结果显示，"赤脚医生"今非昔比，其待遇、养老保障等问题亟待解决[②]。2015—2016 年，全国约 3 万名村医离开了岗位[③]。对我国东中西部 12 个县的 3189 个村卫生室人员流动情况问卷调查表明，调查地的村卫生室流入为 231 人，流出为 434 人。其中引进人才是流入主要原因，退休是流出主要原因。村卫生室难以吸引人才、留住人才，人员的流动呈净流出状态[④]。甚至有的乡村医生发出"活不下去了"呼喊，迫使一些乡村医生退出行业。以河北省某乡为例，该乡共有村卫生室 30 个。2012 年，其中 3 个偏远村的村医外出打工后成了"村医空白村"。上级一直为这 3 个村的卫生室招聘村医，但几年来无人应聘。冀中某县近 3 年来全县才招来 5 名村医，但大部分不到一年就流失[⑤]。虽然农村订单定向医学生免费培养项目已在全国推行了十年之久，但农村订单定向医学生流失严重。2020 年 5 月 18 日，甘肃省卫生健康委官网公示《甘肃省 2015 年至 2019 年农村订单定向医学生违约名单》显示，5 年间，共有 251 名农村订单定向医学生违约，其中 2018 届 82 名，2019 届 95 名，占总违约人数 65%[⑥]。

---

① 叶龙杰：《陈竺：确保村医年收入不低于 2 万元》，http：//health. dzwww. com/jkxw/jrxw/201302/t20130223_ 8051247. htm，2013 年 2 月 23 日。

② 罗屿：《村医"生态"报告》，《小康》2014 年第 2 期。

③ 辛颖、刘浩南：《村医流失何解？基层公卫补助款常是糊涂账，收入下降成群体困扰》，ht-tp：//news. hexun. com/2018 - 03 - 25/192698522. html，2018 年 3 月 25 日。

④ 朱敏、曹晓红、蔡源益、吴华章：《我国村卫生室人员流动现状分析》，《中国卫生统计》2016 年第 6 期。

⑤ 王思达：《河北乡村医生现状调查：今天，我们如何留住村医？》，http：//hebei. ifeng. com/a/20160422/4481061_ 0. shtm 1，2016 年 4 月 22 日。

⑥ 《村医流失严重？官方回应：正在调研解决！》，https：//www. sohu. com/a/396599026 _ 671449，2020 年 5 月 20 日。

（二）国家明确提出要制定鼓励优秀卫生人才到农村地区服务的优惠政策，但有的地方政策或难以出台，或优惠条件极其有限，根本吸引不了人才到乡镇卫生院与村卫生室

究其根本原因在于乡镇医院、村卫生室工作的待遇远低于县城，而且基层医院的设施与技术落后，经费严重不足，特别不少医务人员担心在基层会荒废专业，个人发展前途殆尽。农村基层卫生机构普遍存在人才"引不来、留不住、养不起"现象。一些经过规培的成熟医务工作者往往还未给基层医疗机构做贡献就已流失。本研究对乡镇基层医疗机构医务人员进行的实证调查表明，影响基层医务工作人员开展基本公共卫生服务的最重要因素为"基层医务人员工资待遇低"，占79%；其次是"人少工作任务重"，占64%；"缺乏激励政策"，占60%；"基层单位医疗设备落后、不全，难以施展才干"，占45%；"缺乏专业技能培训"，占40%；还有1/3左右的人认为技术水平落后、工作条件艰苦；部分基层医务工作者担心看不到事业发展前途、学历水平低、专业会荒废（见表3-18）。

表3-18　　影响基层医务工作人员开展基本公共卫生服务的因素

因素	人数/n	百分比/%
基层医务人员工资待遇低	255	79
人少工作任务重	207	64
缺乏激励政策	193	60
基层单位医疗设备落后、不全，难以施展才干	143	45
缺乏专业技能培训	130	40
技术水平落后	102	32
工作条件艰苦	83	26
看不到事业发展前途	69	21
学历水平低	60	19
担心专业荒废	40	12

（三）基层卫生院缺乏编制，不具备人事招聘权，考核难

基层医疗卫生人才的体制是影响农村基本公共卫生服务均等化有效实施的深层次原因。逐渐减少的事业编制难以满足日益增加的基本公共卫生服务项目的需要。在我国的体制中，基层医疗机构属于事业单位性质。目前多数

基层医院仍按照过去人事管理相关规定设置编制。事业单位实行在编人员聘用制，但对于一些年龄大、职称低、学历低、水平不高、身体不好的医务人员，多数是签订无固定期限的聘用合同。而调整岗位又受执业证限制，人员难以得到妥善安置，造成"差的出不去，好的进不来"两难局面，有水平有能力的人才匮乏。基层卫生机构实行凡进必考的人事制度，实施行业执业资格准入，同时竞争择优。通过严格控制非专业人员进入重要性强的卫生系统，以提高基层卫生技术人员的整体素质。但由于基层政府的财政政策和编制所限，农村基层医疗机构的专业人才严重缺乏。以某市某县为例，长期以来卫生系统没有人事招聘权，只负责出口，不负责入口。虽然乡镇医院编制为849人，但由于人事权不在卫生系统内部，上级人事部门对基础的卫生技术人员的编制严格限制，导致乡镇医院实有的卫生技术人员只有306人，人员减少近三分之二。不少基层的卫生服务机构由于编制问题，临时聘用的人员比例过高，人员的稳定性差导致了基本公共卫生服务的质量下降。同时，基层医疗卫生机构的人事代理、劳务派遣等用工形式，也导致部分医疗机构同工不同酬的现象发生。非在编的医务人员因受限于各种待遇及发展平台，流动性大，导致医院人才培养成本高成材率低，进而影响了基本公共卫生服务工作开展。

乡镇卫生技术人员长时间大量缺乏，加之基层工作者忙于应付各种考试、继续教育，难以实现政府提出的高质量完成基本公共卫生服务的任务的要求。此外，由于基层卫生行业具有特殊性，对基层卫生技术人员的考核方法、量化指标等难以客观确定，多数农村医疗卫生机构缺少行之有效的科学、合理的绩效考核办法，导致了基层卫生技术人员缺乏提升自身技能与水平的内在动力，致使现有能力难以满足村民的基本公共卫生服务的需求。

（四）虽然有的地方政府出台了相关支持政策，但落实不力

有的地方虽然提出要求严格实行城市医院对农村的医疗卫生工作对口支援，而且提出医务人员在晋升副高职称之前，必须到农村基层医院工作一年。但由于吃住条件艰苦、交通不便等因素，城市医院医务工作者不愿到乡镇医院，通常只下到县城医院，难以真正帮助乡镇及村卫生室卫生技术人员提高技术和水平。甚至一些人通过疏通关系，使这一刚性制度在实施过程中走过场，很难取得制度设计所设想的目标，又沦为形式主义。

此外，我国实施基本公共卫生服务的机构主要是县医院、乡镇卫生院以及村卫生室。而"三级卫生服务网"需要大量从业人员。目前基层医疗卫生服务的人才队伍不同层级均出现人才缺乏问题，而一些地方采取的解决办法甚至是釜底抽薪式的，县级医疗机构人员不足就从下一级的乡镇卫生院吸纳人员。而网底的乡村，有的不得不返聘已退休、甚至无乡村医生执业资格证但曾在乡村行过医有经验的人员。

第八节　缺乏科学评定标准与评价指标，基层基本公共卫生服务的内生动力不足

基本公共卫生服务项目在全国实施以来，各地主要关注的是基本公共卫生服务的覆盖率问题，因此在项目实施过程中，人员、规范操作、质量等方面存在较多问题。为此，2015 年出台了《国家基本公共卫生服务项目绩效考核指导方案》（国卫办基层发〔2015〕35 号）。该考核方案包括组织管理、资金管理、项目执行、项目效果四大类，而且突出了对县级的考核①。但这一考核体系在实践中仍然存在一些问题，尤为突出的是，对县级资金管理的考核的分值低于省级与市级。资金管理部分包括了补助资金的落实、资金拨付的及时性、资金的到位率、工作经费的补助安排，尤其是村卫生室补助到位情况。而农村基本公共卫生服务均等化推进遇到的最大障碍是各级工作落实不力。恰恰由于资金落实不到位，乡村医生的生存遇到困境，人才流失，影响了各地基本公共卫生服务的水平与服务能力，直接制约了基本公共卫生服务的有效开展。

在实操过程中，由于县级与乡镇卫生院是村级基本公共卫生服务实施的考核主体，导致有些部门的绩效考核不是为了发现基层问题，以提高基本公共卫生服务绩效，而是借考核之名，截留基层卫生机构的基本公共卫生服务经费。由于考核监督方式存在缺陷，由卫生部门进行考核后再按考核的结果拨付补助费，肯定会出现层层截留现象。一些农村地区公共卫生服务因监督

---

① 《国家基本公共卫生服务项目绩效考核指导方案》（国卫办基层发〔2015〕35 号），2015 年 6月 25 日，http：//www.nhfpc.gov.cn/jws/s3577/201506/5dd202e2199e478b8e7b714e7a9c721a.shtml。

与考核机制运转不畅，基层的疾病预防控制工作滑坡严重，很难做到基本公共卫生服务均等化在广大农村地区得到真正实现。

地方的基本公共卫生服务的补助标准不一，缺乏透明。有的地方基本公共卫生服务的补助金自始就是糊涂账一笔。国家对县一级的基本公共卫生服务的补助发放标准是原则性的指导，没有具体的标准。一些标准往往也是由县一级甚至是乡镇卫生院确定，因此，不少地区补助资金发放不透明，分配标准随意确定，账目不清晰。村卫生室和乡村医生多数不清楚自己该领取多少基本公共卫生服务的补助经费，乡镇卫生院对此也含糊其辞。特别是一些地方的县卫生局、乡镇卫生院、乡村医生都说拿到的基本公共卫生服务补助费很少。我国从中央到地方的各级财政专项拨付，各省一般会出台文件明确省内的拨款标准，一般是统一按户籍人口数为统计口径（但实际操作中，有的县是以新农合参合人口数为统计口径）。基本公共卫生服务的补偿方式一般采取按实际服务量拨付，年初预拨、年中考核增拨、年末考核兑现。在本研究调查中，有村医表示，"年底发多少钱由乡镇卫生说了算，从来不知道标准"。其实很多地方的财政是将基本公共卫生服务经费等各种经费混合使用，打包处理。

无论各地的基本公共卫生服务项目多少，一般而言，除一些专业设备的体检、免费提供避孕药具以及健康素养促进的项目之外，村医参与了大部分基本项目。一些地方的村医承担了超 60% 的工作，但获得的经费只有不到 40%，甚至更少①。

有些工作的内容无法量化，被量化的标准又缺乏透明度，因此有的村医的收入并未随着国家补助资金的增加而提高，反而出现收入下降现象。以黑龙江省哈尔滨市的阿城区为例，其 2014—2016 年的基本公共卫生服务的补助为人均 22 元；到 2017 年，工作量增加后反变成人均 20 元。而卫计局的解释是，此前按 48% 工作量权重给村医是给多了②。2017 年黑龙江向华乡上升村村医补助为例，某村医收到补助 14400 元，但比 2016 年少了近 2000 元。为催

---

① 辛颖，刘浩南：《村医流失何解？基层公卫补助款常是糊涂账，收入下降成群体困扰》，http://news. hexun. com/2018 – 03 – 25/192698522. html，2018 年 3 月 25 日。

② 辛颖，刘浩南：《村医流失何解？基层公卫补助款常是糊涂账，收入下降成群体困扰》，http://news. hexun. com/2018 – 03 – 25/192698522. html，2018 年 3 月 25 日。

讨应该得到的收入，周立勇等 15 名村医多次向县卫计局、信访大厅递交有关申诉书。递交申诉书后，卫计局同意涨至 16680 元。但村医认为并未没达国家标准，继续反映问题。结果，克山县由过去分两到三次年内发放的补助款，2017 年一次性发放，村医收到的补助资金上调至 17724 元，并于 2018 年 2 月 9 日收到补助金。然而调整的标准缺乏依据。钱虽然到账了，但村医们要求得到补助资金的标准却没有得到政府部门的回应。进入 2018 年，向华乡村医生表示继续向上级反映问题，期待早日真正享受国家政策①。黑龙江省属于中央财政负担 60%、地方财政负担 40% 一档。标准不透明模糊的考核以及缺乏科学合理的宣传解释，也成为各地村医与县卫计局、乡镇卫生院紧张关系的直接导火索。

　　全国范围内的基本公共卫生服务补助的发放标准也不尽相同，即使是同一县域内也存在着不均衡现象。以河北省魏县为例，河北省魏县泊口村医的基本公共卫生服务的补助费人均 6—7 元左右，双井镇人均补助 4 元，南双庙人均补助 9—10 元。而按照村医的职责分工比例和河北省相关文件的标准，村医 2014 年应拿到基本公共卫生服务人均经费补助 17—18.2 元，2015 年应拿到人均经费补助 22—23.2 元②，甚至有的地方出现"打白条"现象。基本公共卫生服务任务一般由乡镇卫生院与村医自主分工，上级主管部门考核是依照最终档案记录与实地抽查为准。在基本公共卫生服务项目推行之始，由于有的地方村医随访数据造假等情况屡有发生，国家在制定政策时，着重强调了考核的重要性。但由于标准模糊，造成有的地方以"质量"与"绩效考核"的名义克扣村医的补助。邯郸市马头镇工业城村医按照相关规定，2014 年应拿到人均的基本公共卫生服务的经费补助 17—18.2 元；2015 年应拿到 22—23.2 元。但乡村医生实际只拿到人均补助 7 元左右的补助经费。2015 年，马头工业城的卫计局就克扣了所辖乡村医生的基本公共卫生服务补助资金高达 70% 左右③。

---

　　① 辛颖，刘浩南：《村医流失何解？基层公卫补助款常是糊涂账，收入下降成群体困扰》，http://news.hexun.com/2018-03-25/192698522.html，2018 年 3 月 25 日。

　　② 牛学良：《公卫补助被扣，村医大举报、媒体已曝光！》，http://www.sohu.com/a/117603701_464392，2016 年 10 月 29 日。

　　③ 《近日两起村医举报事件，谁在截留乡村医生的基药/公卫补贴？》，http://www.sohu.com/a/202796571_366139，2017 年 11 月 6 日。

　　此外，由于补助标准的调整，使原本收入近于均等化的村医出现了差异化现象。2017年，黑龙江克山县的基本公共卫生服务补助款按当地新农合参合人口发放。由于农村人口流失，参加克山县新农合的农民减少，各村新农合人数比按照农村户籍人口计算的要少。因此出现了所在村户籍人口3200多人建档，而参合人数却为2000人左右，却按2000人计算补助的现象。在村医看来，居民健康档案是按户籍人口数建档的，也应按户籍人口数发放补助；但在克山县卫计局看来，根据黑龙江省相关文件，补助资金不得简单按人口数拨付，要按服务数量与质量、考核与群众满意度进行。由于服务的数量不能确保准确统计，因此要以参合人数计算①。按照规定，用于村医开展基本公共卫生服务的人均经费增加5元，并以政府向村医购买服务的方式，先预拨80%项目资金，通过绩效考核后，结算拨付剩余资金。但村医们表示，不清楚实际的参合人数，没有收到80%的预付资金和详细的考核表。而《国家基本公共卫生服务项目绩效考核指导方案》明确规定，提供服务的对象为辖区常住居民数②，而非新农合的参保人数。由于补助款发放的人数统计标准不同，人均得到的金额标准不清晰，各地村医得到的补助金额也有明显差距。如，同在黑龙江克山县的不同乡镇的建档标准也有差异。西联乡是按常住人口管理档案，已搬走居民的档案先放在一边。而且由于各地发展不平衡，对基本公共服务项目的侧重点也不同。一些地区简单照搬标准，考核方案缺乏侧重点，甚至出现结核病、疟疾、鼠疫、艾滋病等不在基本公共服务项目范围内的多项指标③。

　　因不能有效落实国家的考核标准，地方又缺乏实操的标准，地方基本卫生服务的补助发放普遍存在不规范现象。自2009年国家基本公共卫生服务项目在河南省南阳市宛城区启动，至2016年底，累计拨付专项资金1.6亿余元。宛城区检察院对公共卫生服务专项资金的使用情况进行了专项预防调查，结果发现，70%的专项资金被卫生院用于发工资；应拨付给村卫生室的经费

---

　　① 辛颖、刘浩南：《村医流失何解？基层公卫补助款常是糊涂账，收入下降成群体困扰》，http://news.hexun.com/2018-03-25/192698522.html，2018年3月25日。
　　② 《国家基本公共卫生服务项目绩效考核指导方案》（国卫办基层发〔2015〕35号），2015年6月25日，http://www.nhfpc.gov.cn/jws/s3577/201506/5dd202e2199e478b8e7b714e7a9c721a.shtml。
　　③ 詹海燕：《基本公共卫生服务项目资金使用现状及效果评价》，《行政事业资产与财务》2015年第34期。

却被乡卫生院随意截留；甚至汽车维修、购买办公设备、人员培训等费用也在专项资金中列支；还有很多卫生院巧立名目，资金严重透支①。连云港市政府曾有一份乡村医生调查报告：村医对公卫补助、基药补助医疗补助这三项国家级补偿的知晓率并不高。只有42.8%的村医知道这三项补偿，但对于补偿的具体标准不是很清楚；36.6%的村医知道其中两项；16.3%的村医知道其中一项；还有很多村医对上述三项补助一点都不了解②。

地方政府按所辖区域居民的人口数量补助基本公共卫生服务经费，对服务内容、数量、质量、效果、效益缺乏客观的绩效考评依据。例如，老年人健康管理中对老年人的查体数量有一定的要求，由于一些农村地区所辖区域大，流动人口多，人户分离现象普遍，造成实际居住的老年人口数难以达到考核指标所规定的老年人查体数。因此一味要求完成任务量而脱离实际进行考核，容易导致一些基层医疗机构为了考核成绩，服务上弄虚作假。由于各种信息资源整合不够，基层工作条件差，农村居民健康档案以及基本公共卫生服务项目在妇幼保健机构与疾病预防控制机构等系统没有实现有效衔接。现行的基本公共卫生服务的经费是按照提供服务的数量及任务完成率等指标拨付的，实行的是百分制考核。如果达不到相应的分值，会导致医疗机构的整体公卫经费不能全额下发。实践中，基层工作有时跟不上政策的变化，因此出现达不到任务指标要求现象。如：有的村卫生室未配置电脑，对医疗人员没有进行专业的培训。在基本条件不具备情况下，强行要求基层建立居民健康信息电子档案，并硬性要求规定时间内完成健康建档率，只能逼基层卫生机构作假应付③。此外，尽管卫生主管部门对基层医务人员的相关卫生服务知识进行了培训，但是多数并未对培训的内容进行考核。而且，上级监管部门与医疗机构缺乏对医务人员的日常监督，从而导致医务人员的服务能力下降④。

---

① 王远、卢建：《1.6亿专项资金流向何方》，《检察日报》2017年7月7日第2版。
② 《纪委通报！克扣村卫生室公卫补助近10万，3位卫生院院长被查！》，https://www.163.com/dy/article/G7S37R3G0514IJ7L.html，2021年4月18日。
③ 詹海燕：《基本公共卫生服务项目资金使用现状及效果评价》，《行政事业资产与财务》2015年第34期。
④ 何莎莎、王晓华、冯占春：《县级基本公共卫生服务项目质量监督与控制模式研究》，《中国卫生经济》2012年第1期。

第九节　宣传不到位，农村居民对基本公共卫生服务知晓度与预防意识差异大

尽管我国基本公共卫生服务社会宣传在逐步扩大，但尚未达到人人知晓、人人了解、人人配合的程度。由于农村地区卫生资源稀少，很多农村居民在公共卫生服务方面的相关意识较差，实施基本公共卫生服务的难度较大。有研究表明，以往城市居民的癌症发病率要远高于农村居民，但近年来，我国城乡癌症发病差距在逐年缩小，而且将来农村的发病率会反超城市。其中的主要原因是目前的农村居民的健康意识、防癌意识远不及城市居民①。一些基层医疗服务机构对基本公共卫生服务项目仍然重视不够，引导动员居民接受基本公共卫生服务形式单一、被动，更多是以项目服务提供的宣传为主，效果有限。

一　基本公共卫生服务宣传未能广泛覆盖，群众知晓率不高

调查显示，对于高血压这一最常见的慢性病，公众的知晓率却不到一半。如浙江省一项关于 906 名城乡居民的调查显示，城乡居民对于基本公共卫生服务项目知晓率不高，而且不同经济水平的地区、城乡以及各项目间存在发展不均衡的现象。对基本公共卫生服务项目总知晓率为 67.88%；知晓率最高的项目为高血压患者健康管理 88.85%；最低的是重性精神疾病患者管理 38.41%。74.92% 居民信息来源的途径单一，知晓的途径主要为医务人员告知②。一些农村居民对孕产妇的保健、儿童接种等的基本公共卫生服务内容的知晓率不高。对一些直接影响人们身体健康的生活方式的影响因素，农村居民很多认识不到位。本研究对 11 个省、自治区、直辖市的农村居民对基本公

---

① 陈万青：《从肿瘤登记数据看中国恶性肿瘤的发病特点和趋势》，《中华健康管理学杂志》2016 年第 4 期。

② 尚晓鹏、汪炜、邱银伟、何凡、徐校平、林君芬：《浙江省城乡居民对基本公共卫生服务项目知晓率调查》，《浙江预防医学》2016 年第 1 期。

共卫生服务内容知晓率的调查结果显示，对公共卫生服务内容完全不了解的比例为 28.9%，了解一些的为 57.6%，了解的为 13.5%。其中，内蒙古完全不了解的比例最高，超过 50%，而四川省完全不了解的比例最低，不到 10%；了解得最多的是陕西，为 44.8%；安徽省、福建省最低，仅为 1.0%、2.0%（见表 3-19 和图 3-5）。

表 3-19　调查样本地区县域农村居民对基本公共卫生服务内容的知晓率

| 样本地区 | 居民知晓程度 [n（%）] | | | 合计 | χ^2 | P |
	了解	了解一些	一点不了解			
陕西	142（44.8）	142（44.8）	33（10.4）	317	695.4	<0.001
天津	27（5.3）	253（49.3）	233（45.4）	513		
内蒙古	33（10.3）	125（39.1）	162（50.6）	320		
安徽	3（1.0）	236（76.9）	68（22.1）	307		
江西	20（6.3）	208（65.6）	89（28.1）	317		
新疆	32（10.3）	192（61.9）	86（27.7）	310		
山西	41（12.2）	195（58.2）	99（29.6）	335		
四川	82（28.5）	178（61.8）	28（9.7）	288		
山东	30（9.5）	176（55.5）	111（35.0）	317		
福建	6（2.0）	237（78.2）	60（19.8）	303		
海南	77（24.1）	157（49.2）	85（26.6）	319		
合计	493（13.5）	2099（57.6）	1054（28.9）	3646		

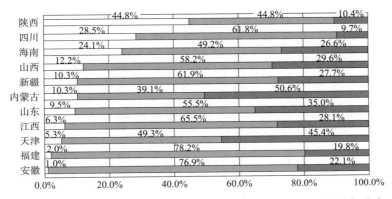

图 3-5　调查样本地区县域农村居民对国家基本公共卫生服务的知晓率

二 基本公共卫生服务宣传重形式不重效果，开展宣传咨询服务活动情况各一

绝大多数基层医疗机构或农村社区的宣传栏上虽显示了基本公卫服务的项目、内容与免费政策，但是吸引力不强。少数地方仅公开了部分基本公共卫生服务项目的名称，但对具体服务的内容与补助标准却未公开。一项利用 RE－AIM 模型进行的调查结果显示，不同的服务项目的目标人群的获取渠道繁杂，缺乏整合，引导方式以服务途径宣传为主的影响力有限[①]。村卫生室（站）没有运用互联网手段进行宣传，仅有部分乡镇卫生院有微信公众号用于宣传基本公共卫生工作。由于缺乏基本公共卫生服务的宣传，慢性病患者缺乏主动接受体检与治疗的意识，农民在农村基本公共卫生服务均等化工作中的积极性上也存在一定的不足[②]。本研究调查结果显示，能够经常开展基本公共卫生服务健康教育咨询服务的为 59.4%，偶尔开展的为 31.3%，从未开展过的为 9.4%。农村居民接受过健康教育与咨询的比例为 54.6%，其中西部地区（65.1%）＞东部地区（53.0%）＞中部地区（37.3%）（见表 3－20）。

表 3－20   东中西部调查样本地区开展健康教育项目情况

地区	开展健康教育项目 ［n（%）］			总人数
	健康教育与咨询	宣传栏与讲座	应急与急救教育	
东部[a c]	774（53.0）	764（52.3）	649（44.5）	1460
中部[b c]	369（37.3）	356（37.0）	216（22.4）	960
西部[. a b]	620（65.1）	554（58.1）	241（25.3）	1243
χ^2	236.9	172.1	122.9	
P	<0.001	<0.001	<0.001	

注：a、b、c：两者间存在统计学差异，$P < 0.001$。

---

① 欧阳俊婷、朱先、匡莉、尹丽婷、吴峰：《基本公共卫生服务项目实施障碍因素的分析：基于 RE－AIM 模型》，《中国卫生资源》2015 年第 1 期。

② 袁铭：《农村基本公共卫生服务均等化现状与优化措施研究》，《中国卫生标准管理》2015 年第 24 期。

三 重医轻防仍未见改观，基层医疗机构建档与宣传的积极性不高

重医轻防导致基本公共卫生服务工作推进困难。随着家庭医生签约的推广，基层医疗机构的医保报销比例不断提高，患者在基层医疗机构就医的愿望越来越高，因此基层医疗机构就诊压力越来越大，基本医疗服务不到位往往会引起医患纠纷，产生各种投诉等，在人员较少特别是执业医师更少状况下，一般基层医疗机构更愿意而且也不得不把重心都放在基本医疗工作上。而基本公共卫生属于预防性的工作，加之广大居民基本公共卫生服务方面的意识淡薄，即便某些宣传服务工作做不到位，也不会引起矛盾与纠纷，因此基本公共卫生服务宣传得不到应有的重视。有研究表明，建档率低主要原因是项目的实施机构没有对居民建档有正确的认识与理解。本研究调查结果也发现各地存在建档率较低现象，且建档率均未达到国家标准70%的要求。整体而言，各地没建档的比例为35.2%，部分建档的比例为42.6%，全部建档的比例为22.2%。其中，没建档中比例最高的是江西省，达60.6%；其次是安徽省，50.8%；没建档比例最低的是四川省，仅有2.8%。进一步按东部、中部和西部地区进行比较，3个地区的建档率具有显著差异（$P < 0.001$）。在建档的农村居民中，东部地区全部建档的比例最高，为28.2%；而西部地区全部建档的比例最低，为10.6%（见表3-21、表3-22、图3-6、图3-7）。对医务人员的调查也表明，49%的医务人员认为"建立健康档案"是基本公共卫生服务项目实施最困难的。居民建档率低可能有以下原因：项目实施机构没有对居民建档有正确的认识与理解；医务人员专业技术能力较低，档案建立存在困难；医疗机构对健康档案建立项目的宣传不足，居民对该项目缺乏了解和认识；居民对建立健康档案缺乏正确的认识，尚未知晓健康档案的建立对其自身产生的益处。

表 3 -21 调查样本地区县域农村居民建立健康档案情况

样本地区	健康档案 [n（%）]			合计	χ^2	P
	全部建档	部分建档	都没建档			
陕西	9（2.9）	211（67.2）	94（29.9）	314	917.9	＜0.001
天津	92（17.8）	171（33.1）	254（49.1）	517		
内蒙古	55（17.2）	118（36.9）	147（45.9）	320		
安徽	15（4.9）	136（44.3）	156（50.8）	307		
江西	8（2.5）	117（36.9）	192（60.6）	317		
新疆	36（11.6）	166（53.5）	108（34.8）	310		
山西	183（55.1）	39（11.7）	110（33.1）	332		
四川	94（32.5）	187（64.7）	8（2.8）	289		
山东	67（21.1）	187（59.0）	63（19.9）	317		
福建	144（47.5）	106（35）	53（17.5）	303		
海南	108（33.9）	114（35.7）	97（30.4）	319		
合计	811（22.2）	1552（42.6）	1282（35.2）	3645		

表 3 -22 东中西部调查样本地区居民建立健康档案情况

样本地区	健康档案 [n（%）]			合计	χ^2	P
	全部建档	部分建档	都没建档			
东部[a c]	411（28.2）	578（39.7）	467（32.1）	1452	178.4	＜0.001
中部[b c]	206（21.5）	292（30.5）	458（48.0）	959		
西部.[a b]	100（10.6）	495（52.4）	349（37.0）	944		

注：a：两者间存在统计学差异，$P = 0.019$；b、c：两者间存在统计学差异，$P < 0.001$。

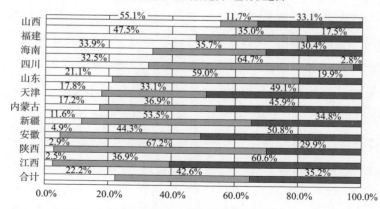

图 3 -6 调查样本地区县域居民建立健康档案分布图

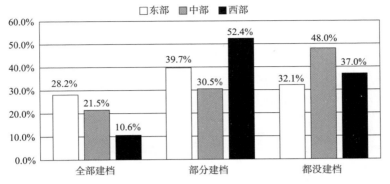

图 3 - 7 东部、中部、西部调查样本地区居民健康档案建档率

四 农村基层医务工作者自身对基本公共卫生服务同样缺乏深入了解

作为基本公共卫生服务的直接实施者，基层医护人员对服务项目内容的了解程度直接影响服务水平与服务效果。大部分基层医护人员虽对基本公共卫生服务工作有一定的了解，但对具体服务内容和补助标准却知之不多。各基层医疗机构实际投入基本公卫服务工作的医护人员相对较少，以护理人员、管理人员居多，医生较少，所组建的家庭医生团队大多有名无实。医生投入基本公卫服务的工作量平均约占整个工作量的 20%，投入基本医疗的工作量平均约占 80%，是投入基本公卫服务工作量的 4 倍以上。对 300 名参加乡村医生培训的乡村医生的问卷调查与访谈显示，不同经济状况乡镇的村医基本公共卫生服务知识的差异有统计学意义，村医的基本公共卫生服务认知较低，合格率仅为 40.8%[①]。

本研究调查结果也显示，农村医务人员对国家提供的基本公共卫生服务内容的知晓率情况同样堪忧。本研究对调查结果分析显示，我国基本公共卫生服务的实施者基层医务人员完全了解服务内容的仅为 19%，还有 9.3% 的农村基层医务人员对基本公共卫生服务内容不知晓，29.3% 的医务人员知道一些服务项目内容（见图 3 - 8）。农村基层医务人员对基本公共卫生服务内

---

① 翟敏、张雪文、王红月、党蕊、张书华、包广义：《乡村医生对基本公共卫生服务项目认知及现状评价的实证研究》，《中国社会医学杂志》2016 年第 3 期。

容能够全部掌握的人群不多，不了解的为10%。上述可能是目前我国基本公共卫生服务均等化未能更好实现的重要原因之一。进一步分析也发现，调查样本中乡镇卫生院或社区卫生服务中心、村卫生室或社区卫生服务站的医务人员对基本公共卫生服务内容的知晓程度相近，"全部知道"和"大部分知道"的均在60%左右；而其他医疗服务机构的医务人员对基本公共卫生服务内容的知晓程度明显较差，约有三分之一的医务人员完全不知道国家基本公共卫生服务政策的内容。进一步分析各区域基层医务人员关于基本公共卫生服务的知晓率，结果显示，山东、福建、四川、江西和安徽等地的医务人员对基本公共卫生服务内容均有一定的了解；而新疆和内蒙古地区的基层医务人员对基本公共卫生服务内容的知晓程度最低，完全不知道的比例也最多，分别为28.0%和28.1%（见图3-9）。

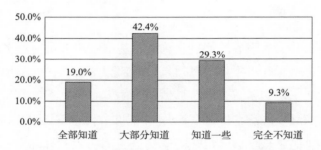

图3-8　调查样本地区基层医务人员对基本公共卫生服务内容的知晓情况

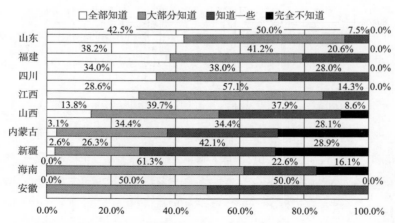

图3-9　调查样本地区基层医务人员对国家为居民实施的基本公共卫生服务情况的满意度

而进一步采用 Logistic 回归分析法对基层医务人员对基本公共卫生服务项目

了解程度与满意度进行分析，结果显示，医务人员对基本公共卫生服务项目了解程度是医务人员对基本公共卫生服务满意度的重要影响因素（$P<0.01$），通过加强医务人员对于基本公共卫生服务内容的了解，促进医务人员对基本公共卫生服务项目的理解和认同，有利于提高医务人员对基本公共卫生服务项目的满意度（见表3－23）。而且本研究的调查统计分析还发现，农村基层医务人员的知晓率与居民知晓率之间存在一定的正相关关系。医务人员知晓率较高的地区，农村居民对基本公共卫生服务内容的知晓率也相对较高。可见，通过基层医务人员对农村居民进行宣传，可以提高农村居民的基本公共卫生服务内容的知晓率，从而增强居民的认同感和接受度（见图3－10）。

表3－23　调查样本地区医务人员了解程度与满意度 Logistic 回归分析结果

了解程度	β	标准误	Wald	P 值	OR（95% CI）
完全不知道	0[b]	—	—	—	—
知道一些	-0.708	0.443	2.546	0.111	0.493（0.207－1.175）
大部分知道	-1.825	0.473	14.870	0.000	0.161（0.064－0.408）
完全知道	-2.251	0.638	12.470	0.000	0.105（0.030－0.367）

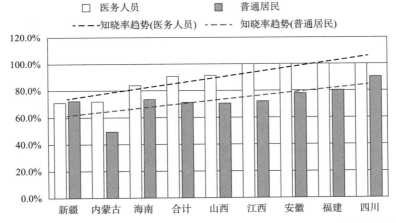

图3－10　调查样本地区基层医务人员与农村居民对基本公共卫生服务知晓情况对比

第四章　英国、美国的基本公共卫生服务特点与启示

第一节　英国的基本公共卫生服务特点与启示

英国工业革命后提高了城市化率，使城乡差距加大，因此，提高农村的基本公共卫生服务水平就成为英国改善农民健康水平与消解城乡矛盾的迫切需求。作为第一次工业革命的发源地，英国的公共卫生服务历史悠久，其基本公共卫生发展的过程不仅反映了国际公共卫生的潮流，而且其丰富的经验与诸多教训，为我国加快提高农村的基本公共卫生服务水平提供了借鉴。

一　英国基本公共卫生服务的发展历程与主要特点

英国的农村公共卫生服务经历了不同的发展时期。

（一）萌芽期

这一时期关注的重点是公共卫生环境，服务开展的特点是地方立法。19世纪前，英国农村公共卫生事业的管理依靠地方自治，以慈善机构为主。在英国广大乡村地区一般是由地方治安官与教会联合进行管理。地方治安官是由各个郡的乡绅推举出来的，工作不拿报酬。但当公共卫生问题增多时，地方治安官往往无暇顾及。因而，英国这一时期的农村公共卫生得不到重视，管理十分混乱。这一时期联邦政府对于农村公共卫生服务几乎为缺席状态。

而且，地方对公共卫生的管理也所涉不多。19 世纪上半叶，英国城镇居民的死亡率普遍高于农村人口的死亡率。英国著名统计学家威廉姆·菲尔的研究表明，在 19 世纪 30 年代的英国，城市由于各种疾病而夭折的儿童人数比农村高出两倍。1831—1839 年英国农村地区的死亡率约为 18.2‰，而城市则高达 26.2‰①。这一现象产生的主要原因是在城镇工业化过程中，公共卫生的维护工作没有跟进，污染物排放不达标，导致饮用水不洁等情况没有得到有效的治理。环境污染严重、公共卫生条件差等导致了大规模的传染病暴发，尤其是霍乱、伤寒瘟疫频繁暴发。而且由于工人劳动强度加大，使得工人职业病普遍存在，也给整个英国社会带来了恐慌心理，改变了人们对于公共卫生的认识。随着英国公共卫生问题逐渐增多，为改善公共卫生的窘况，倒逼一些城市开始了一系列的立法。

（二）雏形期

这一时期特征是中央立法。英国以国家为主体干预公共卫生的历史开始于 1838 年②，但联邦政府最为代表性的干预公共卫生是以 1848 年的《公共卫生法案》（Public Health Act）通过为标志。《公共卫生法案》是英国历史上第一部联邦公共卫生法案。根据此法案，英国建立了中央卫生理事会，确立了公共卫生事业的行政管理体系雏形。该法案出台标志着在公共卫生领域开始由国家自由放任向干预社会事务的转变。此后，联邦政府干预公共卫生的思想被传承下来。然而，1848 年的《公共卫生法案》并没有提及要覆盖农村，只是在城镇和人口众多的地方实施。在 18 世纪，乡村政府一般处于教区的统治中。1871 年，乡村行政区（Rural District）根本没有卫生管理。由于治安官没有公共卫生的行政权，乡村行政区的治安官需要借助司法权来处理类似污物、预防疾病等问题。在此期间，直接与卫生法案实施有关的法案不少于 81 个。这些法规的内容相互交错，即使是最精通法律的法官也无法根据这些法规办案，这就导致了很多问题。直到 1872 年《公共卫生法案》通过，这种状况才有所改善。正是在 1872 年的《公共卫生法案》中，才开始规定在农村地

---

① James Walvin, *English Urban Life 1776－1851*, London, New York：Routledge, 1984, p. 25.

② David Glandstone, *Poverty and Social Welfare*, *Public Health 1807－1900*, London：Routledge/Thoemmes Press, 1996, p. 179.

区实施城市的卫生管理规则。可以说，这是英国第一次在农村实施卫生法。但是由于这些法案的实施委托给地域或职能相互交错的地方当局，所以法案在城镇实施很差，而在乡村则根本没有实施。因此，总体上这则法律实施效率低下。但由于 1872 年《公共卫生法案》终结了纷繁复杂的相关法案，也为后期中央插手地方的公共卫生事业奠定了法律基础。1875 年，英国通过了一部里程碑式的公共卫生法案，即 1875 年的《公共卫生法案》。这是一个在公共卫生领域系统性的、综合性的法案。该法案强调了国家的责任，并通过立法途径建立了公共卫生领域的地方管理机制。由此，基层政府在被赋予了更多权力的同时，其承担的责任范围也比以前更加广泛，工作几乎涵盖了关乎民众生命安危与生活品质的全部公共卫生问题（如集中清运垃圾、清洁街道、监管食品、预防传染病、规范住房等），以解决当时城市化背景下的公共卫生困境。1875 年的《公共卫生法案》第一次在联邦政府层面为公共卫生的管理设立了规范。法案将全国卫生区划分为城市和乡村两类，基层政府委员会负责对其进行监管。法案还硬性规定每一个地区要增设卫生医疗官职位，以促进公共卫生事业的开展。可以说，1875 年的《公共卫生法案》的实施范围扩大至农村，无论在农村还是在城镇都有效力。公共卫生管理的职能正式由国家立法认可转至地方权威。同时，将司法管理与行政管理分开，设立了专门的卫生机构来管理公共卫生，不是仅靠司法机关来管理公共卫生。地方也第一次有充分的地方管理权限以有效处理公共卫生问题。这一法案的出台，有效解决了以往基层公共卫生管理的权责不明晰、区域分管无边界、效率不高、系统规划缺失等问题。1894 年，在全国建立了农村区议会，开始由农村区议会下设的管理委员会负责公共卫生职责，主要工作包括隔离传染病、治疗结核病和性病、预防河流污染、清除和处理垃圾、实施孕妇儿童福利计划等。

（三）成熟期

这一时期主要特征为医疗体系建立。1946 年英国《国民医疗服务法》（National Health Service Act）在国会通过，两年后，即在 1948 年 7 月 5 日，国民医疗服务体系正式建立。这一医疗体系的构建是基于居民的临床需要而非支付能力提供医疗服务，并且是由公共财政资助的医疗服务体系。这一体系曾经被世界卫生组织认为是世界最好、最公平的医疗服务体系之一①。在20世纪40年代前的英国，由联邦政府提供的公共医疗服务必须要通过资产审查的国民才能够获得。而1948年后建立的国家卫生服务制度，承担起了面向全体居民几乎是免费提供的公共医疗服务的责任。1948年，英国在建立国家卫生服务制度时，将全国的医院收归国有，由政府实行计划管理。英国的公立医院通常可以分为社区医院、区域综合医院和区域专科医院。社区医院的全科医生（即家庭医生）在公共卫生服务中发挥着极为重要的作用。在社区，家庭医生为社区登记的居民提供两种卫生服务：一种是基本公共卫生服务，一种是基本医疗服务。基本公共卫生服务包括：普通居民常见病的筛查、保健，旅行前的疫苗注射，健康咨询，健康教育；妇女产前检查，儿童免疫、常规检查等重点人群的服务；75岁以上老年人的健康服务等。

在社区开展公共卫生工作，家庭医生也离不开公共卫生护士、助产士、社工人员等人员的团结合作。例如，家庭医生在公共卫生护士的大力协作下参与传染性疾病的预防与治疗、药物成瘾的管理等。因此，1990年，英国又出台了《国家卫生服务和社区护理法案》，引入了"内部市场"，实行购买和服务分离，卫生服务供方实行竞争。英国的公共卫生服务的提供是通过政府购买服务的方式来完成的。家庭医生大多数是私人营业者，并非直接受雇于政府卫生部门。英国的国民公共卫生体系通过企业化的中介机构——初级卫生保健托拉斯，与大约97%的家庭医师签约，来承担社区公共卫生服务。英国私人医生的收入一半来源于与其签约的居民的"人头费"，30%是完成了规定的公共卫生服务项目后间接从国民医疗服务体系中获取的薪金，如孕妇产检、疫苗注射、老人健康服务、卫生知识普及等；剩余的20%是特殊医疗服务费用，如在贫穷地区开业、夜间出诊等的特殊津贴。联邦政府也规定了家庭医生的签约人数最高两千人的上限，以便确保家庭医生的服务质量。同时英国国家卫生服务体系还提高了75岁以上老人和5岁以下儿童的"人头费"标准，以便杜绝家庭医生在签约时歧视或排斥高风险人群。

（四）改革期

这一时期专门机构正式成立，其标志特征是2012年卡梅伦政府出台了

---

① 陈兵、腾镇远：《英国 NHS 体系对我国医疗卫生制度改革的启示》，《学理论》2014年第17期。

《健康与社会保健法案》。该法案重新意识到公共卫生的重要性，并从立法上成立了英格兰公共卫生署（Public Health England，PHE）。公共卫生署旨在提升民众的健康水平，并解决民众之间健康水平的不平等，作为社会的减震器、消防栓，以缓和社会矛盾，维护稳定的社会政治经济秩序。英国医疗改革的总体趋势也从"以医疗为主"到"以预防为主"。英国的公共卫生起初是由英国卫生保护署（Health Protection Agency，HPA）负责。2003年，英联邦将之前的国家放射保护部与特别健康管理机构进行了整合，设立了卫生保护署，将放射防护纳入公共卫生服务体系中。其职责重点是通过提供一个整合的系统，保护人民健康，应对放射性、有毒、化学制剂威胁，防范和减少传染性疾病，以及应对生物恐怖分子借助新发病毒株等的各种新型物质的攻击危害。卫生防护署还向英国国家医疗服务体系（National Health Service，NHS）、地方当局、紧急服务机构、其他独立机构、卫生部和其他部门提供帮助和咨询，为保护国民健康提供方法。这与我国在2004年卫生部下设的卫生应急办公室的职责相近。卫生保护署是一家独立机构，其成立两年后，经立法纳入国民卫生服务系统机构中①。

由于卡梅伦政府认识到公共卫生服务的重要性，2013年4月1日，英国卫生与社会保障部专门成立了公共卫生署，负责公共卫生工作，原来的卫生保护署HPA成为英国公共卫生署的一部分②。英国公共卫生署是负责国家公共卫生服务的专门机构，是英国卫生和社会保障部（DHSC）下设的一个执行机构，是具有业务自主权的组织。英国卫生和社会保障部是25个内阁部门中的一个。所以，公共卫生署是为国务卿承担起保护健康和消除不均等这一法定职责而设立的，并执行国务卿促进国民身心健康的权力。公共卫生署的署长要实现政府对公共卫生署的要求。为联邦政府、地方政府、国民卫生体系、议会、工业界和公众提供专业的科学的公共卫生支持。PHE把70多个组织的公共卫生专家整合到一个公共卫生服务机构中，雇用了5500名员工（全职员

① 高路：《中英公共卫生应急体系比较与经验借鉴》，《中外医学研究》2011年第12期。
② *Health Protection Agency has closed*，Health Protection Agency，https：//www.gov.uk/government/organisations/health－protection－agency.

工），大部分是科学家、研究人员和公共卫生专业人员①。

英国公共卫生署成立的目的是为了保护和提高国民身心健康，减少卫生服务不均等，并通过世界级的科学技术、宣传、合作、智力和公共服务专家来实现这一目的。预防是英国联邦政府议程的核心。早期干预和预防是国民保健服务体系应对公共卫生领域问题挑战的一个有效方法。作为世界一流公共卫生署，英国公共卫生署中经验丰富的公共卫生科学家和专家将给联邦和地方政府及国家卫生服务体系与公众以权威的、实用的专业建议，以有效应对国内外传染病暴发和环境灾难。英国公共卫生署的职责是：（1）通过推进健康生活方式，给联邦政府提出建议，给地方政府、国民卫生服务体系和大众提供支持，让民众更加健康，减少不同人群的健康水平差异；（2）保护国家免受公共卫生危害；（3）准备和应对公共卫生紧急情况；（4）与民众共享信息和专业知识，确定和应对未来公共卫生挑战，以提高整个国家全部人口的卫生水平；（5）支持地方当局和国民卫生服务体系为卫生和社会保障制定计划和提供服务，如免疫和筛查项目、扩大公共卫生体系及其专业人员队伍；（6）研究、收集和分析数据，以提高应对公共卫生挑战的能力，找出破题之解。

英国公共卫生署有8个地方中心，还包括一个伦敦综合区域和中心机构，以及4个地区机构。公共卫生署各中心支持地方的公共卫生项目，在为改善卫生状况、因地制宜地制定方法、惠及更多人等方面发挥着关键作用。公共卫生署发展目标是：公众健康状况得到改善，最富裕人群和最弱势人群之间的健康差距缩小。未来的优先发展方向是解决肥胖、抽烟和酗酒、优生问题，减少阿尔茨海默病的风险，解决结核病和抗菌药物的抗药性问题②。

二　英国基本公共卫生服务的启示

（一）有效发挥各主体在基本公共卫生服务体系中的作用

接受医疗服务是人的一项基本权利，这也是政府干预公共卫生服务的出

---

① *We exist to protect and improve the nation's health and wellbeing, and reduce health inequalities*, Public Health England, https://www.gov.uk/government/organisations/public-health-england/about.

② *Strategic plan for the next four years: Better outcomes by 2020*, Public Health England, 2016, https://shu.rl.talis.com/items/7A45619C-0694-B7EC-5CFE-126F60F0209C.html.

发点。英国的公共卫生体系各类主体各司其职，既不"越位"，也不"缺位"，尤其是政府在其中发挥了重要的"恰当"的作用。总体来说，英国的公共卫生体系是一个有机整合的管理体系。这一体系由战略层和执行层两个主要部分构成。战略层面由卫生和社会保障部（DHSC）负责，其在公共卫生领域中的主要职责是给内阁提供战略支持，主要包括：制定和执行政策，以实现政府的目标；保护和改善全球和国内人们的健康；对公共卫生服务工作提供立法、财政、行政和政策框架；解决棘手的和复杂的公共卫生问题。而执行层面的公共卫生工作则由国民卫生服务系统及其委托的机构开展。地区行政机构在整个系统中的职责是确保地方公共卫生服务到位。在执行层面的网络中扮演重要角色的则是英国公共卫生署（PHE）。从英国的公共卫生署的工作职责中可以看出，在英国的公共卫生服务体系中，相对于卫生和社会保障部，公共卫生署是政府的执行机构；相对于地方政府和国民卫生服务体系，公共卫生署又是一个决策和指导机构。公共卫生署与国民卫生服务体系常常共同合作，你中有我，我中有你，一起致力于公共卫生工作，致力于提高公众健康水平。例如，公共卫生服务中的保健、防疫和健康教育部分由国民卫生体系中的家庭医生来完成。公共卫生署在国民卫生服务体系的大型医院设有 8 个区域公共卫生实验室。借鉴英国经验，我国在农村公共卫生服务体系建设中要发挥好政府作用，政府要做好制度安排，对利益相关方进行调控，尤其要做好三项工作：一是建立基本公共卫生服务资金的长效投入机制；二是确立适合的服务购买机制；三是对公共卫生服务质量和均等化进程加强监管。

（二）加快推进基本公共卫生服务立法进程

在英国，无论是联邦政府还是地方政府，公共卫生服务都有法可依，除了有公共卫生服务的基本法（如早在 1948 年就颁布了《国家卫生服务法》，1964 年又通过了《卫生保健法》），还在公共卫生服务基金的征集、管理和使用等方面都有比较健全的法律体系，确保了公共卫生服务的顺利实施。而我国则缺乏相应法律制度的支撑，更多的是在办法、决定、意见、政策等层面上加以规范和引导，缺乏法律的权威性和强制性。因此，应尽快出台关于公共卫生保障资金的筹集、药品管理、医疗费用支付范围等方面的法律法规，以确保公共卫生服务体系的规范运行。

（三） 探索基本医疗和基本公共卫生服务有效结合的服务模式

英国的家庭医生的职责集健康教育、传染病预防、疾病诊疗为一体，基本医疗和基本公共卫生服务两责共担。英国的这两个服务并不是两个系统，而是系统内连续的部分，统一于为人们提供高质量的健康生活这一医疗保健目标。从英国的国民卫生服务体系本身来看，其特点在于注重预防，覆盖全民，体现共享，注重公平性。英国的"基本公共卫生"和"基本医疗"这两个服务从未分离过，几乎都是由全科医生来承担起这两个服务。从国民身体健康和心理健康两方面来看，公共卫生工作的核心是治"未病"，重在宣传教育，是基本医疗服务的前置性服务，是健康守护的第一关。我国开展农村基本公共卫生均等化工作可以借鉴英国的经验，统筹安排基本公共卫生服务与基本医疗服务，将两者有效衔接，这样不仅保持了看病的连续性，也会有效保障健康教育观念的宣传，纠正"重医轻防"，以便更好把住健康第一关。

（四） 加强公共卫生服务机制建立

英国的医疗卫生服务实行的是激励性质的"基层首诊制"或者可以称为"基层卫生守门人制度"。具体包括首诊加转诊，无论是转出和转回都要经过社区卫生守门人。这一制度的基层执行主体是家庭医生。由于建立了医疗信托制度，引进了竞争机制，由医疗信托基金会负责医疗总体经费控制，家庭医生作为基层的健康守门人，既管理疾病，也负责经费控制。加之英国实行的是医药服务体系分开，"家庭医生"并不能通过看病或治病来赚大钱，而是要根据其签约病人的病情选择性价比最优的医疗服务，进行合理转诊。如果病人的病因为家庭医生转诊不当而耽误治疗或过度治疗，会使家庭医生的信誉降低，人们可以更换家庭医生，同时医疗费用也"随病人走"，这样一来，家庭医生从初级卫生保健信托得到的人头费就会减少。此外，英国是一个典型的医药分开卫生服务体系，大部分全科诊所并不提供药品。但是在部分偏远的农村地区，社区药房不能覆盖，需要全科诊所提供药品服务，同时会有药品分发的补助，而这种情况下诊所出售药品与销售金额无关。这样就彻底切断了家庭医生靠卖药赚钱的想法。同时，由于家庭医生可以按照一定比例享受由于人群健康水平上升而节约的医疗经费，因而家庭医生非常热衷于签约民众的健康教育和疾病预防工作。英国还建立了每位转诊患者在前往医院之前需得到另一位临床医生的再次诊断的机制。统计表明,英国有 90% 的病人在初级诊疗阶段就被治愈,或因积极有效地预防和保健而得到良好的"治未病"的效果①。英国各地诊所也在尝试实施财政激励机制,鼓励家庭医生减少转诊数量。据临床执业联盟(Clinical Commissioning Group,CCG)的信息,目前有 44 个 CCG 成员已实施了此项政策②。此外,建立合理的公共卫生服务费用拨付机制也是英国的基本公共卫生服务的一大特点。公共卫生服务经费的来源是财政部的经费先拨付给卫生与社会保障部,卫生与社会保障部按照一定的比例保留一部分管理与运营费后,再拨付给英格兰的 NHS。而保留的管理与运营费用也主要用于英国的公共卫生服务。

(五) 加强从业人员的培养和有效管理

注重家庭医生的培养与有效管理激励在英国基层的公共卫生服务中表现得淋漓尽致,也使得基层的公共卫生服务效率很高。2016 年,英国卫生总费用占 GDP 的 8.7%③,却达到美国卫生总费用占 GDP 的 17.9% 所起到的作用④,究其原因主要是家庭医生制度发挥着重要作用。英国家庭医生就如同健康守门人,基层的公共卫生服务全靠这个守门人。目前英国大约有超过 1400 万人选择用家庭医生网络服务。家庭医生为社区居民建立电子健康档案,基层医疗机构通过为签约的群众提供全方位的公共卫生服务,如进行健康教育、提供咨询服务、就诊常见病与多发病等,以实现基本公共卫生服务以较低成本在更大范围的普及和均等化。事实上,英国的家庭医生都是个体户,他们有的独自开设诊所,有的找合伙人共同开设诊所。在英国要成为一名家庭医生,需要毕业于医学教育体系。而英国的医学教育是精英式教育,而且医学院毕业后还不能直接成为家庭医生,还要参加两年的基础培训,才能够获得医师的职业资质;然后再参加三年的家庭医生培训,考核合格并注册成为皇

---

① 李亚男、雷涵、吴海波:《国外分级诊疗及其对我国的启示》,《国外医学卫生经济分册》2017 年第 2 期。

② 《不鼓励家庭医生转诊患者? 英国分级诊疗误区值得警惕》,http://www.sohu.com/a/225062906_ 139908,2018 年 3 月 7 日。

③ *Total healthcare expenditure as a share of GDP in the United Kingdom from 1997 to 2016*,Statista,https://www.statista.com/statistics/317708/healthcare – expenditure – as – a – share – of – gdp – in – the – united – kingdom/.

④ *U. S. national health expenditure as percent of GDP from 1960 to 2018*,Statista,https://www.statista.com/statistics/184968/us – health – expenditure – as – percent – of – gdp – since – 1960/.

家家庭医学会会员后，才具备独立执业资格。正是由于严格的医学教育和入职前的专业培训，以及全国统一的高标准的职业资格筛选，才造就了英国这支专业素质信得过的家庭医生队伍。我国在公共卫生服务从业人员的培养也应实行高门槛，以便提升民众对其信任度和依赖度，从而提升其服务水平。

（六）依据国情，走自己的道路

截至 2016 年，英国总人口 6558 万。由于英国的城市化水平在 90% 以上，也就是说农村人口只有 656 万左右，因此英国的农村公共卫生服务的任务相对较少，问题不多。一是因为已经运行了 70 多年的国民卫生体系特点是向基层倾斜（其中包括农村），确保家庭医生在公共卫生服务和基本医疗中发挥作用。二是因为英国早在 1851 年城市化率就超过了 50%，所以中国的农村公共卫生服务均等化问题在英国的一个半世纪前就出现了。今天，国民卫生体系虽然仍有问题出现，如因为其公平引起效率问题，最终导致"不公平"，但它仍然能够成为世界级的医疗系统，其关键在于"政府主导"下的持之以恒的市场化改革。但是每个国家的国情不同，历史文化传统不同，在英国公共卫生服务中发挥着重要作用的家庭医生制度可以学习借鉴，但不能照搬照抄，中国基本公共卫生服务还是要走自己的路。

第二节　美国的基本公共卫生服务特点与启示

一　美国的基本公共卫生服务特点与服务体系

（一）美国公共卫生服务不同时期发展的主要特征

1. 初始萌芽期（1800—1870）

由于城市化迅速发展，外来人口不断增加，美国的城市卫生状况堪忧。为应对这一问题，美国这一时期的公共卫生工作主要有两项内容，即预防传染病和治理公共卫生环境。这一时期的公共卫生工作集中在城市社区，由地方相关部门负责，而农村基本上没有开展公共卫生工作。

2. 逐步发展期（1871—1935）

这一时期主要是立法和建立地方卫生部门，又分成两个阶段，第一阶段是 1871 年至 1911 年。美国内战刚刚结束后，各州迅速成立地方卫生局，负责地方公共卫生事务。其公共卫生工作的重点是传染病预防、隔离和检疫，对食品进行监管。1872 年建立了美国公共卫生协会（American Public Health Association，APHA），1878 年通过了《国家隔离法》（The National Quarantine），将社会和经济因素纳入了卫生领域，形成了美国基本公共卫生服务的雏形。随后，1902 年美国政府颁布了《生物制品控制法》（Biologics Control Act of 1902），1906 年颁布了《联邦食品和药物法》（Federal Food and Drug Act of 1906，即 Pure Food and Drug Act）等。第二阶段是 1911 年至 1935 年。一战和经济大萧条时期，公共卫生工作发展缓慢，但已经开始了公共卫生绩效评估，工作的重点在疾病预防领域。1927 年美国政府颁布了《腐蚀剂和毒剂法》（The Caustic Poison Act of 1927）。这些法律的出台标志着美国公共卫生领域向着法治化迈进的开始。

3. **快速成熟期（1935—2010）**

1935 年，美国通过了《社会安全法》，包括了职业安全、母婴卫生服务、疾病预防等，公共卫生服务范围更广泛；1938 年颁布了《食品、药品和化妆品法》（the Food，Drug and Cosketic Act of 1938，FDCA）；1944 年出台了《公共卫生服务法》；1965 年，美国国会通过了《医疗保障法案》，授权政府建立社会医疗保险，如"医疗照顾险"（Medicare）、"医疗救济险"（Medicaid）及退伍军人医保（VA），社会公共卫生得到迅速扩展，美国基本公共卫生服务也因此向公平和均等推进了一大步；1976 年，随着美国政府对慢性病认识的提高和卫生保健优先领域的确定，美国国会正式通过了《健康资讯和健康促进法案》，确立了健康教育、健康促进在卫生保健领域乃至社会政治生活中的重要地位；1988 年美国医学研究所（Institute of Medicine，IOM）发表了里程碑式的研究报告《公共卫生的未来》，指出了公共卫生服务的核心职能，即评价、政策制定和保障。

为应对复杂多变的医疗困境和公共卫生局面，从 20 世纪 80 年代起，美国政府陆续制定了为期 10 年的《健康人民》中长期战略规划。为指导全民促进健康和预防疾病以改善美国全体国民健康状况，美国卫生及公众服务部（DHHS）所属的疾病预防和健康促进办公室（ODPHP）分别于 1980 年、1991 年、2000 年、2010 年，颁布了《健康人民 1990：促进健康与预防疾病》

《健康人民 2000：促进健康与预防疾病》《健康人民 2010：了解和改善健康》《健康人民 2020》阶段性的国家健康战略。各个时期的《健康人民》实质是为地方组织和州政府提供了公共服务的顶层设计。自 1979 年以来，《健康人民》就制定了基准并监测进展情况，以确定全国改善健康的优先事项，提高公众对健康、疾病和残疾的决定因素以及取得进展情况的认识和了解，提供国家、州和地方各级可衡量和适用的目标，推动多个部门参与有充分询证依据的政策制定和实践改进，确定关键研究方向、开展评估和数据收集的需求①。《健康人民》的制定是以科学为基础，旨在指导全国促进健康和疾病预防工作，以改善所有美国人的健康。自 1979 年以来，健康人民就制定了基准，并一直监测进展情况。《健康人民 2020》包括了卫生服务的可及性、每个基层医疗人员服务的人数、参加医疗保险的人数等。在《健康人民 2010》的基础上，《健康人民 2020》又增加了 13 个公共卫生优先领域，其中包括了公共卫生事件应急机制、老年人健康等，并提出了公共卫生干预措施实施的基本框架，即动员、评估、计划、实施、追踪。

4. 不断完善时期（2010 年至今）

为不断探索更有效、更公平的方法配置卫生资源，应对卫生领域的挑战，奥巴马政府于 2010 年 3 月出台了《平价医疗法》，从而使健康保险更便宜和更可行。《平价医疗法》的出台是奥巴马政府医疗改革的一项举措。这项法律包含了多项条款，包括扩大医疗补助资格、建立健康保险交易所，以及禁止医疗保险公司因先前存在的疾病而拒绝承保，进一步彰显了平等②。美国平价医疗法的主要特征是聚焦疾病预防。据政府数据显示，截至 2016 年 3 月，超过 2000 万美国人受益于这项法律规定的保险覆盖范围③。但特朗普政府上台后，于 2017 年 10 月 12 日宣布正式启动废除和替换大部分奥巴马医保法的议案，并于 2018 年春天发布了新规。新医保法案保留了"奥巴马医改"中的关

---

① *Healthy People 2020 Progress Review：The Diagnosis，Prevention，and Treatment of Sensory and Communication Disorders*，NIDCD，https：//www. nidcd. nih. gov/healthy － people － 2020.

② *Affordable Care Act. What is the Affordable Care Act?* INVESTOPEDIA，https：//www. investopedia. com/terms/a/affordable － care － act. asp.

③ *Federal Subsidies for Health Insurance Coverage for People Under Age 65：2016 to 2026*，CBO，https：//www. cbo. gov/publication/5138.

键条款，可以降低费用，减轻政府的角色，给消费者更多选择。随着拜登正式上任，2021 年拜登政府重新恢复了奥巴马医改政策。

按照美国 1993 年出台的《政府业绩和成果法》及 2010 年出台的《GPRA 现代化法》的要求，卫生及公众服务部还出台了每 4 年的短期战略规划。战略规划包括了使命、目标和实现目标的方法①。最近一期的战略规划是《2018 至 2022 财政年度战略规划》已在网上公开发布，并将定期公布其战略实施的进程情况。"战略规划"的网络版并不是侧重于一套静态的业绩展示，而是定期提供并跟踪优先发展事项、前期工作业绩和下一步工作动向，真正发挥"战略规划"作为管理性和指向性的重要文件的功能。战略规划草案的制定同时还征求了国会、管理和预算办公室的意见，在 31 天的公众评论期，收到了超过 1.3 万条公众评论。最后在综合各方面意见和建议的情况下，最终制定了此项战略规划②。

（二）美国公共卫生服务的管理体系

美国公共卫生服务管理体系是三级管理体系，即联邦级机构（卫生与人类服务部及其下设的 8 个部门）、州级机构（州公共卫生局）、地方级机构（包括县、镇的市公共卫生局）。美国地方公共卫生管理部门分为四类：地方或分散式卫生管理部门，即州内的所有卫生部门，均为地方政府单位；州或集中式卫生管理部门，即州内的卫生部门，属于州政府的单位；共享式卫生管理部门，即州内的所有卫生部门，既受国家又受地方当局管理；混合式卫生管理部门，即州内卫生部门，包括以上两个或两个以上类型的管理方式。

美国公共卫生服务是以市场为主导，政府发挥监管作用。美国承担公共卫生服务的机构共有 8 个，均隶属于美国医疗系统的官方最高管理机构"卫生及公众服务部"，即美国卫生部（HHS）。HHS 是联邦政府中最大的民事部门，是维护美国公民健康并提供公共服务的最高级别的联邦政府的行政部门，下设 11 个执行机构。部内几乎所有机构都与公共卫生有关，但是其中最为主要的从事公共卫生服务的机构占 73%。为提高公共卫生服务水平，美国还成立了公共卫生服务联盟（PHSCC）。这是联邦级的公共卫生服务的联合组织，

---

① *Strategic Plan FY 2018 - 2022*，HHS，https：//www.hhs.gov/about/strategic - plan/index.html.
② *Strategic Plan FY 2018 - 2022*，HHS，https：//www.hhs.gov/about/strategic - plan/index.html.

是美国 7 个联盟服务之一。美国公共卫生服务联盟由 6000 多名在许多联邦机构服务的卫生专业人员组成①。HHS 部长办公室、各业务司和地区办事处负责管理 HHS 的项目。许多 HHS 资助的服务是由州或县机构，或通过私营部门在地方一级提供②。

（三）美国农村公共卫生服务情况

美国关于农村的界定没有一个固定的标准。美国许多联邦机构都对农村进行了不同的分类。选择使用哪种分类系统取决于期望的结果或地理情况。联邦机构至少使用了三种主要分类标准对美国农村进行了分类。三种分类标准都涉及特定政府或地理实体的地理位置，其中两种分类是基于人口规模（2500 名居民为限）和密度。这些分类被用于确定农村地区各种援助的联邦方案的资格③。

美国公共卫生服务的提供也涉及农村范围的界定。美国公共卫生服务领域的农村主要是按照美国商务部的人口普查局（Census Bureau）官方的"农村"定义，即按其经济和政策类型对农村县进行分类，共有 1976 个非都市县④。以缅因州为例，缅因州的 16 个县中有 11 个被认为是农村，其中 55 万名居民生活在农村地区（in rural areas），占缅因州人口的 42%。缅因州是美国最古老的州，农村地区人口年龄偏大，农村县贫困率较高，收入水平较低⑤。

美国农村地区两个高风险的弱势群体：老年人和贫困家庭。如肯塔基州绿河地区所有 7 个县的老年人口（65 岁）比例都高于全国平均水平。除汉考克外，每个县也都超过了全国贫困人口的比例⑥。由于美国农村普遍人口年龄

---

① *Family of Agencies*，HHS，https：//www. hhs. gov/about/agencies/index. html.

② *Family of Agencies*，HHS，https：//www. hhs. gov/about/agencies/index. html.

③ *Rural Health in Maine*. Maine Center for Disease Control and Prevention，https：//www. maine. gov/dhhs/mecdc/public – health – systems/rhpc/rural – health. shtml.

④ 王悠然：《美国农村地区面临多重挑战》，http：//www. cssn. cn/hqxx/bwych/201702/t20170227_3431535. shtml，2017 年 2 月 27 日。

⑤ *Rural Health in Maine*，Maine Center for Disease Control and Prevention，https：//www. maine. gov/dhhs/mecdc/public – health – systems/rhpc/rural – health. shtml.

⑥ Houghton A.，Austin J.，Beerman A.，Horton C.，"An Approach to Developing Local Climate Change Environmental Public Health Indicators in a Rural District"，*Journal of Environmental and Public Health*，Vol. 2017，No. 76（Mar 2017），pp. 1 – 16.

较大，教育水平和收入水平较低，与城市地区相比，更有可能是医疗服务提供不足的地区，因此在美国农村地区，公共卫生服务是一个特别令人关切的问题。

1. 美国农村公共卫生服务的组织机构

美国设有专门的负责农村公共卫生服务的机构，包括美国卫生及公众服务部所属的卫生资源与服务管理局（HRSA）下设的联邦农村卫生政策办公室（FORHP），这是专门负责促进农村居民健康和获得优质医疗服务的联邦机构；联邦农村卫生政策办公室（FORHP），是围绕农村卫生保健问题开展活动、提供政策和资金支持的部门，致力于通过项目来增加农村居民获得卫生保健服务的机会，并改善卫生保健服务水平。美国农村公共卫生机构致力于保护和改善农村居民健康状况，解决农村居民的慢性病和健康差距问题。具体包括：防止伤害和疾病传播、保护农村居民免受环境危害、促进和鼓励健康行为、应对灾害、确保公共卫生服务的质量和可获得性等。

美国卫生及公众服务部所属的疾病控制和预防中心（CDC）虽然没有专门的农村办事处，但是由政策室副主任办公室负责协调整个机构的农村政策和方案工作。CDC 的监测、流行病学和实验室服务中心（CSELS）负责与农村卫生有关的沟通交流。近年来，CDC 更加关注农村的公共卫生，在《发病率和死亡率周刊》（*MMWR*）上发表了一系列文章，并开展了一些以农村为重点的公共卫生与疾病防控的项目活动。

美国还有其他联邦机构支持农村地区公共卫生项目，例如，美国农业部（USDA）为农村社区、居民和企业提供财政资源和支持，开展如农村发展项目等具体项目，主要资助水和废物处理、社区设施，如卫生设施、公共安全服务等，农业部还有其他项目致力于建设农村基础设施和破解农村卫生问题的相关社会因素的项目。美国环境保护局（EPA）致力于保护人类健康和环境，其服务项目也涉及农村，如确保农村地区空气、土地和水的清洁①。美国开展农村公共卫生服务的主要联邦机构见表 4 - 1。

---

① *Rural Public Health Agencies*，Rural Health Informantion Hub，https：//www.ruralhealthinfo.org/topics/public - health#services.

表 4 - 1　　　　　　　美国开展农村公共卫生服务的主要联邦机构

NO.	机构名称	隶属单位	工作内容
1	联邦农村卫生政策办公室（FORHP）	卫生资源与服务管理局（HRSA）	围绕农村卫生保健问题开展活动、提供政策和资金支持，增加农村居民获得卫生保健服务的机会，改善卫生保健服务水平。
2	政策室副主任办公室	疾病控制和预防中心（CDC）	负责协调整个机构的农村政策和方案工作。
3	监测、流行病学和实验室服务中心（CSELS）	疾病控制和预防中心（CDC）	负责与农村卫生有关的沟通交流。
4	公共卫生实践项目办公室（PHPPO）	疾病控制和预防中心（CDC）	建立精干的从业人员队伍、建立信息网络和通信系统、提高实验室质量和开展系统研究。
5	其他相关部门	疾病控制和预防中心（CDC）	开展一些以农村为重点的公共卫生与疾病防控的项目。
6	公共卫生人力信息获取合作体系（PHPartners）	美国政府机构、公共卫生组织和卫生科学图书馆之间的合作	通过为公共卫生领域从业人员提供信息和相关资源来帮助其提高保护国民健康的能力。
7	相关部门	美国农业部（USDA）的食品与营养局等	为农村社区、居民和企业提供财政资源和支持，并负责监督。
8	相关部门	美国环保局（EPA）	保护人类健康和环境
9	相关部门	教育部特殊教育与康复服务办公室等	公共卫生从业人员培养

2. 美国公共卫生服务培训和继续教育机构

美国有专门的公共卫生服务培训和继续教育的机构，这些机构也同时为农村地区公共卫生服务从业人员提供培训和继续教育的机会，主要包括：一是美国公共卫生基金会 The Public Health Foundation（PHF）协调全国培训学习工作网，其中包括州和联邦分支机构的培训，以很少费用或免费的方式向专业人员提供教育、培训资源。美国公共卫生协会（The American Public Health Association，APHA）在其年会上为公共卫生专业人员提供在线和面对面的继续教育项目。APHA 是一个全国性的公共卫生专业组织，致力于促进和改善所有社区的健康。APHA 附属的州和地区公共卫生协会可以为州内提供教育、培训和资源[1]。二是美国县市卫生官协会（National Association of

---

[1] *What education and training opportunities are available related to rural public health?* Rural Health Informantion Hub，https：//www.ruralhealthinfo.org/topics/public - health#services.

County and City Health Officials，NACCHO）及其网络大学提供在线培训和教育。NACCHO 成立于 1965 年，1994 年改名为全国县与市卫生官员协会。自成立以来，NACCHO 一直致力于改善公众健康，同时坚持公平、卓越、参与、尊重、正直、领导能力、科学的核心价值观①。NACCHO 在美国各地由近3000 个地方卫生部门组成，致力于成为全美各地地方卫生部门的领导者、合作伙伴、催化剂和变革的代言人。而 NACCHO 网络大学是一个学习门户网站，为地方政府公共卫生专业人员提供虚拟教育和培训。NACCHO 网络大学提供培训帮助地方卫生部门（LHD）工作人员提升能力，跟上时代步伐。三是疾控中心为教育和培训提供多种资源，包括疾控中心学习联络、公共卫生协理项目、公共卫生信息学奖学金项目、电子学习研究所奖学金等。四是卫生人力局（Bureau of Health Workforce，BHW）隶属于卫生资源与服务管理局（Health Resources and Services Administration，HRSA）专门给各地区公共卫生培训中心（Regional Public Health Training Centers，PHTC）项目拨款，通过提供教育、培训和咨询服务，提高公共卫生从业人员的技术、管理和领导力，改善公共卫生服务的水平。美国共有十个地区公共卫生培训中心，每个中心有一个特定的培训主题，主要包括：公共卫生准备，健康差异、健康公平和健康社会决定因素，卫生信息学和卫生信息技术，传染病，环境公共卫生，行为健康，糖尿病，癌症，营养、体育活动以及肥胖，暴力和伤害预防②。

3. 美国农村卫生部门提供的基本公共卫生服务项目

美国各州提供的基本公共卫生服务项目不尽相同，但总体相差不大，涵盖方面较多，尤其注重对儿童、妇女等重点人群的倾斜，重视健康促进、健康教育类服务的开展。一般而言，美国提供的基本公共卫生服务具体包括两类，一类是临床项目和服务，另一类是以人口为基础的项目和服务。临床项目和服务包括免疫、疾病筛查、传染病治疗、母婴保健服务及其他临床服务，如学校诊所、口腔保健服务、家庭保健和矫正性卫生服务；另一类是以人口为基础的项目和服务，包括流行病学和监测，人口初级预防、管理、检查，

① *Discover what makes NACCHO the organization it is today*，NACCHO，https：//www. naccho. org/about.

② *What education and training opportunities are available related to rural public health?* Rural Health Informantion Hub，https：//www. ruralhealthinfo. org/topics/public－health#services.

颁发许可证，环境卫生服务及其他服务，例如生命记录、医疗保险的推广和登记、收集使用过的药品等。美国县市卫生官协会这一非营利组织的 2016 年报告确定了更需要由农村卫生部门提供的项目和服务：儿童免疫、母婴健康监测、血铅筛查、身体质量指数（BMI）筛查、母婴健康家访、高血压筛查、家庭计划、学校诊所、学校卫生、早期和定期筛查、诊断、治疗、家庭保健等。

二　美国基本公共卫生服务的启示

各国基本公共卫生服务推进都是遵循先从城市再到农村、先从工业从业人员再到农村从业人员，美国也不例外。美国在这一过程中，积累了一些经验值得我国思考和批判借鉴。

（一）坚持政府主导，提供专项资助

美国的公共卫生服务被视为政府重要的职责范畴。尽管美国是一个高度市场化的国家，但由于公共卫生服务的特殊性质和内在规律，政府对公共卫生服务的参与范围也在日益扩大。美国政府在公共卫生服务中起着举足轻重的作用，政府干预作用在公共卫生服务中是不可替代的。美国对各级政府在公共卫生中的责任都有明确的规定和限制，以有利于更好地发挥各级政府的作用。在公共卫生服务的各个环节上，政府主导作用日益增强（见图 4 – 1）。

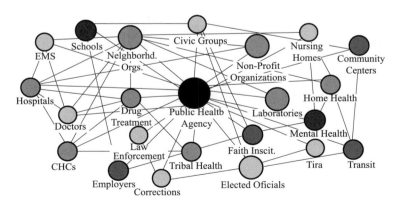

图 4 – 1　The Public Health System

资料来源：美国县市卫生官员协会（Naccho），http：//www. naccho. org/uploads/downloadable – resources/Programs/Public–Health–Infrastructure/Defining–Terms–The–Public–Health–System. pdf.

美国的公共卫生服务主要由两个机构提供，一是政府机构，例如，2012年，美国地方卫生委员会国家联盟（Nalboh）确定了地方卫生委员会的六个主要职能：政策制定、资源管理、法律权威、参与合作、持续改进、监督。二是其他机构，美国卫生部门只负责政策制定、资金提供、监管及协调，具体公共卫生服务的提供更多的是靠社区卫生组织、保险公司和其他社会组织等疾病预防和控制的执行力量。除疫情报告之外，美国政府通常通过招标的方式与从事卫生防疫业务的非营利部门签订服务合同、拨付相应经费，由其全权负责。社区委员会中的卫生事务委员会及时向上级卫生管理部门反馈本社区居民的防疫工作进程，并对非营利组织所提供的卫生服务项目进行监督和评估。

美国公共卫生服务多是以项目的形式开展。每个项目从酝酿产生到经费拨付再到最终评估考核，既有广泛的意见收集渠道，又有科学的民主决策程序，还有严密的组织实施框架等一系列的管理流程。这一切主要由美国各级政府负责组织实施。然而，政府主导不是意味着事事都由政府直接出手，而是要调动相关社会主体参与其中。政府更重视的是公共卫生服务的体制完善，法律保障和政策支持，决策执行和监督部门相互分离和制约，注重用宪法和法律明确划分事权和财权，以及拨款、保险和获得捐赠等方式对公共卫生进行资金给付。美国政府直接干预业务的服务非常有限，仅有的直接干预业务是印第安人健康服务局的相关工作、公共卫生服务团（PHSCC）下设的监狱健康服务局（Prison health services）的一些业务、移民规划局（Immigration and Naturalization Service）的移民健康检查、应对紧急情况和自然灾害的一些公共卫生服务等。

美国是分权制国家，联邦政府较少干预各州和地方政府行政事务。但在公共卫生绩效评价中，联邦政府却发挥了重要的指导作用。美国明确提出，公共卫生不是州和地方政府自己的事。美国制定了国家、州、地方不同级别的公共卫生评价工具和地方公共卫生治理绩效评价工具。总体上既包括了对卫生部门的组织能力的评价，也包括对实施过程及实施结果的评价。通过科学方法与建立适宜的指标体系对公共卫生服务进行评估。美国还为农村地区医疗服务从业者提供专项补助。农村卫生诊所一般为小城镇和偏远农村地区服务，主要是为贫穷、依赖公共援助和经济活动少的地区服务。在偏远农村地区，往往无保险、自费、免费或降低费用的患者占农村卫生诊所 RHC 患者很大一部分。尽管一些农村卫生诊所隶属于医院，但大多数农村卫生诊所比联邦保健中心要小，提供的服务也比联邦保健中心少。为此，政府为农村地区医疗服务从业者提供专项补助。偏远地区的农村卫生诊所和医生能够获得一系列核心服务的医疗补助和医疗保险补偿。除了医生之外，农村卫生诊所还允许对护士从业人员、医生助理、经认证的护士助产士、临床心理学家和临床社会工作者提供的护理进行补偿①，同时，为特定的人群（如军人、老年病者、穷困失业者）提供服务的非营利性医疗机构还能够享受政府的全额免税政策。

美国经验表明，即使在公共卫生服务领域，如果政府包揽和直接供给过多，也必然会导致财政开支过大，公共卫生服务成本过高，进而会降低公共服务效能。但是如果过度市场化则会导致损害公共卫生服务的公平和公正。因此要明确各级政府公共卫生服务职责，横向上加强合作，防止地方政府忽视公共卫生服务职责。

在我国，农村地区的政府官员往往受经济利益驱动，更重视一些短期效益的项目，对基本公共卫生服务的重视程度不够，行政干预力度不强。政府对基本公共卫生服务并没有十分明确的分工和职责范围，尤其是农村的基本公共卫生服务领域中，政府职责含混不清。此外，我国基本公共卫生服务的社会力量动员不足。因此，可以借鉴美国的经验，尽快明确各级政府的职责和任务，以利于各自履行基本公共卫生服务的职责。

（二）建立较为完备的农村公共卫生服务法规

综观美国基本公共卫生服务制度的历史变迁可发现，美国是一个法律制度相对健全和规范化水平较高的国家。在公共卫生方面，联邦各级政府制定了一套严密的法律制度和相关政策，对市场不规范行为进行有效规制和监督。一旦有触犯法律现象，将会受到严厉的制裁。这些法律法规既有宏观的公共卫生的法律法规；也有具体微观的，如农村地区公共卫生服务的法律。为了给农村地区提供公共卫生服务，美国于 1977 年还出台了《农村保健诊所服务

---

① *Maine's Rural Health Challenges*，IssueBrief，http：//muskie. usm. maine. edu/Publications/PLA/ruralhealth. pdf.

法》，规定农村卫生诊所必须位于具有下列特征的地区：一是美国人口普查局认定的非城市化地区（少于 5 万居民）。二是医疗服务不足的地区，如，《公共卫生服务法》所规定的"基于地理位置的初级保健卫生专业短缺区"，《公共卫生服务法》规定的基于初级保健人口的医疗专业短缺区，《公共卫生服务法》规定的医疗服务不足地区，1989 年《总括预算调节法》中州长指定的、经部长确认的短缺地区。在实际工作中也以上述为依据，为农村提供公共卫生服务或资助。这为公共卫生服务工作的顺利开展提供了法律保障，值得我国借鉴和学习。相比之下，我国由于公共卫生服务由于缺乏法律规范，公共卫生服务的"网底"作用难以发挥。我国出台了《中华人民共和国基本医疗卫生与健康促进法》，尽管该法第十五条至第十八条、第二十五条涉及基本公共卫生服务内容①，但专门针对基本公共卫生服务的法律尚未建立，特别是在农村公共卫生服务立法方面还有很长很长的路要走。

（三）提倡先进的公共卫生服务理念，制定宽泛的服务框架

美国的公共卫生服务的理念是"为健康的美国人提供健康的服务"。这一理念彰显了美国卫生服务重在保健和健康意识的培养。美国卫生及人类服务部（HHS）的宗旨是保护所有美国人健康，特别是帮助那些最无力自助的人，这一宗旨彰显了美国公共卫生服务重在"兜底"。1988 年《公共卫生的未来》把公共卫生的使命归纳为"通过保障人人健康的环境来满足社会的利益"，强调了各种环境因素对健康的影响，及个人健康是整个社会的利益也就是个人的切身利益。这一理念彰显了公共卫生的核心价值。为保障公众健康和公共卫生安全，1994 年美国核心公共卫生职能指导委员会（The Core Public Health Functions Steering Committee）制定了公共卫生服务的基本框架。该委员会成员包括美国公共卫生服务机构的代表和其他主要公共卫生组织的代表，权威性很强，将 10 项基本公共卫生服务纳入公共卫生服务基本框架中，为所有社区应开展的公共卫生活动定下了基调，具体包括：（1）监测健康状况，查明和解决社区健康问题；（2）诊断和调查社区的健康问题和健康危害；（3）宣传、教育，增强人们对卫生问题的认识；（4）调动和组织社区居民，以查找、

---

① 《中华人民共和国基本医疗卫生与健康促进法》，2019 年 12 月 29 日，http：//www.gov.cn/xinwen/2019 - 12/29/content_ 5464861.htm。

解决卫生问题；（5）制定相关政策和计划确保个人和社区卫生工作的顺利开展；（6）加强法律法规的制定与执行，以确保卫生安全；（7）将人们与所需的个人卫生服务联系起来，在其他情况下无法提供相关服务时，确保为其提供卫生保健服务；（8）确保提供合格的公共和个人卫生保健工作人员；（9）评估个人和公众卫生服务的效果、可及性和质量；（10）研究对卫生问题的新见解和创新解决办法①。美国所有公共卫生服务的项目都是紧紧围绕上述 10 项基本公共卫生服务而开展的，例如，美国公共卫生专业毕业生核心能力是围绕上述 10 项基本公共卫生服务而制定的，是美国公共卫生教育认证的重要考核指标；美国公共卫生服务的评估指标也是以上述 10 项内容为基准。相比之下，我国的公共卫生服务理念提出较晚，内容仍需扩展。对基本公共卫生服务的重要性认识不足。习近平总书记提出，要"努力全方位、全周期保障人民健康"②，但是在农村基本公共卫生服务均等化工作中这一理念尚未得到有效地贯彻。

（四）重视市场与社会力量开展公共卫生服务

美国疾控中心将公共卫生系统界定为"在一个司法辖区内，致力于提供基本公共卫生服务的所有公共、私人和自愿实体"③。这一界定确保了在评估公共卫生服务时，所有实体对社区或国家的公共卫生的贡献得到承认。这一界定也直接鼓励了社会力量对公共卫生服务的参与，同时也反映出美国公共卫生服务主体的多元化。美国参与公共卫生服务工作的除了各州和地方各级公共卫生机构、保健机构、公共安全机构，还有其他社会力量，如公众服务和慈善机构、大型企业、教育与青年发展组织、娱乐与艺术相关组织、经济与慈善组织、环境机构与相关组织等，也包括国际组织，如世界卫生组织等，还有大型公司。美国"公共卫生系统的神经中枢"除了上述国家力量和社会力量，还有个人力量。如，正在规划制定的《健康人

---

①　*The Public Health System and the* 10 *Essential Public Health Services*，Centers for Disease Control and Prevention，https：//www. cdc. gov/stltpublichealth/publichealthservices/essentialhealthservices. html.

②　习近平：《把人民健康放在优先发展战略地位努力全方位全周期保障人民健康》，《人民日报》2016 年 8 月 21 日第 1 版。

③　*The Public Health System and the* 10 *Essential Public Health Services*，Centers for Disease Control and Prevention，https：//www. cdc. gov/stltpublichealth/publichealthservices/essentialhealthservices. html.

民2030》，参与其中的咨询委员会是一个由非联邦、独立的主题专家组成的联邦咨询委员会，其委员会会议向公众开放。可见，美国非常重视美国民众的意见和建议，并通过各种渠道来获取相关信息①。相比之下，我国基本公共卫生服务项目提供主体单一，群众参与力量也薄弱。鉴于美国经验，我国在提供公共卫生服务时应鼓励和支持社会各方积极参与，不断扩大服务主体。

（五）加强人才培训培养，提升基本公共卫生服务水平

与中国一样，随着公共卫生重要性的提升，美国公共卫生服务从业人员短缺问题同时出现，为此，美国加大对公共卫生人才的培养力度和政策倾斜。2003年，美国医学研究所提出："美国所有本科生应有接受公共卫生教育的机会。"② 此后美国改变了公共卫生人才以研究生教育为主的培养模式，开始招收公共卫生学本科生。因此，公共卫生专业也成为近10年来美国增长最快的本科专业之一。针对我国公共卫生人才缺乏的现状，可借鉴美国高校将流行病学等公共卫生核心课程纳入大学通识教育的经验，使受教育的人群都能具有一定的公共卫生知识与技能，并提供灵活多样的公共卫生学位和双学位课程以及继续教育课程，拓宽公共卫生专业的人才纳入渠道。

此外，美国还通过扩大药剂师的工作内容来解决农村公共卫生从业人员短缺的问题。在美国，农村药房的药剂师比城市更频繁地提供公共卫生服务，能更深入地参与公共卫生的工作，如提供药物依从性咨询、免疫接种、健康教育等工作。因此，为了改善农村社区药房提供公共卫生服务状况，美国加大了对药剂师培训。美国药剂师也因其具有独特的地位，能够提供基本的公共卫生服务。在美国，近93%的居民住在距离药店5英里以内的地方③。另外，美国护士也是公共卫生和健康宣传教育工作的主要参与者，因此美国也

---

① *The Public Health System and the 10 Essential Public Health Services*，Centers for Disease Control and Prevention，https：//www. cdc. gov/stltpublichealth/publichealthservices/essentialhealthservices. html.

② Evashwick Connie J，Tao Donghua，Arnold Lauren D，*The peer - reviewed literature on undergraduate education for public health in the United States*，2004 - 2014，Front Public Health，vol. 2，no. 2 （November 2014），p. 223.

③ Scott DM，Strand M，Undem T，Anderson G，Clarens A，Liu X，*Assessment of pharmacists' delivery of public health services in rural and urban areas in Iowa and North Dakota*，Pharm Practice，vol. 14，no. 4 （October - December 2016），p. 836.

在拓展社区护士的工作范围，以弥补社会卫生人员的紧缺。美国通过扩大独立药房药剂师和农村社区护士参与基本公共卫生服务对我国也有一定的启发。

（六）有效调配卫生系统内部资源，实现跨区资源共享

在美国，相对于城市多样的公共卫生服务，农村地区的公共卫生服务比较单一，甚至有的地区没有农村卫生服务部门。针对这种情况，美国倡导州公共卫生机构、其他农村医院、农村诊所、私人执业医生和社区团体共同向公共卫生服务供给不足的农村地区提供公共卫生服务。例如，可在区域范围内，州卫生部门、多个地方政府或独立地方卫生机构，在司法管辖区之间共享工作人员和相关资源，并允许农村公共卫生部门有资格获得捐款。跨辖区共享还为员工提供交叉培训的机会，并允许从业人员参与多个农村地点服务。此外，美国绝大多数的医生为独立职业者，可以自由流动，他们不属于任何医院，但可以在多家医院同时执业。这样可以有效缓解各个地区的医疗资源不足的问题。而我国大部分优秀医生集中在大中城市，这种医疗资源的不平等配置，不利于患者的"有序"就医，尤其是农村地区医疗设备简单、陈旧，缺乏优秀的医护人员，导致了人们对其提供的基本公共卫生服务工作不信任。为解决我国农村公共卫生服务资源短缺的问题，可考虑在县域内采用跨区域资源共享的灵活方式，以推进基本公共卫生服务均等化。

第五章　县域农村基本公共卫生服务实现均等化的对策与建议

在《推进健康中国建设》报告中，习近平总书记指出，要"让广大人民群众享有公平可及、系统连续的预防、治疗、康复、健康促进等健康服务"①。开展均等化的基本公共卫生服务，可以促进人民健康与预防疾病，提高人民的健康水平与生活质量。基本公共卫生服务主要是通过制定有效的公共卫生政策，并科学地组织服务，促进农村地区的卫生服务质量的改善与提高。均等化无偿提供基本的公共卫生服务，是缩小城乡之间的公共卫生服务差距的重要手段。自 2009 年医改启动以来，我国在包括公立医院及县级医院为主的公共卫生服务体系方面，分别颁布了多项政策和指导意见。近年来，我国各地也不断探索推进基本公共卫生服务均等化的创新招法，如成立专门的项目管理组织、签约服务、"服务券"等精细化管理方式等。不仅城乡医疗水平差距的平衡势在必行②，而且县域之间的基本公共卫生服务的均等化提供也势在必行。因此，必须通过保障城乡所有居民获得最基本、最有效的公共卫生服务，通过缩小城乡居民基本公共卫生服务方面的差距，从而实现缩小城乡差距。

---

① 南方日报评论员：《加快推进健康中国建设》，《南方日报》2016 年 8 月 28 日第 2 版。
② Chen W. , Zheng R. , Baade P. D. , Zhang S. , Zeng H. , Bray F. , Jemal A. , Yu X. Q. , He J. , "Cancer statistics in China, 2015", *A Cancer Journal for Clinicians*, Vol. 66, No. 22 (March – April 2016), pp. 115 – 132.

第一节 突出地方政府责任与职能，强化基本公共卫生服务在改善民生中的基础作用

一 突出政府责任，高度重视基本公共卫生服务均等化

明确政府在我国基本公共卫生服务中的主导作用是实现均等化的前提。习近平总书记指出，"我们党从成立起就把保障人民健康同争取民族独立、人民解放的事业紧紧联系在一起"，"改革开放以来，我国卫生与健康事业加快发展，医疗卫生服务体系不断完善，基本公共卫生服务均等化水平稳步提高"①。公共卫生服务是社会的公共产品，公共卫生事业是国家重要的公益性事业，基本公共卫生服务必须坚持公益性原则。因此，提供公共产品应该是政府治理的重要职能。

作为公共领域活动的主体，政府参与的程度决定了公共利益实现的程度。世界卫生组织强调，公共卫生是一个社会性和政策性概念，应致力于提高所有人的健康②。国际性公共卫生行动的目标也在于缩小健康状况差别，并保障同等机会与资源，其关键是强调政府在卫生事业中的核心地位③。新公共卫生强调了作为一个社会为保障人人健康各种条件所采取的集体行动，集体（如政府、社区）要对人们的健康负责④。中国政府提出，享有基本公共服务"属于公民的权利"，提供基本公共服务是"政府的职责"⑤；享有基本公共服务是公民的基本权利，保障人人享有基本公共服务是政府的重要职责⑥。我国

---

① 习近平：《推进健康中国建设》，《习近平谈治国理政》第 2 卷，外文出版社 2017 年版，第 370 页。

② *Health Promotion Glossary*，WHO Geneva，1998，http：//www. who. int/healthpromotion/about/ HPR％20Glossary％201998. pdf？ua＝1.

③ Jennie Naidoo，Jane Wills，*Public health and health promotion*（2ndEd），Edinburgh：Bailliere Tindall，2005，pp. 3 – 23.

④ Lawrence O.，Gostin，*Public Health Law and Ethics*：*A Reader*，California：University of California Press，2002，pp. 3 – 5.

⑤ 《国家基本公共服务体系"十二五"规划》（国发〔2012〕29 号），2012 年 7 月 11 日，http：//www. gov. cn/zwgk/2012 – 07/20/content_ 2187242. htm.

⑥ 《"十四五"公共服务规划》（发改社会〔2021〕1946 号），http：//www. gov. cn/zhengce/ zhengceku/2022 – 01/10/content_ 5667482. htm，2021 年 12 月 28 日。

官方最早提出的公共卫生的定义，也明确地提出了公共卫生是整个社会全体成员预防疾病、促进身体健康的事业，强调了公共卫生建设是一项社会系统工程，并进一步确定了政府在公共卫生服务方面的五大责任：通过制定相关法律、法规与政策，促进我国公共卫生事业发展；对社会、民众与医疗卫生机构实施公共卫生法律法规的监督检查，从而维护公共卫生秩序；组织社会各界与民众共同应对突发的公共卫生事件与传染病流行；教育民众养成良好的卫生习惯与健康文明生活方式；培养高素质公共卫生管理与技术人才，为促进人民的健康服务[1]。可见，有效实施基本公共卫生服务均等化一直是政府的职责所在。忽视公共卫生的公共属性，"公共卫生事业就会相应地失去其固有的价值"[2]。但是在基层农村，有的地方政府履行这一职责不力。因此，国家层面应该制定有利于开展基本公共卫生服务的医保政策，如只有在本辖区免费建立居民电子健康档案，才能在各级医院就诊，并且享受看病的医保报销政策等前置约束政策，以促进基本公共卫生的开展；对于部分和基本公共卫生服务项目相互渗透的基本医疗（如慢性病服务等），政府也应考虑予以一定的补偿；同时，地方政府应有效利用有限的农村卫生资源，重点加强对边远乡镇的居民管理与干预力度[3]。作为成本低、效果好的公共卫生服务，一直得到各国政府的高度重视。政府要把基本公共卫生服务作为一项重要的社会公共事业、重要的民心工程高度重视。尽管政府对基本公共卫生服务无能力全包全管，但也应承担起政府在基本公共卫生服务均等化方面的责任。从性质上，公共卫生支出属于具较强外部正效应准公共物品，具备典型的非排他性，应该主要由政府进行提供[4]。必须突出强调履行这一职责的重要性，将基本公共卫生服务项目列入各级政府的"民心工程"，以满足广大群众日益增长的健康需求为根本目标，致力于人人享有基本公共卫生服务。

此外，政府在基本公共卫生服务均等化过程中的责任履行也要处理好基

① 吴仪：《加强公共卫生建设开创我国卫生工作新局面——在全国卫生工作会议上的讲话》，《中国卫生质量管理》2003年第4期。
② 曾光、黄建始：《公共卫生的定义和宗旨》，《中华医学杂志》2010年第6期。
③ 李炯炯：《我国农村基本公共卫生服务均等化问题研究——以山西省忻州市忻府区为例》，硕士学位论文，山西大学，2015年。
④ 周旭东、刘星、郭亚茹：《公共财政框架下公共卫生支出的改革思路》，《中国卫生事业管理》2006年第10期。

本公共卫生服务与公共卫生服务的关系。目前，由于国家在强力推行基本公共卫生服务实施，有的地方出现了将"基本公共卫生服务"取代了"公共卫生服务"现象，忽视常规的公共卫生服务项目的提供，这也偏离了中国公共卫生服务体系建设的长期目标。总之，虽然目前我国农村地区公共卫生服务均等化政策在实施过程中遭遇瓶颈，但只要各级政府高度重视，制定可行、有效地实施措施，并在基层有效贯彻落实，基本公共卫生服务的均等化实现是可期的。

二　加快构建完善、系统的基本公共卫生服务体系

构建系统的基本公共卫生服务体系是有效推进中国基本公共卫生服务均等化的基础。然而，如前所析，关于中国的基本公共卫生服务体系及其构成，我国目前没有明确的界定与说明。《关于深化医药卫生体制改革的意见》提出了要完善公共卫生服务体系的要求。该意见虽然提出了公共卫生服务体系的职能、目标和任务，优化人员和设备配置，探索整合公共卫生服务资源的有效形式；完善重大疾病防控体系和突发公共卫生事件应急机制，加强对严重威胁人民健康的传染病、慢性病、地方病、职业病和出生缺陷等疾病的监测与预防控制；加强城乡急救体系建设等①，但对我国公共卫生服务体系的构成是什么没有做出明确的说明。《国家基本公共服务体系"十二五"规划》只是对基本公共服务体系进行了如下界定：是由基本公共服务范围和标准、资源配置、管理运行、供给方式以及绩效评价等所构成的系统性、整体性的制度安排②。从国家对公共服务体系的界定，结合基本公共卫生服务的特点，可以将基本公共卫生服务的体系做如下界定：基本公共卫生服务体系是由基本公共卫生服务的范围和标准、卫生资源的配置、基本公共卫生服务的管理运行、基本公共卫生的供给方式以及绩效评价等所构成的一系列系统性、整体性的制度安排。基层实践中，虽然上述体系中的各要素都在运转，但由于缺乏顶层设计与系统安排，导致基层在基本公共卫生服务均等化的推进过程中

---

① 《中共中央国务院关于深化医药卫生体制改革的意见》，2009 年 4 月 6 日，http：//www. gov. cn/jrzg/2009 - 04/06/content_ 1278721. htm。

② 《国家基本公共服务体系"十二五"规划》（国发〔2012〕29 号），2012 年 7 月 11 日，http://www. gov. cn/zwgk/2012 - 07/20/content_ 2187242. htm。

出现了系统失衡、运转失灵、基层落实不力等问题，乃至中央政府与地方政府每年的大量投入未能产生相应的成效。因此，我国应该尽快对中国的基本公共卫生服务体系做出制度安排。

同时，基本公共卫生服务内容也应该根据经济社会发展、公共卫生服务需要和财政承受能力等因素适时调整①。《关于深化医药卫生体制改革的意见》明确了国家基本公共卫生服务项目以及今后要逐步增加的服务内容，提出鼓励地方政府根据当地的经济发展水平与突出的公共卫生问题，在中央规定服务项目的基础上增加公共卫生服务内容②。《关于促进基本公共卫生服务逐步均等化的意见》则进一步强调，国家的基本公共卫生服务项目将随经济社会的发展与公共卫生服务的需要以及财政的承受能力进行适时调整③。《"健康中国 2030"规划纲要》也提出，继续完善国家基本公共卫生服务项目，加强疾病经济负担的研究，适时对项目经费标准进行调整，不断丰富与拓展服务内容，提高服务质量④。虽然我国在不断调整服务内容，但如前所述，与国际上其他国家相比，在服务内容的广泛性、基础性、针对性上仍然有一定的差距，在中国基层实践中也遇到一些突出问题，因此基本公共卫生服务的内容与项目急需扩展，尤其是以下三个项目应尽快纳入扩展项目与内容中：

一是将控烟列为基本公共卫生服务的基础项目，而不是仅仅作为健康教育或健康促进中的子项目。如前所析，中国的烟民数量世界第一（吸烟人口比重约 24.53%），中国人 23%—25% 的癌症死亡与吸烟有关，全国农村人口年收入用于卷烟消费占比达 17.3%，远高于城市；农村居民的被动吸烟率较高，等等。尽管我国不断推动地方加快公共场所的禁烟立法进程，也进行了广泛宣传，但烟草在全国范围内仍广为流行，还给我国造成了巨大健康和经济及社会损失。无论国内还是国际的评估表明，我国控烟并未实现"全面推

① 《医疗卫生领域中央与地方财政事权和支出责任划分改革方案》（国办发〔2018〕67号），2018年7月19日，http：//www.gov.cn/zhengce/content/2018-08/13/content_5313489.htm。
② 《中共中央国务院关于深化医药卫生体制改革的意见》，2009年4月6日，http://www.gov.cn/jrzg/2009-04/06/content_1278721.htm。
③ 卫生部：《关于促进基本公共卫生服务逐步均等化的意见》（卫妇社发〔2009〕70号），2009年7月7日，http://www.gov.cn/ztzl/ygzt/content_1661065.htm。
④ 习近平：《"健康中国 2030"规划纲要》，《人民日报》2016年8月27日第1版。

行公共场所禁烟"目标，成绩是"不及格"。[①]为此，在《"健康中国 2030"规划纲要》中明确提出，"全面推进控烟履约，加大控烟力度，运用价格、税收、法律等手段提高控烟成效。深入开展控烟宣传教育。积极推进无烟环境建设，强化公共场所控烟监督执法。推进公共场所禁烟工作，逐步实现室内公共场所全面禁烟。领导干部要带头在公共场所禁烟，把党政机关建成无烟机关。强化戒烟服务。到 2030 年，15 岁以上人群吸烟率降低到 20%。"[②]但关键要落实到具体工作中。

二是将精神疾病预防扩至基本公共卫生服务的项目中。目前我国已经将严重精神障碍患者管理纳入基本公共卫生服务项目中。一项研究表明，2011—2030 年，精神障碍有可能在全球导致达 16.3 万亿美元经济产出的损失[③]。2016 年，在《柳叶刀》（*Lancet*）和《柳叶刀·精神病学》（*Lancet Psychiatry*）发表的三篇论文显示，中国和印度承受了全球三分之一的精神疾病负担，中国在全球精神疾病负担中贡献了 17%，印度贡献 15%，两个国家负担比西方所有发达国家总和还大。目前这两个国家在心理健康领域投入不到卫生预算 1%，在美国为 6%，德国与法国高达 10%。因此，政府要加大对心理健康维护的资金投入[④]。经济学人智库（The Economist Intelligence Unit，EIU）发表的《精神健康和社会融入》报告指出，2012—2030 年间，精神疾病将导致中国经济增长的缩水超 9 万亿美元。在评估了亚太地区 15 个国家将精神疾病患者纳入社区进程所取得的进展后，该报告还指出，在中国，92% 的严重

①　黄剑：《中国烟民市场状况调查报告》，https://wenku.baidu.com/view/f68024814bfe04a1b0 717fd5360cba1aa9118c6b.html，2018 年 8 月 25 日。

②　习近平：《"健康中国 2030" 规划纲要》，《人民日报》2016 年 8 月 27 日第 1 版。

③　第六十六届世界卫生大会（议程项目 13.3）：《2013—2020 年精神卫生综合行动计划》，2013 年 5 月 27 日，https://wenku.baidu.com/view/48e46567ba0d4a7302763a9e.html。

④　Charlson F. J.，Baxter A. J.，Cheng H. G.，Shidhaye R.，Whiteford H. A.，"The burden of mental，neurological，and substance use disorders in China and India：Asystematic analysis of community representative epidemiological studies"，*Lancet*，Vol. 388，No. 10042（July 2016），pp. 376 – 389；Patel V.，Xiao S.，Chen H.，Hanna F.，Jotheeswaran A. T.，Luo D.，Parikh R.，Sharma E.，Usmani S.，Yu Y.，Druss B. G.，Saxena S.，"The magnitude of and health system responses to the mental health treatment gap in adults in India and China"，*Lancet*，Vol. 388，No. 10063（December 2016），pp. 3074 – 3084；Thirthalli J.，Zhou L.，Kumar K.，Gao J.，Vaid H.，Liu H.，Hankey A.，Wang G.，Gangadhar B. N.，Nie J. B.，Nichter M.，"Traditional，complementary，and alternative medicine approaches to mental health care and psychological wellbeing in India and China"，*Lancet Psychiatry*，Vol. 3，No. 7（July 2016），pp. 660 – 672.

精神疾病患者并没有接受治疗①。另据 WHO 推算，到 2020 年中国精神疾病的负担将上升到疾病总负担的 1/4②。世界卫生组织提出的《2013—2020 年精神卫生综合行动计划》提倡的"没有精神卫生就没有健康"原则被全球接受③，而我国的基本公共卫生服务虽然将严重精神障碍患者纳入基本公共卫生服务内容，但是涵盖的内容还是比较狭窄。《国家基本公共卫生服务规范》中的严重精神障碍患者的管理服务内容主要包括：登记患者信息并建立健康档案，对患者进行随访管理和分类干预以及健康体检等；配合政法与公安部门开展疑似患者的筛查工作，并将结果报告县级的精神卫生医疗防治机构；接受上述机构的技术指导，并及时转诊病情不稳定的患者；在上级相关机构指导下开展辖区内患者的应急处置工作，并协助其开展应急处置；组织辖区进行精神卫生方面的健康教育与政策宣传活动；优先开展严重精神障碍患者的家庭医师签约服务④。尽管重性精神疾病患者已经纳入基本公共卫生服务的项目，但精神疾病重在早预防、早发现、早干预。世卫组织建议，要在以社区为基础的环境中，提供全面、综合与符合需求的精神卫生和社会照护服务。在提高保健可及性与服务质量前提下，发展以社区为基础的综合性精神卫生与社会照护服务，把精神卫生保健与治疗纳入一般医院与基本保健⑤。我国的精神康复包括医院康复与社区康复两个方面，而社区康复是改善精神障碍患者的社会功能，并帮助患者回归家庭与社会的重要环节。其中社区康复是由民政、残联等建立的社区康复机构承担，两者一定要有机衔接。可以与国家基本公共卫生服务项目中的严重精神障碍患者管理服务工作相结合，由基层医疗卫生机构精神病防治人员或签约家庭医师在精神科医师的指导下，对辖区内有

---

① 《健康和社会融入——精神疾病患者支持：服务亚太地区 15 个国家的对比》，《经济学人智库简报》，2017 年 8 月 23 日，http://www.3mbang.com/p-221066.html。

② 白剑峰：《我国精神疾病居疾病总负担之首》，《人民日报》2004 年 10 月 11 日第 11 版。

③ 第六十六届世界卫生大会（议程项目 13.3）：《2013—2020 年精神卫生综合行动计划》，2013 年 5 月 27 日，https://wenku.baidu.com/view/48e46567ba0d4a7302763a9e.html。

④ 国家卫生健康委员会：《严重精神障碍管理治疗工作规范（2018 年版）》，2018 年 6 月 8 日，http://www.nhfpc.gov.cn/jkj/s7932/201806/90d5fe3b7f48453db9b9beb85dfdc8a8.shtml。

⑤ 第六十六届世界卫生大会（议程项目 13.3）：《2013—2020 年精神卫生综合行动计划》，2013 年 5 月 27 日，https://wenku.baidu.com/view/48e46567ba0d4a7302763a9e.html。

固定居所并连续居住半年以上的患者开展随访服务①。本研究的调查也表明，乡镇卫生院或社区卫生服务中心、村卫生室或社区卫生服务站为所辖区内的重性精神疾病患者进行过登记、随访和康复指导的比例分别为 78.3% 和 72.1%，一些地方对患者进行登记、随访和康复指导的比例低，海南省为 48.0%，安徽省仅为 33.4%（见图 5－1）。因此，还要加强社区心理健康教育，并纳入基本项目中。

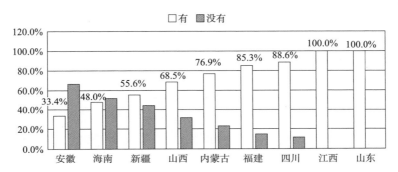

图 5－1　调查样本地区县域对重性精神疾病患者进行登记、随访和康复指导情况

三是将艾滋病的防治纳入我国基本公共卫生服务项目。我国艾滋病防控形势严峻，而艾滋病可以通过预防得到有效控制。有资料显示，2017 年，艾滋病匿名检测包在清华大学等 11 所高校发放，结果 24 小时售罄②；2018 年 5 月 26 日，艾滋病匿名检测包在上海高校发放，上海同济大学仅用 6 个小时即宣告售罄。还有数据显示，我国年度新增的 15—24 岁学生艾滋病感染者在相应年度的青年感染总人群中占比已由 2008 年的 5.77% 升至 2017 年的 23.58%。而这一数值超过了国际艾滋病 10% 的"重灾区"认定感染红线值③。因此，把艾滋病的预防宣传教育纳入基本公共卫生服务项目，将有助于减少艾滋病的蔓延。截至 2020 年年底，中国共有 105.3 万人感染艾滋病病毒，累计报告死亡 35.1 万人。在中国，新发现的艾滋病病毒感染人数、诊断延

---

① 国家卫生健康委员会：《严重精神障碍管理治疗工作规范（2018 年版）》，2018 年 6 月 8 日，http：//www.nhfpc.gov.cn/jkj/s7932/201806/90d5fe3b7f48453db9b9beb85dfcdc8a8.shtml。

② 雷嘉、王晓芸：《高校艾滋病检测包一月卖出 37 个》，http：//sports.163.com/17/1115/02/D38GL0AN00051C8L.html#f=post1603_tab_news，2017 年 11 月 15 日。

③ 朱萍、武瑛港：《年轻群体艾滋病感染者增长较快》，https：//www.sohu.com/a/272333559_115124，2018 年 10 月 31 日。

误、主要人群的艾滋病病毒风险继续上升①。

此外,《中国防治慢性病中长期规划(2017—2025 年)》也提出建议,进一步扩大基本公共卫生服务项目与内容,如实施儿童的局部用氟与窝沟封闭等口腔保健措施,重视老年人的常见慢性病、心理健康、口腔疾病的指导与干预②。上述内容在城市社区或经济条件好的地区可能得以实施;但在广大农村地区,特别是经济落后的农村地区,实施起来就比较困难。恰恰上述内容是亟需从源头防控的健康因素,因此有充分理由将其纳入基本公共卫生服务的内容与项目中。而且,基本公共卫生服务的项目随着我国疾病谱的改变,提供服务的内容与模式也应该随之转变。

三 加快相关立法,增强法律保障

基本公共卫生服务均等化的有效推进需要法律为保障。人人享有基本医疗是所有公民生命健康的权利的延伸,也是国际人权公约的普遍规定。我国宪法也规定了公民的基本医疗权,人人享有基本的医疗的理念也得到社会的广泛认可。关键是如何推进人人享有基本医疗。实现我国人人享有基本公共卫生服务一定要用法律来保障,通过立法明确人人享有基本公共卫生服务的原则,如适度分权原则、财权与事权匹配原则、公平与效率兼顾原则、本土与国际化结合原则等也需法律确定③。基本医疗服务的均等需要法律的保障,实现服务均等化目标也需要资金财力的保障,投入的资金是否能够达到均等化目标也涉及法律的宏观调控④。基本公共卫生服务的机制发挥作用同样涉及国家法律的支持和保障。这也是国家治理体系与治理能力现代化的需要。

我国的卫生支出与教育支出在地方政府财政中都属于很难在短期能够给政府带来效用的支出,也难以促进地方的经济发展,提升产值,增加地方财政收入。但各地方政府往往对教育的支出不敢疏忽,而卫生支出方面却得不

① 《2021 最新中国艾滋病感染人数 向青年学生和老年群体蔓延》,http://www.mnw.cn/news/china/2553528.html,2021 年 12 月 1 日。
② 《中国防治慢性病中长期规划(2017—2025 年)的通知》(国办发〔2017〕12 号),2017 年 2 月 14 日,http://www.gov.cn/zhengce/content/2017-02/14/content_5167886.htm。
③ 王子立:《论基本公共服务均等化的立法原则》,《新西部(理论版)》2017 年第 1 期。
④ 金荣婧:《基本医疗服务均等化的法律保障》,硕士学位论文,云南大学,2015 年。

到相应的重视。这其中的原因很多，但与中央政府对教育支出的重视有关。在我国，通过法律法规突出了教育支出的重要性，属于"强制性支出"，因此地方政府的教育支出也就在法律框架下得到了相应的保障。而由于卫生支出缺乏相应的法律规定，对地方政府的卫生支出也就缺乏正式的法律要求。我国卫生方面的相应法律法规政策由中央政府层面出台的很少，仅出台了《中华人民共和国基本医疗卫生与健康促进法》（2020 年实施）[1]，但该法仅有第十五条至第十八条、第二十五条涉及基本公共卫生服务内容；而多数相关文件是由卫健委或卫健委联合其他部门出台的。

此外，与基本公共卫生服务项目的相关内容，也需要法律的规范才能得到重视。遗憾的是，我国的法律存在疏漏。以对中国人健康影响最大的吸烟为例，大批青少年参与吸烟是中国吸烟人口数量不断增大的最根本因素。我国烟民的吸烟习惯一般始于青少年，27% 烟民未到法定吸烟年龄就接触到香烟，并成长为长期烟民。吸烟低龄化现象在我国日益突出。调查结果显示，我国吸烟人群呈低龄化趋势，3 亿烟民中 34.9% 为青少年。与 10 年前相比，我国开始吸烟年龄提前 3 岁，平均年龄 20 岁。在我国成年烟民中，75% 是15—24 岁开始吸烟的。不少烟草专家认为，烟草消费与其说是成年人健康的祸首，不如说是"青少年的流行病"。86% 的烟民在 25 岁前已开始吸烟，60% 烟民在 20 岁前尝试吸烟，还有 27% 烟民未到法定吸烟年龄就开始吸烟。这些数据也从另一角度表明，如果 20 岁以前不吸烟的人，成年后吸烟可能性会大大降低[2]。因此政府应该重新审视对青少年控烟的法律、法规的执行情况。实际上，在《2014 年全球非传染性疾病现状报告》中，就提出了确保减少烟草使用措施：通过"100% 无烟"国家立法，保护人们免遭二手烟的侵害；提供戒烟帮助，并就使用烟草危害，向人们提出警告；执行有关禁止烟草广告、促销与赞助的法律；提高烟草税至少到烟草制品总零售价格的70%[3]。立法控烟是实现健康中国 2030 战略可靠保障。虽然中国于 2003 年 11

---

①　《中华人民共和国基本医疗卫生与健康促进法》，2019 年 12 月 29 日，http：//www.gov.cn/xinwen/2019 - 12/29/content_ 5464861. htm。

②　黄剑：《中国烟民市场状况调查报告》，https：//wenku. baidu. com/view/f68024814bfe04a1b0717fd5360cba1aa9118c6b. html，2018 年 8 月 25 日。

③　"Global status report on noncommunicable diseases 2014 ，" WHO，http：//www. who. int/nmh/publications/ncd - status - report -2014/en/。

月签署了《世界卫生组织烟草控制框架公约》（World Health Organization Framework Convention on Tobacco Control，WHO FCTC）（以下简称《公约》），并于 2006 年 1 月 9 日在我国生效，但《公约》并没有对国家控烟的立法提出时间表。"推动国家控烟立法，首要是政府要在健康与税收之间作出取舍"，而"建立有效的协调机制比立一个空头法律要好"①。此外，中国实行的是烟草专卖制度，烟草企业是地方纳税大户，地方要靠烟草解决财政税收问题。因此，即使出台国家层面的控烟条例，但执行效果也会打折扣，这对中国人的健康影响至大。因此，应该尽快完善相关法律体系，强化公共卫生服务的法治化管理。但实践中，一般通过地方立法推动国家立法相对容易一些，因此应该大力鼓励地方立法。基本公共卫生服务均等化要作为"基本制度"来保障人民的健康。而推进我国基本公共卫生服务均等化不仅依靠强有力的政策，更要建立在系列的刚性制度上。维护、促进健康预防的各种资源与手段内化为各种制度，更要把制度建设贯穿在基本公共卫生服务均等化的整体推进中。农村基本公共卫生服务出现问题最应负起责任的应该是地方政府部门，但目前地方政府的权力缺乏相应的制约。因此，政府在政策出台前，要评估政策使用的权力是否会最终用于寻租还是造福社会，通过制度安排防范权力寻租。

四 进一步明确各级政府在基本公共卫生服务中的角色定位

均等化地提供基本公共卫生服务是各级政府必须承担起的责任，而且应将其视为各级政府的基本职责。由于公共卫生服务是成本低、效果好的一种服务，又是一种社会效益回报周期相对较长的服务，因此在各国的公共卫生服务中，政府起着不可替代的干预作用。

目前在我国公共卫生服务工作中实行的是各级政府集中指导、分级管理。公共卫生工作具体实施是各级政府分级管理，其中，中央政府主要承担的是制定公共卫生政策、提出健康目标、下达公共卫生完成的总任务等职责；省（自治区、直辖市）政府主要负责落实中央政府的政策与目标、确定本级政府的公共卫生建设的规划、发现主要卫生问题、指导下一级地方政府的具体工

① 朱宁宁：《国家应利用税收等手段控制烟草消费》，《法制日报》2018 年 2 月 13 日第 9 版。

作；而省以下的地方政府主要职责是实施公共卫生具体任务，提供基本卫生保健服务，满足区域内居民的基本卫生保健需要。因此，公共卫生资金也相应地实行分级筹措，主要来源于中央政府、省政府和省级以下地方政府三个层面。其中，中央政府应该承担对全国居民健康危害较大的公共卫生问题的防治经费，以及对一些特定卫生问题、特定地区和特定人群的公共卫生费用；省级政府依据经济发展水平的不同承担不同比例的公共卫生费用；省级以下的地方政府则负担部分农村公共卫生人员的费用。为此，《医疗卫生领域中央与地方财政事权和支出责任划分改革方案》进一步突出了政府主导、促进人人公平享有的原则，从公共卫生、计划生育、医疗保障、能力建设等四个方面划分了医疗卫生领域里中央与地方的财政事权与支出责任。强调了完善财政投入机制，强化政府主导作用和发挥市场机制作用相互结合。为提高我国财政资金的使用效益，根据各地的经济社会发展情况确定了分担不同的比例，共分为五档，最高的不发达地区，中央负担80%；而最低的北京、上海，中央政府只负担10%①。目前，虽然中央政府与省级政府支出职责有了明确的划分，但只是原则上规定了省级政府与省级以下政府的不同负担要求，省级以下地方政府急需进一步确定各自负担的比例，最大可能减少基层政府的负担。

　　为确保基本公共卫生服务落实到位，各级政府应尽快明确相应的职责与任务，履行好各自职责，如，在广大农村地区增加提供服务的设施与机构，健全农村基本公共卫生服务网络，使农村居民能够主动接受基本公共卫生服务。世界许多国家对各级政府在公共卫生中的责任都有明确的规定与限制，并进行监督和评估。但在我国基层，由于农村卫生改革中出现地方政府部门之间、乡镇卫生院和村卫生室之间的利益博弈，出现基本公共卫生服务的项目分配不合理、层层截留财政拨款、各项检查罚款多等现象。因此，在农村实施基本公共卫生服务中，通过明确地方政府的责任，对城乡居民健康问题实施积极干预措施，能减少主要的健康危险因素，有效预防与控制主要的疾病，提高公共卫生服务与突发公共卫生事件的应急处置能力，使城乡居民享

---

　　① 《医疗卫生领域中央与地方财政事权和支出责任划分改革方案》（国办发〔2018〕67号），2018年7月19日，http：//www. gov. cn/zhengce/content/2018－08/13/content_ 5313489. htm。

有均等化的基本公共卫生服务。

卫生资源是基本公共卫生服务有效实施的基石,是社会公平的保障,因此对公共卫生资源投入也是各国政府的职责。我国卫生服务投入虽然增长较快,但仍总体上存在不足。世界银行数据显示,2014年,全世界平均卫生费用的支出占GDP比重为9.9%。美国是占比最高的国家达17.1%,瑞典、瑞士达11.9%、11.7%,法国、德国达11.5%、11.3%,日本、韩国为10.2%、7.4%[①],目前我国逐步提升至7.12%[②],但总体上我国仍低于上述国家。习近平总书记曾指出:"医疗卫生服务直接关系人民身体健康。要推动医疗卫生工作重心下移、医疗卫生资源下沉,推动城乡基本公共服务均等化,为群众提供安全有效方便价廉的公共卫生和基本医疗服务。"[③] 李克强总理也指出:"要着力补短板,把卫生与健康资源更多引向农村和贫困地区。"[④] 我国政府应根据基本公共卫生服务项目内容变化、社会经济的发展状况,对提供的服务项目进行合理补偿[⑤]。

五 加强部门协调配合,提升基本公共卫生服务项目均等化推进效率

在我国基本公共卫生服务项目中,具体的任务安排与考核往往由政府不同部门归口管理负责。健康教育、城乡居民的健康档案管理、预防接种等项目,一般属于疾控工作;卫生监督协管,一般属于卫生监督工作;0—6岁儿童的健康管理、孕产妇管理,一般属于妇幼保健工作。而上述工作分别归口疾病预防控制中心、卫生监管机构和妇幼保健机构管理,这些专业的公共卫生机构业务娴熟,服务能力较强。而基层的基本公共卫生服务工作需要上述专业机构进行统筹协调、管理评价与指导督促,这是提升基本公共卫生服务

---

① 《中国卫生总费用占GDP比重去年升至6.2%》,http://health.qq.com/a/20170822/012876.htm,2017年8月22日。

② 《2020年我国卫生健康事业发展统计公报》,http://www.gov.cn/guoqing/2021–07/22/content_5626526.htm,2021年7月22日。

③ 习近平:《主动把握和积极适应经济发展新常态推动改革开放和现代化建设迈上新台阶》,《人民日报》2014年12月15日第1版。

④ 南方日报评论员:《加快推进健康中国建设》,《南方日报》2016年8月28日第2版。

⑤ 张立威、汤松涛、钟健湖、叶永筠、王家骥:《东莞市某镇基本公共卫生服务成本测算》,《中国初级卫生保健》2013年第11期。

效能的重要保障。但是研究表明，由于机制不顺，直接影响了基本公共卫生服务的质量。如，由于乡镇卫生院与村卫生室的条件与能力有限，甚至有的村卫生室不具备基本的设备，婴幼儿的健康管理项目承担起来有一定的困难，服务质量低下。但是为了得到项目的经费，即使镇卫生院与村卫生室的服务能力不具备也要提供相应的服务；而具备专业能力与良好的设备的一些省级妇幼保健机构，却不能承担如乙肝疫苗和卡介苗等基本公共卫生服务项目。一些基本公共卫生服务项目特别需要相关部门配合时，往往工作开展比较困难。广州一项包含乡镇卫生院的调查结果显示，从专业的公共卫生机构提供的技术指导较好，从辖区医院获得的协作程度较低[1]。

建立各相关部门分工合作协调机制十分必要。在各级政府明确各自的职责与任务的前提下，各部门应该各尽其职，相互配合，协调推进。但在一些农村地区，由于基本公共卫生服务的分工合作机制缺失，导致服务机构获取目标人群的信息时往往要托个人关系才能完成[2]。2017年的基本公共卫生服务项目增加了包括戒烟门诊建设、健康素养与烟草流行监测等内容[3]，虽然涉及了有关戒烟的教育，但仅仅依靠农村基层的乡镇卫生院与村卫生室很难达到实效，因此可以依托专业的公共卫生机构与医疗机构，开设戒烟的咨询热线、提供戒烟的门诊等，形成一条龙服务，以提高戒烟干预能力[4]，使基本公共卫生服务项目得以真正的落实。此外，对严重精神障碍患者的服务与保障的相关制度也分散在不同的相关部门。由于服务与管理涉及多部门，因此一些政策的执行以及相关手续的办理比较烦琐，导致一些患者及其家庭放弃享有的服务，一些患者病情复发。一项通过德尔菲专家咨询法界定了基本公共卫生服务的流程及标准的研究也提出，要有效落实基本公共卫生服务的项目，

---

① 欧阳俊婷、朱先、匡莉、尹丽婷、吴峰：《基本公共卫生服务项目实施障碍因素的分析：基于 RE－AIM 模型》，《中国卫生资源》2015 年第 1 期。

② 杨小林：《云南省三城市社区卫生服务机构提供基本公共卫生服务现状与对策研究》，硕士学位论文，昆明医学院，2011 年。

③ 《关于做好 2017 年国家基本公共卫生服务项目工作的通知》（国卫基层发〔2017〕46 号），2017 年 8 月 23 日，http：//www. gov. cn/xinwen/2017－09/09/content_ 5223957. htm。

④ 《中国防治慢性病中长期规划（2017—2025 年）的通知》（国办发〔2017〕12 号），2017 年 2 月 14 日，http：//www. gov. cn/zhengce/content/2017－02/14/content_ 5167886. htm。

就要建立协调沟通机制，明确全流程工作内容和职责分工等①，而这需要不同机构相互协调配合。

六　积极探索基本公共卫生服务新机制，发挥多元主体作用

积极探索基本公共卫生服务新机制，采取有力措施，深入扎实推进基本公共卫生服务项目的实施，推动各项工作持续健康发展。单靠政府或卫生部门无法完成基本公共卫生服务均等化任务。"公共卫生建设需要政府、社会、团体和民众的广泛参与，共同努力。"② 公共卫生机构、公安、民政、财政、医保、计划生育、村委会、社会组织等，在推动农村基本公共卫生服务的动员方面，应该扮演重要的角色。因此，要积极尝试探索多元化的卫生服务形式，将多种经济体制的卫生机构纳入公共卫生服务提供者范围。《医疗卫生领域中央与地方财政事权和支出责任划分改革方案》提出鼓励通过政府购买服务等，提高医疗卫生领域的投入效益③。通过政府购买服务的方式，鼓励社会力量开展农村基本公共卫生服务，将基本公共卫生服务惠及所有农村居民。美国的公共卫生系统就包括了州和地方各级公共卫生机构、医疗服务提供者、公共安全机构、人群服务和慈善组织、教育和青年发展组织、文艺组织、经济和慈善事业组织、环保机构和组织④，由于涉及机构多，充分发挥了多元主体的作用。我国基本公共卫生服务均等化的推进，可以通过设计可行且有效预防的"基本公共卫生服务包"，或者由基层公立机构免费提供，或者政府购买服务由民营机构完成。在经济条件较好的地区，应该鼓励符合要求的私人医疗机构为农村居民提供基本公共卫生服务，由地方政府根据其提供服务的水平进行选择，并给予补助。如，健康教育、慢性病管理、妇幼保健等预防与保健的基本公共卫生服务，可以通过政府购买服务，给每个农村居民发放

---

① 姜立文等：《剖析我国基本公共卫生服务均等化推进中的问题》，《中国卫生资源》2015 年第 1 期。

② 吴仪：《加强公共卫生建设开创我国卫生工作新局面——在全国卫生工作会议上的讲话》，《中国卫生质量管理》2003 年第 4 期。

③ 《医疗卫生领域中央与地方财政事权和支出责任划分改革方案》（国办发〔2018〕67 号），2018 年 7 月 19 日，http://www.gov.cn/zhengce/content/2018-08/13/content_5313489.htm.

④ *The Public Health System and the 10 Essential Public Health Services*, Centers for Disease Control and Prevention, https://www.cdc.gov/stltpublichealth/publichealthservices/essentialhealthservices.html.

"基本公共卫生服务券"或"公共卫生服务签约卡",村民对谁的服务满意就可以去谁那里,医务人员通过拿到"服务券"多少得到拨付的费用。这样可以激励乡镇卫生院与村医更好地提供服务,得到更多的签约率,激励村医主动为之。探索基本公共卫生服务中的一些项目由村民在乡镇卫生院和村卫生室之间自主选择接受服务,谁提供服务,谁就能得到相应的基本公共卫生服务的补助。

此外,还要注重发挥民间力量推进基本公共卫生服务的均等化进程。例如,鉴于许多贫困地区的村卫生室连电脑都没有,建立居民健康档案要靠手写,甚至有的村医不知道如何使用电脑,2017年底,在原国家卫计委指导下,复星基金会与《健康报》社联合启动"乡村医生精准扶贫计划"。该计划将用10年时间为100个贫困县乡村医生提供多渠道专业的培训、购买重大疾病保险等。首批计划选择了中西部地区的24个国家贫困县。复星基金全球27位合伙人将对口帮扶国家级贫困县24个县的乡村医生精准扶贫,支持国家2020脱贫计划①。这是社会组织力量积极介入基本公共卫生服务均等化的极佳案例,应该推广与复制。同时,发挥好农村居民的家庭与自我预防作用也同样重要。例如,我国有关部门对重性精神障碍患者监管出台了"以奖代补"政策,在许多城市社区,如果登记在册的严重精神障碍患者因家庭自身的监护而没有出现影响社会的行为,政府将给予每月一定的财政补贴(有的地方每月200元补助),这有利于促进严重精神障碍患者的监护责任落实。当然,在发挥多元主体作用的同时,还要对所有基本公共卫生服务提供的机构进行规范化的统一监督与管理,从而整体上提高基本公共卫生服务质量。

七　强化落实,提高政策执行力

基本公共卫生服务均等化的推进重在落实。十余年来,我国基本公共卫生服务经费补助的标准不断提高,但只有补助及时、足额地发放到基层医生手中,政策才能算落实到位。我国基本公共卫生服务均等化推进中遇到最大的障碍是政策落实执行不力。国际医学权威杂志《柳叶刀》针对中国医疗改

---

① 《村医守护百姓,我们守护村医》,http://zggcsy.gmw.cn/2018 - 04/09/content_ 28275190. htm,2018年4月9日。

革发文指出，缺乏资金、信息利用与技术知识支撑，地方政府的医改政策执行能力不足①。乡村医生承担基本公共卫生服务而相关补助落实不到位相当突出，导致卫生技术人员不愿在村镇工作，农村严重缺乏专业性人才，农民难以享受到均等化的公共卫生服务。习近平总书记提出："推进健康中国建设，是我们党对人民的郑重承诺。各级党委和政府要把这项重大民心工程摆上重要日程，强化责任担当，狠抓推动落实。"② 在《关于做好 2018 年国家基本公共卫生服务项目工作的通知》中，开宗明义提出"抓好工作落实"，提出了"坚持实事求是的原则，着力提高工作质量，不搞层层加码，杜绝弄虚作假，合理确定农村地区乡村两级任务分工，把各项任务抓实抓好"③。需要注意的是，由于基本公共卫生服务项目是涉及面广、牵扯利益大的一项民心工程，因此要重基础、稳推进、慢发展④。

第二节　夯实三级预防保健网络，为基本公共卫生服务均等化实施奠定基石

强基层是基本公共卫生服务均等化实施的重中之重。加强基本公共卫生服务网络体系建设是医药卫生体制改革的基础。实现农村基本公共卫生服务的均等化需要相应的组织保证。加强基层医疗机构的发展是保证基本公共卫生服务项目实施的最重要环节。建立和完善县、乡、村农村三级卫生服务网络是政府的重要责任。因此建设县、乡、村三级预防的保健网络一直是中国公共卫生政策的重点内容，也是保障农民健康的主要服务形式。我国三级预防保健网络运行以来，在提高农民的健康水平方面发挥了一定的功效。但改革开放后，村卫生室的防保功能日益薄弱，医疗水平不高；镇卫生院底子薄、

---

① 《中国医改目标和系统战略值得借鉴》，《经济日报》2012 年 4 月 3 日第 3 版。

② 习近平：《推进健康中国建设》，《习近平谈治国理政》第 2 卷，外文出版社 2017 年版，第 370 页。

③ 《关于做好 2018 年国家基本公共卫生服务项目工作的通知》（国卫基层发〔2018〕18 号），2018 年 6 月 20 日，http://www.nhfpc.gov.cn/jws/s3577/201806/acf4058c09d046b09addad8abd395e20.shtml。

④ 詹海燕：《基本公共卫生服务项目资金使用现状及效果评价》，《行政事业资产与财务》2015 年第 34 期。

基础差，服务能力低；县级的医疗卫生机构重医轻防现象严重。因此必须强化农村地区县、乡、村的三级预防保健网络建设。加强县、乡、村三级医疗预防保健网的建设，是深化我国医疗卫生改革的一项重要内容，对实现人人享有基本医疗卫生保健的目标，推动社会主义新农村建设、振兴乡村，构建和谐社会都具有十分重要的意义。实行一体化管理，必须明确各级机构职责，理顺相互关系，使县级医疗机构、乡镇卫生院、村卫生室（站）这一中国特色的三级医疗健康网络充分发挥网络间的逐级指导、帮教、监督作用。在《"十三五"推进基本公共服务均等化规划》中也提出了在"十三五"期间提升基层医疗卫生服务能力的目标：县级区域依据常住人口数，办好 1 个县办综合医院、1 个中医类医院，每个乡镇建设 1 所标准化建设的卫生院，每个行政村要办好 1 个村卫生室。特别是优先支持国家扶贫工作重点县与集中连片特困地区的县级医院及基层医疗卫生机构的建设，基层医疗卫生机构的标准化达标率达 95% 以上①。县级的综合性医院的龙头作用要充分发挥，做优县级医院龙头；乡镇卫生院的枢纽作用要夯实，强化乡镇卫生院中枢；村卫生室（站）的网底作用要筑牢，织就村医务室网底，真正形成配套齐全、功能完备、运转协调的三位一体的农村基本公共卫生服务网络体系，为实现农村基本公共卫生服务的均等化提供组织机制保证，为所有农村居民提供均等化的基本公共卫生服务。因此，在完善各自的职责、功能与任务的基础上，形成优势互补、相互依存、纵横交织的网状互通互联的基层卫生保健体系，在基本公共卫生服务均等化推进中起着举足轻重的作用。

一　做优三级预防保健网络龙头，充分发挥县级医院的引领作用，确保"县级强"

加强龙头建设才能带动农村基本公共卫生服务的发展。要加快县级医院、县疾病预防控制中心以及县妇幼保健院的规划发展。作为三级预防保健医疗网中的疾病预防控制、妇女儿童保健和医疗的龙头，县级医疗卫生机构发展的程度，对完善三级预防保健医疗网的建设至关重要。政府和有

---

① 《国务院关于印发"十三五"推进基本公共服务均等化规划的通知》（国发〔2017〕9 号），2017 年 3 月 1 日，http：//www.gov.cn/zhengce/content/2017 - 03/01/content_ 5172013.htm。

关职能部门应加大投入力度，扩大发展规模。建议在相对集中地区，由县级政府出资，解决好农村基层医疗卫生机构卫生室用房，相关管理机构为提供基本公共卫生服务的农村基层医疗机构集中购置相关设备，配置血常规、血压血糖等基本常规检测仪器，专门用于基本公共卫生服务项目的查体工作。鉴于乡镇卫生院与村卫生室开展基本公共卫生服务项目时多数未接受过系统的项目培训，服务中缺乏相应的实际操作技能，县级卫生部门要强化管理职责，加强县级医疗机构对乡镇卫生院的卫技人员定向培训与业务指导，与乡镇卫生院结成技术帮扶对子，实行对口支援，提供更多学习与交流的机会，切实帮助农村卫技人员提高业务水平和服务能力。同时，按照国家的要求，要主动将乡村医生与村卫生室纳入其管理范围[1]。对镇卫生院与村卫生室的职能分工进行科学划分，合理地分配基本公共卫生服务的任务量，这是县级卫生部门的主要职责。如果县级工作到位也能够有效避免乡镇卫生院与村卫生室产生矛盾。四川省通过"促进基本公共卫生服务均等化指导中心"的工作模式提供了经验。一项18个市、42个县的抽样调查显示，"促进基本公共卫生服务均等化指导中心"的三级指导工作模式中，其中指导中心的业务指导工作运行得如何，对基本公共卫生服务项目实施的效果起决定性作用[2]。

二 明确乡镇卫生院功能定位，充分发挥其在三级医疗卫生网络中的枢纽作用，确保"乡级活"

乡镇卫生院在农村基本公共卫生服务中起着举足轻重作用，担负着重任。在实施基本公共卫生服务均等化进程中，乡镇卫生院职能定位尤为重要。乡镇卫生院是"三级网"的枢纽，起着承上启下的作用，担负着广大农民的预防保健、基本医疗服务与乡村基本公共卫生服务管理等职能，在控制传染病、保障农民的健康等方面应该发挥极大作用。随着我国政府对农村基本公共卫生工作的重视程度不断提高，基本公共卫生服务的开展为乡镇卫生院的发展

---

① 《国务院办公厅关于进一步加强乡村医生队伍建设的指导意见》（国办发〔2011〕31号），2011年7月2日，http://www.gov.cn/zwgk/2011-07/14/content_1906244.htm。
② 关旭静等：《四川基本公共卫生服务项目实施效果的影响研究》，《预防医学情报杂志》2015年第12期。

带来契机。尽管基层医疗机构基本公共卫生服务的能力不足，但乡镇卫生院不能简单改制为社区卫生服务中心①。如何转变乡镇卫生院"重医轻防"的观念，是乡镇卫生院良性发展，以及做实基本公共卫生服务的关键。强化乡镇卫生院中枢地位，要转变观念，加大对乡镇卫生院的投入，切实把乡镇卫生院的基本公共卫生服务作为政府一项基础性工作来抓。在资金投入、设备购置、人员配备方面，重点扶持条件与基础较差的卫生院，确保能为广大农民提供有效的基本公共卫生服务。按照国家有关要求，县级卫生行政部门委托给乡镇卫生院，对乡村医生与村卫生室进行技术指导，在县级卫生行政部门的统一组织下，对乡村医生和村卫生室服务质量与数量进行考核②。因此，乡镇卫生院也要对村卫生室（站）进行业务技术指导，对乡村医生进行培训及管理，使村卫生室（站）的医务工作者能够得到卫生院的有效培训与辅导。天津市开展了"推进镇村卫生服务一体化管理"探索。镇村卫生服务一体化管理是指在区级卫生计生行政部门统一规划和组织实施下，以镇街为范围，对卫生院和村卫生室的人员、业务、财务、药械和绩效考核等方面予以规范的管理体制。镇村卫生服务一体化的主要内容包括五个方面：统一人员管理、统一业务管理、统一财务收支管理、统一药品及医疗器械购销管理和统一绩效考核和薪酬分配管理。按照保基本、强基层、建机制的要求，在镇村卫生服务一体化管理中，卫生院向农村居民提供基本公共卫生服务和常见病、多发病诊疗等综合服务，承担对村卫生室的管理、技术指导、绩效考核以及乡村医生的培训等职责；村卫生室负责开展行政村的基本公共卫生服务及常见病、多发病的一般诊治等工作。这些经验值得借鉴。此外，还要积极探索将新农合与开展基本公共卫生服务工作有机结合起来。

三　强化村卫生室（站）的管理和建设，筑牢网底，确保"村级稳"

乡村医疗卫生是乡村振兴战略基础环节。保障村民健康，防止村民因病

---

① 吴辉、丁宇、石如玲：《新型城镇化背景下河南省乡镇卫生院综合服务能力评价及分析》，《中国全科医学》2015 年第 7 期。

② 《国务院办公厅关于进一步加强乡村医生队伍建设的指导意见》（国办发〔2011〕31 号），2011 年 7 月 2 日，http://www.gov.cn/zwgk/2011-07/14/content_1906244.htm。

致贫、返贫，更离不开乡村医生。李克强总理曾指出，乡村医生是亿万农村居民健康的"守护人"。提升乡村医生医疗技能，对促进基本公共卫生服务的均等化与社会公平，让广大农村居民能够获得价廉、便捷、安全的基本公共卫生服务意义重大[①]。村卫生室是"三级网"的网底，在"三级网"建设中的作用无可替代，是农村居民能够就近得到便利的基本公共卫生服务和医疗的服务场所，不可缺少，其建设好坏直接体现了是否以人民为中心的党的宗旨。由于各地不断出现基本公共卫生服务的补助款拖欠等问题，乃至人们质疑村医是农村基本公共卫生服务的守门人能否守好这道大门？其实，早在2010年《关于加强乡村医生队伍建设的意见》中就对乡村医生及其职能做出明确规定：乡村医生指按照《乡村医生从业管理条例》的规定，获得了乡村医生执业证书的，且在村卫生室从业的人员，乡村医生主要职责是向广大农村居民提供公共卫生服务与一般疾病的诊治[②]。2011年又出台了《国务院办公厅关于进一步加强乡村医生队伍建设的指导意见》，进一步明确了乡村医生的职责：乡村医生（含在村卫生室执业的执业医师与执业助理医师）主要负责向广大农村居民提供公共卫生与基本医疗服务，包括在专业的公共卫生机构与乡镇卫生院指导下，按照服务标准与规范开展基本公共卫生服务，同时承担卫生行政部门所委托的其他医疗卫生服务相关工作[③]。2015年出台的《国务院办公厅关于进一步加强乡村医生队伍建设的实施意见》，对乡村医生的职责又一次进行了明确[④]。从上述国家有关文件可见，村卫生室主要职能是以提供基本公共卫生服务为主，承担所辖区内的公共卫生服务职能，为农村居民提供综合的预防、保健与基本医疗服务。因此，要不断强化村卫生室建设与管理，提高村卫生室的服务能力和水平，筑牢农村基本公共卫生服务的基础网底，切实承担起提供基本公共卫生服务的重任。提升基层

---

① 《李克强主持召开国务院常务会议，部署加强乡村医生队伍建设，更好保障农村居民身体健康》，http：//www.gov.cn/guowuyuan/2015 – 01/19/content_ 2806379. htm，2015年1月19日。

② 《卫生部、财政部联合印发〈关于加强乡村医生队伍建设的意见〉》（卫农卫发〔2010〕3号），2010年1月10日，www.gov.cn/ztzl/ygzt/content_ 1661147. htm。

③ 《国务院办公厅关于进一步加强乡村医生队伍建设的指导意见》（国办发〔2011〕31号），2011年7月2日，http：//www.gov.cn/zwgk/2011 – 07/14/content_ 1906244. htm。

④ 《国务院办公厅关于进一步加强乡村医生队伍建设的实施意见》（国办发〔2015〕13号），2015年3月23日，http：//www.gov.cn/zhengce/content/2015 – 03/23/content_ 9546. htm。

基本公共卫生服务人员的服务应急反应能力与医疗水平，提高突发公共卫生事件的应急处置能力，从而使城乡居民能够享有均等化的基本公共卫生服务。

这首先要解决好乡村医生的基本保障问题，提高乡村医生的收入，使其付出与获得相匹配。2015 年 1 月 19 日的国务院常务会议再次决定，将 2015 年我国财政新增的基本公共卫生服务费，以政府购买服务的方式，全部用于补贴给村医，而且今后继续重点倾斜①。《关于做好 2020 年基本公共卫生服务项目工作的通知》提出，对乡村医生承担的基本公共卫生服务任务，可采取按比例预拨的方式，根据绩效评价结果及时拨付相应补助经费，严禁无故克扣②。与过去一些地方实行一年拨付一次，村医要等到第二年才能拿到上年度公卫补助的方式相比，更能促进公卫补助及时发放，根据绩效评价结果预拨经费，有助于公卫质控工作，确保服务质量不降低。但如何贯彻落实这一政策，是各级政府应该重点关注的问题（关于乡村医生的保障与队伍稳定问题，在后面的章节将提出更具体的对策与建议）。其次，还要根据不同地区所辖服务人口、农村医疗条件现状以及交通地理条件等因素，科学合理地确定村级医疗卫生机构的数量、规模与布局，特别是要优先保障基本公共卫生服务的可及性，实现村级基本公共卫生服务全覆盖。同时，有学者提出，城镇化过程中的农村三级医疗保健网应逐步向城市医疗保健网过渡，村卫生室应逐步发展成为社区卫生服务站③，这也可以作为村级基本公共卫生服务的一种模式探索。此外，提高村卫生室的信息化水平，提升乡村医生与村卫生室的服务能力与管理水平④，也是现代化建设进程中推进基本公共卫生服务在农村地区均等化的重要手段。

---

① 《李克强主持召开国务院常务会议，部署加强乡村医生队伍建设，更好保障农村居民身体健康》，http://www.gov.cn/guowuyuan/2015-01/19/content_2806379.htm，2015 年 1 月 19 日。

② 《关于做好 2020 年基本公共卫生服务项目工作的通知》（国卫基层发〔2020〕9 号），2020 年 6 月 12 日，http://www.gov.cn/zhengce/zhengceku/2020-06/16/content_5519776.htm。

③ 舒展、姚岚、陈迎春、罗五金：《城镇化进程对农民卫生服务需求的影响》，《中国卫生经济》2004 年第 8 期。

④ 《国务院办公厅关于进一步加强乡村医生队伍建设的指导意见》（国办发〔2011〕31 号），2011 年 7 月 2 日，http://www.gov.cn/zwgk/2011-07/14/content_1906244.htm。

第三节 强化健康生活方式推广，源头 预防农村居民疾病发生

习近平总书记高度重视人民的生活方式，提出"要倡导健康文明的生活方式，树立大卫生、大健康的观念，把以治病为中心转变为以人民健康为中心"[1]。美国路易斯维尔大学一项研究提出："我们的生活方式本身，正在成为今天疾病的主要原因。然而我们对疾病的反应主要是医疗。据国会技术评价办公室估计，在1983年花在医疗上的钱7倍于环境管理方面的花费，花在医疗费用的钱20倍于自我护理治疗、保健设备和营养方面的费用。对政治家们来说，预防远不及看得见的对危机的反应那样有吸引力。"[2] 美国的研究表明，受过良好教育的白人更多的是出于关心自己的健康目的而参与健康的生活方式；但较低社会阶层的黑人，往往是出于担心自己可能患心脏病而采取健康的保护措施[3]。我国研究也表明，健康生活方式的阶层差异可能导致中国居民健康的不平等[4]。社会经济地位越低的人，生活方式越不健康，其发生健康风险的可能性越大；上层社会成员的生活方式比较健康，其健康风险发生概率比较低[5]。

一 重视生活方式在基本公共卫生服务中的重要作用

良好的生活方式与卫生习惯的养成是我国基本公共卫生中的重要构成。在中共十二届三中全会《关于经济体制改革的决定》中就指出："要努力在全社会形成适应现代生产力发展和社会进步要求的，文明的、健康的、科学的

---

[1] 习近平：《推进健康中国建设》，《习近平谈治国理政》第2卷，外文出版社2017年版，第371页。

[2] ［美］戴维·奥斯本、特德·盖布勒：《改革政府：企业家精神如何改革着公共部门》，周敦仁译，上海译文出版社2006年版，第219页。

[3] Ransford H. E.，"Race, heart disease worry, and health protective behavior"，*Social Science and Medicine*，Vol. 22，No. 12（January 1986），pp. 1355 - 1362.

[4] 焦开山：《健康不平等影响因素研究》，《社会学研究》2014年第5期。

[5] Roshchina Y.，"Health Related Life style: Does Social In Equality Matter?" *Journal of Economic Sociology Ekonomicheskaya Sotsiologiya*，Vol. 17，No. 3（January 2016），pp. 13 - 36.

生活方式。"① 早在 20 世纪 80 年代就有人提出，生活方式等问题是研究中国社会主义的发展战略、研究中国式的现代化道路必须重视的问题。在中国社会主义建设中，应该根据中国的特点，创造自己的消费模式②。特别是伴随全球化进程的推进，中国人的生活方式受到了很大影响。一定意义上可以说，全球化是"以一种非常深刻的方式重构我们的生活方式"③。而"生活方式就是一种'拯救的力量'"，是对生活安全及保障系统具有建构性的功能。著名健康专家洪昭光的"健康快车"进千家万户所产生的影响，正是通过对生活方式的反思与选择来建构生命的质量④。生活方式也是通过对生活资源的有效配置进而追寻生活质量的行为方式与方法，体现为一种生存智慧与艺术⑤。如何构建新时期中国人的健康生活方式，引领人们生活，亟待人文社会科学研究从理论与实践层面进行探索⑥。

　　如前所述，现代人的生活方式与疾病特别是慢性疾病密切相关。有研究表明，慢性病发病原因 60% 与个人生活方式相关。在未来 20 年里，40 岁以上的人群中，慢性病患者人数将增长两倍，甚至三倍，慢性病的快速增长主要集中在未来 10 年⑦。为此，在世界卫生组织提出的全球降低慢性病目标中，就包括通过处理非传染性疾病的主要风险因素，包括了烟草的使用、盐的摄入量、缺乏身体的活动、高血压及有害使用酒精等 9 项全球目标，并提出通过改善这些因素，到 2025 年，将心血管疾病、癌症、糖尿病、慢性呼吸系统疾病等疾病的总死亡率相对降低 25%⑧。中国人的健康问题主要和人们的特定生活方式密切相关。特别是随着物质生活条件和生活水平提高，当收入宽

---

①　《中共中央关于经济体制改革的决定》，《人民日报》1984 年 10 月 21 日第 1 版。

②　于光远：《社会主义建设与生活方式，价值观和人的成长》，《中国社会科学》1981 年第 4 期。

③　[美] 安东尼·吉登斯：《失控的世界》，周云译，江西人民出版社 2001 年版。

④　王雅林：《生活方式的理论魅力与学科建构——生活方式研究的过去与未来 20 年》，《江苏社会科学》2003 年第 3 期。

⑤　王雅林：《生活方式研究的现时代意义——生活方式研究在我国开展 30 年的经验与启示》，《社会学评论》2013 年第 1 期。

⑥　张杰：《生活方式研究重要性凸显》，http：//www.cssn.cn/zx/201512/t20151211_2778527.shtml，2015 年 12 月 11 日。

⑦　国家心血管病中心：《中国心血管病报告 2017》，中国大百科全书出版社 2017 年版，第 1 页。

⑧　*Global status report on noncommunicable diseases 2014*，WHO，http：//www.who.int/nmh/publications/ncd-status-report-2014/en/.

裕时，人们追求吃得更好，现代文明病也随之出现①，慢性病开始成为中国居民健康的头号杀手。我国每年导致死亡的各种因素约1030万个，其中慢性病占比超过80%；慢性病在所有疾病负担中占比为68.6%②。国际知名学术期刊《临床医师癌症杂志》上刊发的《2015年中国癌症统计》数据显示，在中国女性常见的肿瘤中，乳腺癌排名为首位，这与人们的生活习惯与生活压力密切相关③。虽然我国慢性病综合防控工作的力度逐年加大，但防控形势依然严峻。遗憾的是，在农村基层，生活方式对人健康能够产生重大影响未能得到高度重视，健康管理未能达到要求的目标。本研究对老年人是否进行过生活方式和健康状况评估的调查数据显示，为老人提供过生活方式和健康状况评估服务的比例仅为24.5%，远低于国家对老年人健康管理比例达65%的要求。而且各区域有明显的差异，为老人提供过生活方式和健康状况评估服务比例最高的是四川省，达91.7%，远高于其他省份（$P < 0.001$）；安徽省和陕西省比例最低，分别为3.9%和3.7%；在其他8个省份中，较高的为天津，达36.7%；海南、山西、山东、江西、内蒙古、福建和新疆7个省分布在8.5%—25.4%之间（见表5-1）。进一步对东、中、西部比较分析发现，3个区域对老年人的健康评估比例分别为25.4%、16.5%、10.6%，均小于30%（见表5-2），远低于国家基本公共卫生服务要求中对老年人健康管理率高于65%的要求。由此可见，多数乡镇地区缺乏慢性病的防范意识，不够重视健康生活方式的养成对农村居民身体健康的促进作用，一定程度上导致了农村地区居民慢性病患病比例的增加。

中国民众的生活方式在不断转型中，由于在社会结构处优势位置，社会上层成员往往能作出有利于自身的健康生活方式的选择，不过也受到西方生活方式的影响；而社会的下层成员则更多受到社会结构地位的束缚④。随着经济社会的发展，社会较高层次的人群与城市多数人开始关注生活方式的改变，

---

① 刘芮：《从社会学的角度分析生活方式与健康的关系》，《求知导刊》2015年第8期。

② 董超：《我国超八成人死于慢性病，防控形势严峻》，《保健时报》2018年9月13日第2版。

③ Chen W, Zheng R, Baade PD, Zhang S, Zeng H, Bray F, Jemal A, Yu XQ, He J, "Cancer statistics in China, 2015", *A Cancer Journal for Clinicians*, Vol. 66, No. 22 (March – April 2016), pp. 115 – 132.

④ 王甫勤：《地位束缚与生活方式转型——中国各社会阶层健康生活方式潜在类别研究》，《社会学研究》2017年第6期。

逐渐养成健康的生活行为，以预防慢性病发生。但广大农村居民对慢性病预防意识不强，农村的慢性病呈高发态势。因此，农村基本公共卫生服务的推进应该高度重视生活方式在其中的重要作用。

表5-1 调查样本地区县域对老年人生活方式和健康状况进行评估情况

样本地区	服务开展情况［n（%）］		合计	χ^2	P
	有	无			
陕西	6（3.7）	158（96.3）	164	608.8	<0.001
天津	109（36.7）	188（63.3）	297		
内蒙古	43（17.1）	209（82.9）	252		
安徽	5（3.9）	122（96.1）	127		
江西	49（18.8）	212（81.2）	261		
新疆	19（8.5）	204（91.5）	223		
山西	34（23.3）	112（76.7）	146		
四川	165（91.7）	15（8.3）	180		
山东	52（20.7）	199（79.3）	251		
福建	28（14.6）	166（85.4）	194		
海南	68（25.4）	200（74.6）	268		
合计	578（24.5）	1785（75.5）	2363		

表5-2 东、中、西部调查样本地区对老年人生活方式和健康状况进行评估情况

样本地区	服务开展情况［n（%）］		合计	χ^2	P
	有	无			
东部[a]	257（25.4）	753（74.6）	1010	61.3	<0.001
中部	88（16.5）	446（83.5）	534		
西部[a]	68（10.6）	571（89.4）	639		

注：a：两者间存在统计学差异，P = 0.36

二 以农村居民家庭健康生活方式的养成为抓手

研究显示，健康的生活方式能促进健康水平的人更容易产生健康行为[1]。

---

[1] Ferrer R., Klein W. M., "Risk Perception and Health Behavior", *Current Opinionin Psychology*, Vol. 5, 2015, pp. 85 - 89.

实现健康生活方式的基础可能会受人们的社会经济地位影响，处于社会上层、中层的群体，往往拥有最充分的资源支持其对生活方式做出选择。但是，虽然社会经济地位很重要，但不是决定人们生活方式的唯一因素①。生活方式虽然从根本上说受生产方式的制约，但在很大程度上也受习俗、传统与观念的影响②。传统的不良生活方式（如吸烟、喝酒、不注意饮食卫生、口味重摄盐多等）加上现代生活方式的影响（如吃快餐、高蛋白、高热量的摄入）共同作用，影响了农村居民的健康，因此农村人口的健康生活方式养成问题更需要高度关注。调查结果显示，1993—2013 年，我国的脑血管病患病率整体呈上升趋势，其中农村地区脑血管病死亡率总体上高于城市地区，死于脑血管病的城镇居民 85.36 万人，农村居民为 103.49 万人。2013 年第五次中国心血管病调查显示，我国城市脑血管病的患病率有所下降（12.1‰），农村则仍呈明显上升（12.3‰）③。2002—2018 年急性心肌梗死（AMI）死亡率总体呈上升态势，农村地区 AMI 死亡率于 2007 年、2009 年、2011 年超过城市地区，自 2012 年开始农村地区 AMI 死亡率明显升高，并于 2013 年起持续高于城市水平；2003—2018 年，农村居民脑血管病各年度的粗死亡率均高于城市居民，2018 年，城市居民脑血管病死亡率为 128.88/10 万，农村为 160.19/10 万④。吸烟是导致肺癌高发的至关重要因素。烟草造成人民健康受损并带来巨大经济损失。世界卫生组织的报告《中国无法承受的代价》显示：2014 年，中国治疗烟草相关疾病所造成的直接损失约 530 亿元，间接损失约 2970 亿元，累计相加占中国当年卫生支出 10.59%⑤。而在烟草领域，中国拥有多项世界第一：一是最大烟草消费国，消费了世界烟草的三分之一以上，超过了从第 2 位到第 28 位国家的总和；二是吸烟人口最多的国家（3.16 亿）；三是男性吸烟率最高（52%）的国家之一；四是人均吸烟量最多的国家之一；五是世界

---

① 于浩：《社会阶层与健康生活方式关系研究的回顾与前瞻》，《南京社会科学》2003 年第 5 期。

② 李鑫生：《近年来我国生活方式研究概观——兼对全国生活方式研讨会评述》，《东岳论丛》1988 年第 3 期。

③ 陈伟伟等：《〈中国心血管病报告 2016〉概要》，《中国循环杂志》2017 年第 6 期。

④ 编写组：《中国心血管健康与疾病报告 2020》，《中国心血管杂志》2021 年第 26 期。

⑤ 世界卫生组织、联合国开发计划署：《中国无法承受的代价》，2017 年，http：//www.wpro.who.int/china/publications/2017 - tobacco - report - china/zh/。

受二手烟伤害人口最多的国家①，尤其是广大农村居民。过去，由于城乡居民生活水平较低，烟草消费基本是"有钱多吸，无钱少吸或不吸"。20世纪90年代后，随着我国城乡居民的生活水平显著提高，"钱多吸好烟，钱少吸差烟"现象明显。

世界卫生组织《烟草控制框架公约》生效后，中国政府相继出台一些政策。如，2003年，卫生部、国家工商行政管理总局共同印发《全国无烟广告城市认定实施办法》；2008年，新修订《中华人民共和国消防法》规定，不得在火灾危险场所吸烟；2009，国家烟草专卖局与国家质量监督检验检疫总局联合发布《中华人民共和国境内销售卷烟包装标识的规定》，卫生部、国家中医药管理局与总后勤部、卫生部等联合发布《关于2011年起全国医疗卫生系统全面禁烟的决定》，提出到2011年年底医疗卫生系统全面禁烟；2010年，教育部办公厅与卫生部办公厅联合下发《关于进一步加强学校控烟工作的意见》，提出中等职业学校、中小学校及托幼机构室内及其校园全面禁烟，高等学校的教学区、办公区与图书馆等室内全面禁烟，积极鼓励与推动各级各类学校按《无烟学校标准》开展创建无烟学校活动；2011年，重修《公共场所卫生管理条例实施细则》并明确在室内公共场所禁止吸烟，在《中华人民共和国国民经济和社会发展第十二个五年规划纲要》中明确提出"全面推行公共场所禁烟"，中央文明委发布的《全国文明城市测评体系（2011年版）》规定所有室内公共场所与工作场所全面控烟，国家广电总局办公厅发布《关于严格控制电影、电视剧中吸烟镜头的通知》；2012年，《中国慢性病防治工作规划（2012—2015年）》提出要切实加强烟草控制工作，履行世界卫生组织《烟草控制框架公约》，国务院印发《卫生事业发展"十二五"规划》《中国烟草控制规划（2012—2015）》，明确提出要加强控烟宣传，建立免费的戒烟热线，公共场所全面推行禁烟，积极创建无烟学校、无烟医疗卫生机构、无烟单位，建立完整的烟草监测体系；2013年，中办、国办联合发布《关于领导干部带头遵守在公共场所禁止吸烟等有关规定的通知》；2016年出台的《"健康中国2030"规划纲要》，提出到2030年，"15岁以上人群吸烟率降低

---

① 孙喜保：《烟草大国！税收手段能否控制烟草消费？》，《工人日报》2018年1月2日第3版。

到 20%"的控烟目标①。可见，我国政府高度重视控烟问题，政策密集出台。
但是我国实际控烟效果并不理想。方舟市场研究公司发布的《中国烟民市场
状况调查报告》显示，我国现有 3 亿烟民，吸烟人口比重约 24. 53%。预计我
国吸烟人口比重于 2030 年前呈渐升趋势，并于 2030 年左右达到最大值。从
城乡分布看，城市吸烟人口约 9643 万人，占吸烟总人口数 32. 76%；农村吸
烟人口约 19793 万人，为 67. 24%。无论男性还是女性，农村吸烟率均显著高
于城市吸烟率，而且西部边远地区卷烟消费档次最低②。吸烟恰恰是烟民们的
一种生活方式。在一些农村地区，见面先递烟是人与人打交道的最常见的交
往方式和惯例。农村中的所有节日都离不开烟酒，而且烟酒不分家。这一生
活方式对青少年的影响颇大。调查显示，12. 64% 戒烟者会因家人的反对而戒
烟③。有研究表明，吸烟本身对青少年与低收入者两类人群的伤害较大。如果
这两个群体的吸烟行为得到有效地控制，也就基本控制了烟草所引发疾病的
主要源头④。因此，在农村家庭倡导戒烟限酒，养成健康的生活方式具有重要
的意义。

三 通过健康生活方式的养成预防农村慢性病高发

生活方式与慢性病密切相关。《中国家庭健康大数据报告（2017）》（中
国卫生信息与健康医疗大数据学会与新华网、微医集团、中国家庭报社联合
发布）显示，53. 2% 被访者的家人患慢性病（与本研究实证调查相符），其中
13. 9% 的家庭成员多人患有慢性病。有专家指出，除高血压等有确定家族遗
传证据的疾病外，与慢性病的聚集效应和家庭的生活习惯有很大关系⑤。有研
究表明，癌症的初级预防项目，如控烟与减弱西方生活方式不良影响，提高

---

① 习近平：《"健康中国 2030"规划纲要》，《人民日报》2016 年 8 月 27 日第 1 版。
② 黄剑：《中国烟民市场状况调查报告》，https：//wenku. baidu. com/view/f68024814bfe04a1b
0717fd5360cba1aa9118c6b. html，2018 年 8 月 25 日。
③ 黄剑：《中国烟民市场状况调查报告》，https：//wenku. baidu. com/view/f68024814bfe04a1b
0717fd5360cba1aa9118c6b. html，2018 年 8 月 25 日。
④ 孙喜保：《中国人均吸烟量最多，税收手段能否控制烟草消费？》，《工人日报》2018 年 1 月 2
日第 3 版。
⑤ 《〈中国家庭健康大数据报告（2017）〉：国人健康状况不容乐观》，http：//www. china. com. cn/
newphoto/2017 - 12/19/content_ 42001196. htm，2017 年 12 月 19 日。

早期诊断有效性与覆盖率等，对逆转中国癌症流行趋势至关重要①。全国肿瘤登记中心发布的《中国癌症登记年报2018》统计数据报告显示，2014年全国恶性肿瘤估计新发病例为380.4万例，其中男性约211.4万例，女性约169万例，即平均每天有超过1万人被确诊为癌症，也就是每分钟有7个人会被确诊为癌症。按照发病例数排位，我国肺癌居发病首位，每年发病约78.1万例。我国各地的男性肺癌发病率和死亡率均排名第一，其中重要的因素与我国男性的吸烟率高密切相关；而女性肺癌的发病率要高于女性吸烟率较高的一些欧美国家，这与我国女性的二手烟暴露、室内厨房油烟、室外空气的污染有关。我国西部欠发达地区普遍使用室内燃料，也是可能导致西部地区的女性肺癌发生的原因②。吸烟可致心脏损伤，增加冠心病风险，即使每天抽一支烟也可能使男性冠心病的风险增加74%，女性冠心病风险增加119%；吸烟可致脑血管与颈部动脉损害，可增加中风风险，吸烟者中风风险是非吸烟者1.5倍；吸烟量越大、年限越长，冠心病与中风发病以及死亡的风险就越高；二手烟能够迅速损伤心脑血管从而导致心脏病与中风，可致冠心病风险增加25%—30%，中风风险增加20%—30%；短暂暴露于二手烟也可能导致心脏病急性发作③。研究表明，吸烟和二手烟暴露是心脑血管疾病最主要的可预防因素。吸烟是典型的"既不利己更不利他"行为，关键是人们的生活方式与自控不足，使得这一行为得不到有效控制。因此，2018年世界无烟日提出，无烟环境可有效保护非吸烟者免于受二手烟的危害，戒烟能够迅速降低发生心脏病的风险，而且戒烟5—15年，其中风发病的风险会降低至非吸烟者水平。戒烟者与持续吸烟者相比，更少伴有疾病与残疾；任何年龄的人戒烟都能够获益，而且戒烟越早越好④。

---

① Chen W., Sun K., Zheng R., Zeng H., Zhang S., Xia C., Yang Z., Li H., Zou X., He J., "Cancer incidence and mortality in China, 2014", *Chinese Journal of Cancer Research*, Vol. 30, No. 1 (February 2018), pp. 1 – 12.

② Chen W., Sun K., Zheng R., Zeng H., Zhang S., Xia C., Yang Z., Li H., Zou X., He J., "Cancer incidence and mortality in China, 2014", *Chinese Journal of Cancer Research*, Vol. 30, No. 1 (February 2018), pp. 1 – 12.

③ 中国疾病预防控制中心：《2018年世界无烟日核心信息发布》，2018年5月25日，http://www.chinacdc.cn/yw_ 9324/201805/t20180525_ 172642.html。

④ 中国疾病预防控制中心：《2018年世界无烟日核心信息发布》，2018年5月25日，http://www.chinacdc.cn/yw_ 9324/201805/t20180525_ 172642.html。

特别是，有些疾病是通过生活方式的改变能够得以防治的，如糖尿病。前卫生部部长陈竺在 2008 年联合国糖尿病日宣传活动上指出："糖尿病是可以预防的，消除危险因素，养成健康的生活方式，就能预防 80% 的糖尿病。"[1] 再如，精神障碍同样可以预防。1981 年，第 34 届世界卫生大会提出"使用一切可能方法，通过影响生活方式、控制自然与社会心理环境预防和控制非传染性疾病以及促进精神卫生"[2]。因此，世卫组织建议，特别是应以社区为基础，为精神障碍患儿与青少年提供早期干预措施，避免其在精神病医院住院与使用药物治疗[3]。患者出院后回到社区、家庭有助于稳定病情。研究还显示，全球每年身体活动不足可造成 6930 万人残疾和 320 万人死亡。如果按照世界卫生组织建议的每周进行 150 分钟中等强度的活动或相当量的活动的人比，那些身体活动不足的成年人面临死亡风险更高[4]。由于广大农村居民基本上为社会地位较低层次，其靠自身的力量难以消除健康风险，因此，政府积极宣传与大力倡导健康生活方式、出台相关的健康生活方式的政策至关重要。

第四节　创新模式多措并举，推进流动人口基本公共卫生服务的均等化

健康是促进人的全面发展的必然要求，"完善和创新流动人口和特殊人群管理服务"，提供安全有效、方便价廉的公共卫生和基本医疗服务[5]，是全面建成小康社会和全面建设社会主义现代化强国的题中之意。《"健康中国 2030"规划纲要》指出，建设健康中国的根本目的是全民健康，建设健康中国的基本路径是共建共享[6]。基本公共卫生服务的均等化是指保证每个居民无

---

① 王茜、周婷玉：《陈竺：健康生活方式可预防 80% 的糖尿病》，http://www.gov.cn/fwxx/jk/2008－11/14/content_ 1149486. htm，2008 年 11 月 14 日。

② Seila A. F. , "Seven Rules for Modeling Health Care Systems", *Clinical and Investigative Medicine*, Vol. 28, No. 6（December 2005），pp. 356－358.

③ 第六十六届世界卫生大会（议程项目 13.3）：《2013—2020 年精神卫生综合行动计划》，2013 年 5 月 27 日，https://wenku. baidu. com/view/48e46567ba0d4a7302763a9e. html。

④ 《2014 年全球非传染性疾病现状报告》，2015 年 1 月 19 日，http://d. mdnews.cn/detail/7582428。

⑤ 《坚定不移沿着中国特色社会主义道路前进为全面建成小康社会而奋斗——在中国共产党第十八次全国代表大会上的报告》，《人民日报》2012 年 11 月 18 日第 1 版。

⑥ 习近平：《"健康中国 2030"规划纲要》，《人民日报》2016 年 8 月 27 日第 1 版。

论其种族、性别、年龄、居住地、收入、职业，都能平等地获得基本公共卫生服务。尤其是流动人口这一群体，包括其父母、子女等特殊人群，更需要平等地得到国家提供的基本公共卫生服务。城乡居民同等地获得基本公共卫生服务，将有助于缩小城乡居民的差距，更加充分体现共享发展的理念。

一　政府进一步加大总体投入，经费落实到位

一是加大政府对基本公共卫生服务项目财政投入，包括基本建设、大型仪器设备的投入以及队伍资金的投入。二是完善转移支付制度，建立健全基本公共卫生服务经费投入与落实保障机制，根据绩效考核的结果，通过预拨加结算方式，足额、及时拨付服务专项经费。三是增加对人口流入地的基本公共卫生服务经费补助金额，填补流动人口筹资政策的空白。四是加强资金使用的监管工作，确保各项经费落实到位，保障流动人口能享受基本公共卫生服务。

二　完善管理模式，健全流动人口基本公共卫生服务的管理机制

一是探索多元化的流动人口基本公共卫生服务管理模式，根据流动人口自身特点、流出地与流入地不同地域特征，创新不同的管理模式，使基本公共卫生服务项目能在不同管理模式下得到落实。提高登记率是为流动人口提供基本公共卫生服务的前提。要发挥多元主体作用，加强"以证""以业"和"以房"联合提高登记率：（1）公安机关完善居住证办理制度，提供便利措施，提高办证效率；（2）流动人口较多的用人单位，特别是餐饮、建筑、家政服务等重点行业的企业，应履行主体责任，督促未登记者登记；（3）利用综治社工做好登记工作，使其融入社区，主动登记。二是建立流动人口基本公共卫生服务齐抓共管和资源共享的联动管理机制。各级政府，卫计、工商、妇联、公安等相关部门，要进一步明确各自职责，及时沟通，加强协调与配合，使流动人口一进入流入地便被纳入系统管理。三是建立流动人口基本公共卫生服务管理考核奖惩机制。以流动人口的居住地或落脚点为切入点，突出社区医疗卫生机构在流动人口服务提供与管理中的基础性地位。四是完

善流动人口基本公共卫生服务的各项管理制度，科学、合理设定工作任务目标，落实不同主体的责任分工，量化各项考核指标，层层分解任务，赏罚分明。五是改革公共卫生服务队伍的薪酬分配机制，建立符合流动人口特点的基本公共卫生服务薪酬的增长机制，同时通过完善岗位津贴制度等激励与约束机制，激发服务人员的工作主动性，将考核结果与各相关部门的工作经费、干部任免、职称晋升等挂钩。此外，创新基层自治模式，成立流动人口基本公共卫生服务企业自治联合会，进一步推动落实流动人口基本公共服务均等化。

三 建立全民公共卫生服务信息化管理系统，为流动人口基本公共卫生服务均等化提供基础保障

加快流动人口信息化建设，完善信息报告制度，研发以公安为核心、各相关部门共享的全国统一的公民信息管理系统，凭借扫描《暂住证》可以进入相应的管理系统，从而准确地掌握流动人口的真实数据。通过各部门流动人口的信息联网共享，确保流动人口的登记管理体系中能够纳入所有的管理对象，特别是要以妇女和儿童为重点。建立户籍地和现居住地人口信息互联协作与信息共享制度，实现异地查询、跟踪监测。掌握流动人口在原籍或其他流入地所接受的管理和服务情况，及时将基本公共卫生服务进行有效顺延和对接，实行流出地与流入地协同管理。

四 加强流动人口基本公共卫生服务均等化宣传，提升流动人口自我维权与主动参与意识

一是加大宣传力度，通过广播、电视、报刊等媒体，让流动人口了解基本公共卫生服务的具体内容，提高其认识和理解，转变其传统的生育观和健康观，主动参与和配合；提高流动人口自我保护意识，正当维权；基层医疗卫生机构通过向辖区内，包括流动人口在内的所有居民公示其自身能够免费享受的基本公共卫生服务项目与内容，动员流动人口积极参与。二是根据流动人口特点，在流动人口的集散地，或在流动人口办理证照时，充分利用宣传栏、专题讲座、宣传单、电台电视台、APP 等多种媒介，向流动人口进行

有关卫生保健、慢性病等方面知识的宣传和咨询。三是积极营造关心、尊重流动人口的服务环境。转变对流动人口卫生服务观念，消除歧视心理，平等公正对待流动人口。社区卫生服务中心要变被动服务为主动服务，主动将流动人口纳入服务范围。四是畅通信息，加强监督。进一步建立和完善各项政务公开制度，公开基本公共卫生服务工作制度、项目内容、办事程序、岗位责任等。公示流动人口关心的服务免费政策，方便群众了解信息，进行群众监督。通过公布维权电话、投诉信箱等，畅通流动人口基本公共卫生服务诉求渠道。五是加强监督检查，对搭车收费以及侵害流动人口权益的违法行为严厉查处，切实维护流动人口享受基本公共卫生服务合法权益不受侵犯。

五　强化对流动人口中严重精神障碍患者的服务与管理

切实提高对流动人口中严重精神障碍进行服务与管理的重要性的认识，强化对流动人口中严重精神障碍的服务与管理。精神障碍患者的信息管理、服药管理、就诊后随访等管理措施应该落实在流入地。但要加强流入地与流出地的相互合作，流出地与流入地之间要加强信息沟通与信息关联，以便使流入地的管理者能够准确掌握精神障碍患者的相关信息。此外，流动人口的严重精神障碍的管理需要多部门进行合作。通过成立公安、综治、卫生、民政、残联等多部门组成的"关爱小组"，多管齐下，共同发现流动人口中严重精神障碍的患者，为对严重精神障碍实施有效管理提供基础。同时，全社会，尤其是社区，营造宽松宽容的社会氛围，对严重精神障碍患者的康复更为重要。因此，要在社区形成对精神障碍患者包容与关爱的氛围，促进严重精神障碍患者的康复。

六　加强服务实施者培训的针对性，探索符合流动人口服务特点的考核机制

一是进一步提高为流动人口提供基本公共卫生服务的队伍素质，为推进流动人口与户籍人口同等享有基本公共卫生服务提供基础性人才保障。培养能有效提供基本公共卫生服务的实用型人才；加强针对流动人口基本公共卫

生服务技能的专项培训，提高其为流动人口服务的相关能力与水平，特别要注重提升工作者的沟通与说服能力，使其提供的服务更契合流动人口的需求。二是建立与健全城乡社区基本公共卫生服务的基础网络，切实提高流动人口享有基本公共卫生服务的水平，使流动人口也能平等、充分地享有国家的福利与社会发展的成果。三是探索针对流动人口的基本公共卫生服务的落实情况的考核与评价标准，考核方法要符合流动人口的特点，突出可操作性，更便于服务项目的监测与评估。通过应用倍差法评价我国基本公共卫生服务的实施效果，结果发现，按绩效支付可以明显提高流动人口较大地区的基本公共卫生服务的开展率①。因此，对流动人口的基本公共卫生服务考核，可以推广按绩效支付的方法。

第五节　加大基本公共卫生服务投入，完善多元供给机制与财政机制，缩小地区差距

基本公共卫生的投入水平对基本公共卫生服务开展有重要影响②。充足的资金确保基层医疗卫生机构所提供的基本公共服务取得实效，需要能够高效、科学地规划与分配基本公共卫生服务的经费，这也是基层的医疗机构体制改革的重要内容③。因此，要完善政府对基本公共卫生服务的投入机制。世界银行《1993 年世界发展报告》提出"改善政府对医疗卫生的支出"，资助与实施公共卫生一揽子措施，如传染性疾病、环境污染、艾滋病、车祸、酗酒等④。世界医学权威杂志《柳叶刀》发文指出，中国已实施的公共卫生项目将传染病减少到了可控水平，现在人们很大程度是死于可预防的非传染性疾病与慢性疾病。而中国可以运用自身的控制传染病经验，也可借鉴美国等发

① 谭华伟、陈菲、景思霞：《按绩效支付对基层基本公共卫生服务效果的影响分析——基于 DID 的实证研究》，《中国卫生事业管理》2015 年第 1 期。
② 雷迪、徐玲、吴明：《资源配置对乡镇卫生院基本公共卫生服务提供的影响分析》，《中国卫生经济》2013 年第 11 期。
③ 沈伟良：《基层医疗卫生机构基本公共卫生服务经费的使用现状与审计探讨》，《时代金融》2015 年第 12 期。
④ 《1993 年世界发展报告》，牛津大学出版社 1993 年版；中文版：中国财政经济出版社 1993 年版。

达国家的经验教训，避免肥胖以及相关的疾病发病率飙升①。WHO 发布的《2014 年全球非传染性疾病现状报告》指出：没有哪个国家的政府能负担起忽视非传染性的疾病负担上升的后果。如果不采取行动，非传染性疾病所造成的人力、社会与经济成本会继续上升，并远超各国处理该问题的能力②。世界卫生大会上形成的《2013—2020 年精神卫生综合行动计划》指出，全球每年用于精神卫生的 67% 财政资源拨给独立的精神病院，但把这些资金用于以社区为基础的服务，以及将精神卫生纳入一般的卫生保健机构，将会使更多人能获得更好与更具成本效益的干预措施，而不是用于精神病院的护理③。这表明，资金分配与使用效率对基本公共卫生服务的效果有重要影响。复旦大学的健康风险预警治理协同创新中心采用国际公认的均衡理论衡量医疗卫生发展和社会发展的均衡度的研究表明，如果保持现有政策不变，预计 2015 年与 2020 年均衡程度将分别为 41.2% 与 41.86%，呈现恶化趋势。按照项目的服务方式，医疗服务的净收入和毛收入的关系是 1 : 4—1 : 5，也即政府财政少投入 1 元钱，医疗机构就多获取 4—5 元的医疗收入。而伴随医疗费用过快增长，公众感受的则是医疗费用负担的加重。长期以来，对我国医疗机构的"浪费型补偿机制"已经成为医疗费用过快增长的关键所在④。而加大基本公共卫生服务的投入与补偿，从源头预防疾病，可以有效避免国家财政的浪费。我国首先要从总体上完善医疗卫生的支出结构，调整医疗卫生支出的"重治疗、轻预防"结构，提高医疗保障、疾病防疫与控制、妇幼保健、健康教育等基本公共卫生服务方面的支出比重。

　　我国政府采取的是通过转移支付的方式，中央财政对开展基本公共卫生服务提供财政支出，特别是对困难地区开展的基本公共卫生服务给予更多的补助。地方所属的医疗卫生机构的发展属于地方财政事权，应该由地方的财

　　① NCD Risk Factor Collaboration（NCD - RisC），"Trends in adult body - mass index in 200 countries from 1975 to 2014：A pooled analysis of 1698 population - based measurement studies with 19·2 million participants"，*Lancet*，Vol. 387，No. 10026（April 2016），pp. 1377 - 1396.

　　② *Global status report on noncommunicable diseases* 2014，WHO，http：//www. who. int/nmh/publications/ncd - status - report - 2014/en/.

　　③ 第六十六届世界卫生大会（议程项目 13.3）：《2013—2020 年精神卫生综合行动计划》，2013 年 5 月 27 日，https：//wenku. baidu. com/view/48e46567ba0d4a7302763a9e. html。

　　④ 周凯、王烨捷：《我国人均医疗费用增长率远超 GDP》，《中国青年报》2015 年 4 月 9 日第 6 版。

政承担支出的责任；如果地方所属的医疗卫生机构承担中央的财政事权任务，中央财政应给予地方合理的补助。但有研究表明，目前我国的医疗卫生支出主要来源于地方政府。中央与地方财政的卫生投入虽然都呈持续快速增长趋势，但地方财政的医疗卫生支出占比远高于中央财政。地方政府的财政卫生投入从 1991 年的 141.76 亿，增长至 2015 年的 11868.67 亿元，增长 83 倍；而同期中央的卫生财政投入从 8.77 亿元增长至 84.51 亿元，仅增长 8 倍[①]。20 世纪 70 年代末，世界很多国家的政府以初级卫生保健的方式作为政府的基本卫生服务的主要职责，美国 2005 年的公共医疗与卫生保健中，联邦政府投入 55%，地方政府投入 45%[②]。一些发展中国家也优先发展基本卫生服务。而在我国的政府卫生支出中则地方政府占多数（见图 5-2）[③]。

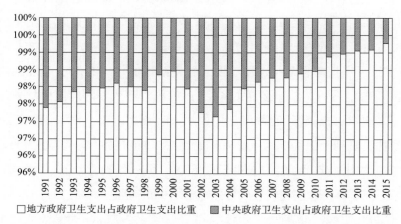

图 5-2　中央、地方政府卫生支出占全国卫生支出比重的百分比堆积图
资料来源：1992—2016 年根据《中国财政年鉴》整理。

《基本公共服务领域中央与地方共同财政事权和支出责任划分改革方案》（以下简称《中央与地方共同财政事权改革方案》）将基本公共卫生服务项目首先纳入了中央与地方共同的财政事权范围八大类 18 项中，并视为要优先与重点保障的基本公共服务事项。针对我国在基本公共服务领域中存在的共同

①　王玉晓：《政府医疗卫生支出结构——基于省际与国际对比》，《社会科学前沿》2017 年第 11 期。

②　王雍君：《中国的财政均等化与转移支付体制改革》，《中央财经大学学报》2006 年第 9 期。

③　《中国财政年鉴》，1992 年—2016 年，http：//www.yearbookchina.com/navipage - n301806263 8000349.html。

财政事权范围不清晰、部分基本公共服务事项的保障缺乏基础标准、地区之间的实际支出水平差距比较大、中央与地方政府的支出责任的分担比例与方式不统一和不规范、地方支出责任偏重等问题，国务院办公厅专门发文以全国性或跨区域公共卫生服务的财政事权与支出责任为重点，适度强化了中央财政事权与支出责任，清楚界定了基本公共服务领域中的中央与地方政府共同的财政事权范围与权责，并参照现行的政策、按财力的状况，对不同地区划分了五个档次，确定了中央政府与地方政府各自分担的支出比例：第一档8：2，第二档6：4，第三档5：5，第四档3：7，第五档1：9。第一档中央分担80%，包括内蒙古、广西、贵州、云南、重庆、四川、西藏、陕西、宁夏、甘肃、青海、新疆等12个省（区、市）；第二档中央分担60%，包括吉林、黑龙江、河北、山西、安徽、江西、湖北、湖南、河南、海南等10个省；第三档中央分担50%，包括辽宁、山东、福建3个省；第四档中央分担30%，包括天津、浙江、江苏、广东等4个省（市）以及深圳、大连、青岛、宁波、厦门等5个计划单列市；第五档中央分担10%，为北京、上海2个直辖市①。这种安排改变了过去按东中西部简单确定分担比例的做法②。我国东部主要指北京、天津、上海、河北、山东、江苏、浙江、福建、广东和海南；中部主要指山西、安徽、河南、江西、湖北和湖南；西部主要指内蒙古、广西、四川、重庆、贵州、西藏、云南、陕西、青海、甘肃、宁夏和新疆；此外，还有东北地区的辽宁、吉林和黑龙江③。2009—2018年，我国一直按照东、中、西部的划分标准，做出基本公共卫生服务财政支出安排，其中西部地区按照80%、中部地区按照60%、东部地区按照50%—10%来划分，而中部地区的"比照县"，包括吉林延边、湖南湘西、湖北恩施等地，比照西部地区80%比

---

　　① 《国务院办公厅关于印发〈基本公共服务领域中央与地方共同财政事权和支出责任划分改革方案〉的通知》（国办发〔2018〕6号），2018年2月8日，http：//www. gov. cn/zhengce/content/2018 - 02/08/content_ 5264904. htm。

　　② 《国务院办公厅关于印发〈基本公共服务领域中央与地方共同财政事权和支出责任划分改革方案〉的通知》（国办发〔2018〕6号），2018年2月8日，http：//www. gov. cn/zhengce/content/2018 - 02/08/content_ 5264904. htm。

　　③ 国家统计局：《东西中部和东北地区划分方法》，2011年6月13日，http：//www. stats. gov. cn/ztjc/zthd/sjtjr/dejtjkfr/tjkp/201106/t20110613_ 71947. htm。

例进行补助，辽宁参照了东部地区，吉林和黑龙江参照了中部地区①。

　　基本公共卫生服务项目实行中央分档分担，可以说是财政事权的一项重大改革。基本公共服务领域对中央与地方共同的财政事权与支出责任的划分的改革，主要是细分了第3—5档的中央与地方共同的财政事权与支出责任。这种分档适度提高了中央政府担负的比例，中央政府担负起更多的基本公共卫生服务均等化的责任，一定程度上可以缓解一些地区地方政府的财政压力。但是原来的西部、中部地区的财政支出中央与地方的责任没有变化，仍然维持原来的8：2、6：4比例，并没有对原来的西部地区以及一些中部地区新增加中央政府的投入比重。而恰恰是西部地区的农村基本公共卫生服务支出的地方财政有一定的困难，因此，对于西部贫困地区，中央政府还应该加大提高支持的比重，以使基本公共卫生服务的均等化实现有充分的资金保障。

　　改革方案关键在于落实。因此，要进一步完善基本公共卫生服务的专项资金拨付方式，确保专款及时专用。虽然改革方案也提出要完善省以下的分担机制，各省级政府应参照本方案并结合省以下的财政体制，合理划分省以下各级政府的财政事权与支出责任，避免过多增加基层政府的支出压力，以促进基本公共卫生服务均等化，但改革方案并没有明确提出具体的要求与措施，约束性不强。但是对一些地方政府而言，即使是明确的财政事权责任也难以推动其保证基本公共卫生服务的资金能够及时、足额拨付。我国的基本公共卫生服务补助资金的发放方式一般是省级政府将各级的补助资金先拨至县区，经考核合格后再由县区拨至基层医疗卫生机构。对县区与基层医疗卫生机构按人口数及人均经费标准拨付②。因此，县级地方政府也应进一步统筹平衡各乡镇在基本公共卫生服务经费补助标准与硬件投入上的差距，对财政薄弱的乡镇予以一定的政策和资金投入上的倾斜，以促进县域内人群之间的健康公平。尽管中央政府对一些地区适度加大了负担的力度，但地方政府负担的比例一般会传递到省级以下政府。而且，现实中一些省级以下地方政府

---

　　① 中华人民共和国国家卫生健康委员会：《公共卫生服务补助资金管理暂行办法》，2016年2月1日，http://www.nhfpc.gov.cn/caiwusi/s7784g/201602/2c0e83943eb1470e86be2ea2150cd054.shtml。
　　② 胡同宇：《国家基本公共卫生服务项目回顾及对"十三五"期间政策完善的思考》，《中国卫生政策研究》2015年第7期。

确实存在财政困难，有可能出现截留现象。因此，对于省级地方政府而言，对其下属的地方政府应该提出明确的要求，更加具体明确规定基层地方政府的财政支出所担负的比例，而不是原则性的指导。要切实加大对乡村地区的医疗卫生资源投入，尤其是必须加大对农村贫困地区的扶持力度，增加卫生费用中公共支出的比例，降低基本公共卫生服务的价格，使人们愿意来接受基本公共卫生服务。同时要注意减少地方政府间财力水平的差异，基层政府的财力配置要与其支出的责任划分对等。

在加大投入的同时，要采取有效措施，提高资金使用效益，并保证资金使用的安全性和规范性。决不允许任何单位或个人将基本公共卫生服务的专项补助资金挪用于基层医疗卫生机构的基本药物补助支出、基本设施建设支出、基本医疗服务。不可否认，我国的基本公共卫生服务专项经费逐年增加，但却同时存在财政专项经费投入产出比不高以及区域间不平衡的现象。为此，国际医学权威杂志《柳叶刀》发文建议中国调整医改的步伐，在保持投入的总量不减少前提下，将投入资源转化为有成本效果的服务，建立激励机制以鼓励提供防治结合与成本效果好的服务[1]。因此，政府应该建立有效的基本公共卫生服务经费的监督管理制度，保证经费及时落实到位，确保国家基本公共卫生服务正常运行。从调整资源配置的规模与结构入手提高效率，优化公卫机构之间的资金分配结构，提高公卫资源利用效率[2]。本研究前面的建议中提出，应该将精神疾病的预防纳入基本公共卫生服务项目中，而这需要国家提供相应的投入。EIU（经济学人智库）指出，建立精神卫生的社区服务并非容易之事，需要国家大力投入与支持。以新西兰为例，其精神疾病治疗年均投入从 1993/1994 财年 2.7 亿美元增长至 2010/2011 财年 12 亿美元，达到健康预算的 10%；其中 76% 预算都投入以社区为中心的治疗服务[3]。同时，进一步完善基本公共卫生服务的财政政策。不能简单以户籍人口计算基本公共卫生服务补助费的拨款，应按照各机构所承担的预防保健的实际人口数量落实经费。通过相对稳定的财政政策安排，并根据农村辖区所服务的人口数制

---

① 《中国医改目标和系统战略值得借鉴》，《经济日报》2012 年 4 月 3 日第 3 版。
② 王伟：《基于 DEA 模型的山东省基本公共卫生服务效率评价》，《中国行政管理》2014 年第 12 期。
③ 《健康和社会融入——精神疾病患者支持：服务亚太地区 15 个国家的对比》，《经济学人智库简报》，2017 年 8 月 23 日，http：//www.3mbang.com/p－221066.html。

定从事公共卫生服务的事业编制人数，根据辖区内农村居民的流动情况 5 年调整一次编制人数。

此外，还要积极开拓资金来源。国家基本公共卫生服务项目实施是一项覆盖所有人群、与人民群众健康息息相关的系统的民心工程，具有长期性、连续性，需要社会各界高度重视与支持。对于有意愿做慈善的社会爱心人士，应该通过政策鼓励与支持，使其投身于基本公共卫生服务均等化中，以补充政府投入的不足。但前提条件是，政府一定要发挥自己的主责作用。

第六节　完善激励和补偿机制，加强基层医务人员队伍建设，提升基本公共卫生服务能力

国家基本公共卫生服务是国家惠民便民政策，其能否得到有效实施，依赖于基本公共卫生服务的实施者。习近平总书记指出："要着力发挥广大医务人员积极性，从提升薪酬待遇、发展空间、执业环境、社会地位等方面入手，关心爱护医务人员身心健康，通过多种形式增强医务人员职业荣誉感，营造全社会尊医重卫的良好风气。"[1] 增加基本公共卫生服务的人员配置，提高医务人员的服务能力，是推进基本公共卫生服务均等化的人才保障。随着社会快速发展、农村人口结构变化与广大农村居民健康需求的提升及转变，对基层农村卫生机构的公共卫生人力资源的配备也提出了更高要求。

一　将国家有关乡村医生队伍建设的文件与政策落实到位

为保证农村居民能够获得均等化的基本公共卫生服务以及安全、方便、有效、价廉的基本医疗服务，在 2010 年，卫生部、财政部就联合印发了《关于加强乡村医生队伍建设的意见》。意见规定，乡村医生承担公共卫生服务包括：农民健康档案建立、健康教育、预防接种、儿童保健、孕产妇保健、传染病防治、老年人保健、慢性病管理以及重性精神疾病管理等。而且规定，对乡村医生承担的基本公共卫生服务，由地方人民政府根据其提供的公共卫

---

[1] 习近平：《推进健康中国建设》，《习近平谈治国理政》第 2 卷，外文出版社 2017 年版，第 373 页。

生数量、质量与服务人口、范围等，制定具体补助标准，并在全面考核评价基础上，采取政府购买服务的方式进行核定补助①。2011 年出台的《国务院办公厅关于进一步加强乡村医生队伍建设的指导意见》中，也规定了乡村医生所提供的基本公共卫生服务，主要是通过政府购买服务方式进行合理补助。这一工作应由县级卫生行政部门具体根据乡村医生职责与服务能力及服务人口的数量，根据实际的工作量，将国家基本公共卫生服务的经费按相应的比例拨付给乡村医生，并明文规定，不得挤占、截留或挪用②。2015 年 1 月，国务院常务会议专门部署了加强乡村医生队伍建设。李克强总理明确表示，中国的城镇化还有很长路要走，未来的几十年，中国的乡村医生仍将长期存在。要让乡村医生岗位真正变得"有吸引力"，更好保障农村居民的身体健康。"要千方百计提高他们的待遇，让有能力的村医乐意留在乡村。"③ 2015年，国务院办公厅出台了《关于进一步加强乡村医生队伍建设的实施意见》，明确提出，对乡村医生所提供基本公共卫生服务，以政府购买服务方式，并根据核定的任务量与考核结果，将相应基本公共卫生服务的经费拨付给乡村医生。此后，多年增加的人均基本公共卫生服务的补助资金，多数要求要全部用于村和社区，继续重点向乡村医生倾斜，以加强村级的基本公共卫生服务工作④。2018 年的基本公共卫生服务人均经费提至 55 元，其中所提升的 5元，中央政府要求应该重点倾斜乡村医生，用于加强村级的基本公共卫生服务工作。对乡村医生所提供的基本公共卫生服务，可通过政府购买服务方式，并根据核定的任务量与考核结果，将基本公共卫生服务的经费拨付给乡村医生⑤。上述可见，国家层面高度重视基层医务工作者特别是乡村医生的基本保障问题，但如何落实这一政策，特别是如何建立基层医务工作者的保障机制，

---

① 《卫生部、财政部联合印发〈关于加强乡村医生队伍建设的意见〉》（卫农卫发〔2010〕3号），2010 年 1 月 10 日，www. gov. cn/ztzl/ygzt/content_ 1661147. htm。

② 《国务院办公厅关于进一步加强乡村医生队伍建设的指导意见》（国办发〔2011〕31 号），2011 年 7 月 2 日，http：//www. gov. cn/zwgk/2011 – 07/14/content_ 1906244. htm。

③ 《李克强主持召开国务院常务会议，部署加强乡村医生队伍建设，更好保障农村居民身体健康》，2015 年 1 月 19 日，http：//www. gov. cn/guowuyuan/2015 – 01/19/content_ 2806379. htm。

④ 《国务院办公厅〈关于进一步加强乡村医生队伍建设的实施意见〉》（国办发〔2015〕13 号），2015 年 3 月 23 日，http：//www. gov. cn/zhengce/content/2015 – 03/23/content_ 9546. htm。

⑤ 《关于做好 2018 年国家基本公共卫生服务项目工作的通知》（国卫基层发〔2018〕18 号），2018 年 6 月 20 日，http：//www. nhfpc. gov. cn/jws/s3577/201806/acf4058c09d046b09addad8abd395e20. shtml。

避免前面所剖析的乡村医生宁可不增加补助经费的现象出现，是今后调整基本公共卫生服务政策必须要认真考量的问题。

二 完善激励机制，实施科学合理的分配政策

完善分配激励机制，实施科学合理的工资分配政策，逐步提高农村三级卫生网络医务人员的待遇，改善乡镇卫生技术人员的生活、工作条件，合理解决医疗卫生单位退休人员全额工资及公共医疗经费问题，以解决卫生技术人员的后顾之忧。提高村卫生室人员工资与福利待遇，建立养老保障机制，通过激励增加村卫生室对卫生工作人员的吸引力。按照国家文件规定，积极解决乡村医生的养老问题，具体办法由当地的政府结合实际制定①。因此，鼓励各地结合开展新型农村社会养老保险制度的推进，引导符合条件乡村医生积极参加新农保，使符合新农保领取条件的乡村医生的养老金按时发放。各地政府还可以采取补助等形式，解决好老年的乡村医生保障与生活困难问题。尽管这一政策 2011 年已经出台，但目前真正落实的省市不多，可见的报道，北京市、天津市、重庆市、河北省、山东省、山西省等地陆续出台村医补助措施，但有的地方落实国家政策的相关文件的实施细则都未出台。

乡村医生先干活后给钱的制度规定缺乏合理性。如何杜绝基本公共卫生服务的考核、经费补助发放出现不规范现象，是地方卫生行政主管部门首先要解决的问题。要设计好相关配套制度与措施，保证基本公共卫生服务费用能够合理发放，使具体提供基本公共卫生服务的村医及时得到公平的回报。为此，《关于做好 2021 年基本公共卫生服务项目工作的通知》提出，各地要科学合理分配乡村两级基本公共卫生服务任务，落实乡村医生基本公共卫生服务补助资金，可采取"先预拨、后结算"的方式，原则上由乡镇卫生院在收到基本公共卫生服务补助资金一个月内，按照村卫生室承担任务的 70% 的比例预拨相应资金，根据任务完成情况，按月或按季度绩效评价后及时拨付相应资金，严禁克扣、挪用②。针对基本公共卫生服务工作量大，烦琐、辛苦

---

① 《国务院办公厅关于进一步加强乡村医生队伍建设的指导意见》（国办发〔2011〕31 号），2011 年 7 月 2 日，http://www.gov.cn/zwgk/2011-07/14/content_1906244.htm。

② 《关于做好 2021 年基本公共卫生服务项目工作的通知》（国卫基层发〔2021〕23 号），2021 年 7 月 12 日，http://www.gov.cn/zhengce/zhengceku/2021-07/14/content_5624819.htm。

现象，在进行绩效考核时，一定要奖惩结合。可采取人头预付制，先支付部分补助给乡村医生，年终考核时，对按时保质完成工作的，要及时将剩余补助发放，并给予适当奖励，保证村医的工作积极性发挥；对完成任务不合格者的剩余的补助费减发、不发，或第二年进行扣减预付的补助，须按规定处罚，不得随意惩处。对截留、克扣与挪用基本公共卫生服务补助的，一定要依法处置。

三　培养、引进专业的公共卫生人才

注重引进专业的公共卫生人才，切实落实农村订单式的定向培养制度，制定行之有效的政策。通过政策倾斜，鼓励更多的高学历、高水平的公共卫生技术人员与管理人员在农村基层从事公共卫生服务工作，提高公共卫生队伍的整体素质与水平。基本公共卫生服务的实施者应该是全科医生人才、中医等。全科医生是经过专业的全科医学培训，并且要求临床技能较为全面的高素质的基层医疗保健人才。《"十三五"推进基本公共服务均等化规划》提出了目标：力争到 2020 年经过规范化培训的住院医师数量达到 50 万人，每万人口全科医生数达到 2 名；而且提出继续实施助理全科医生培训、全科医生转岗培训和农村订单定向免费培养医学生政策，加强基层医务人员继续教育①。但是目前我国缺乏鼓励专业的大学生到农村基层医疗机构特别是村卫生室就业的具体的、强有力的政策支持与引导，导致了基层专业人才严重缺乏，新鲜血液得不到补充。即使有相关文件出台，关键还在于落实。此外，还要高度重视基本公共卫生服务人才流失问题。由于缺乏相应激励机制与发展空间，即使是到了农村基层医疗卫生机构从业的高素质的全科医学人才也极易流失。人才的流失将使农村基层医疗卫生机构难以提供更好、更高质量的基本公共卫生服务，以满足农村居民的服务需求。

四　完善全科医生"守门人"制度

国外发达国家的经验表明，全科医生是人民健康的"守门人"，因此我国

---

① 《国务院关于印发"十三五"推进基本公共服务均等化规划的通知》（国发〔2017〕9 号），2017 年 3 月 1 日，http：//www.gov.cn/zhengce/content/2017 - 03/01/content_ 5172013.htm。

应该建立全科医生的"守门人"制度①，畅通农村基层卫生服务技术人员的"进口"与"出口"，采取有力措施，积极引导卫生技术人员向农村基层流动，逐步优化卫生人才队伍专业结构和地区分布。乡镇卫生院要建立符合基本公共卫生服务人力配备原则与人力需求的人才培养机制，通过对乡镇卫生院的公共卫生人力需求分析，合理配置乡镇卫生院的公共卫生人力，为乡镇卫生院发挥"中枢"作用提供人力资源保障。目前乡镇卫生院卫技人员缺乏，究其根源主要在于人事制度不完善、工资待遇不高。因此，要在人才引进、流动晋升、待遇方面要进行积极探索。首先要科学地确定乡镇卫生院公共卫生人力的配置标准，根据配置标准，增加乡镇卫生院公共卫生人员的数量。提升乡镇卫生院的公共卫生管理能力与公共卫生人力的业务素质和能力，以满足农村居民的基本公共卫生服务需求。特别是对志愿到农村基层医疗卫生机构工作的高学历人才，在职称和福利等方面应给予特殊的政策倾斜；对长期在农村基层工作的公共卫生技术人员的职称晋升，要在有关政策方面给予适当倾斜，从而改变整个农村的公共卫生人力资源的知识结构。

五　加大力度对现有农村卫生技术人员进行培训与培养

针对我国基层医疗卫生机构普遍存在的人才问题，国家应不断投入资金，通过多渠道提高乡村医生学历水平，给村医卫生服务队伍增加新鲜血液。《国务院办公厅关于进一步加强乡村医生队伍建设的实施意见》（2015）规定，各地要依托县级医疗卫生机构或者有条件的乡镇卫生院开展乡村医生的岗位培训。而且进一步明确，乡村医生每年接受的免费培训不得少于2次，累计培训的时间不得少于2周。具有执业医师或者执业助理医师资格优秀的乡村医生可以到省、市级的医院接受免费培训；乡村医生每3—5年应该免费到县级医疗卫生机构或者有条件的乡镇卫生院脱产进修，进修时间原则上不少于1个月②。应该说，顶层设计已经将基层医务人员队伍建设提高到重要位置上，关键是目标如何落实。今后，没有执业医师资格的乡村医生将会被淘汰。如

---

① 《中国医改目标和系统战略值得借鉴》，《经济日报》2012年4月3日第3版。
② 《国务院办公厅关于进一步加强乡村医生队伍建设的实施意见》（国办发〔2015〕13号），2015年3月23日，http：//www.gov.cn/zhengce/content/2015－03/23/content_ 9546.htm。

何落实并保障的乡村医生都能够得到免费的培训，提升基本公共卫生服务的能力，是今后实现基本公共卫生服务均等化的基础工作。研究表明，乡村医生继续教育的培训与需求存在着脱节现象，实施乡村医生继续教育时，更多强调供方，对需求方体现不足，培训效果不理想①。因此，在对乡村医生实施培训的过程中，一定要根据需求增加培训的针对性，并在培训过程中根据农村开展基本公共卫生服务的实际情况，探索合适的培训方式，在增加培训数量的同时，强调培训质量。培训也要加强考核，将培训考核结果与乡村医生的工作任务分配、补助金发放相挂钩，以提高其业务能力与水平。培训合格的要通过相应的激励机制予以鼓励，激发乡村医生学习的内在积极性。对于多次没有通过考核的人员，也要制定相应的惩罚措施。特别是县级卫生机构要发挥其业务指导与培训职能，切实承担起乡、村两级卫生技术人员的培训任务。通过有计划地培训工作，为农村卫生人员素质提升提供必要条件。此外，还要鼓励农村在职卫生人员参加相关公共卫生类的学历教育。

六　做实城市医疗卫生人才对口支援农村制度

我国"十三五"基本公共服务均等化的制度设计中提出了要完善城市医疗卫生人才对口支援农村制度②，但对农村公共卫生工作支援的长效机制尚不完善。要加强实施省（直辖市）之间、县域之间基本公共卫生服务的对口帮扶项目，由省、县级医院定期委派具有中高级职称的医务人员带着实习人员到乡镇卫生院与村卫生室工作与业务指导。坚持和完善城市医务人员晋升职称前到农村累计服务一定时间的制度，将城市卫生人员支农的政策规定长期固定下来，并且鼓励支援单位加强对受援单位技术人员进修培训支持。鼓励上级医院离退休高级卫生技术人员到乡镇卫生院与村卫生室工作兼职或任职。此外，积极宣传基本公共卫生服务的理念，使大学毕业生充分了解农村基本公共卫生服务工作的意义，增加其参加基层的基本公共卫生服务动力。进一

---

① 杨佳等：《我国乡村医生继续医学教育现状和需求调查》，《医学与社会》2014 年第 6 期。
② 国务院：《十三五推进基本公共服务均等化规划》（国发〔2017〕9 号），2017 年 1 月 23 日，http：//www.gov.cn/zhengce/content/2017 – 03/01/content_ 5172013. htm。

步落实国务院关于到村卫生室工作的医学院校本科毕业生可优先参加住院医师的规范化培训的意见①。

第七节　建立评判标准与评价指标体系，加强考核，完善监管机制

对基本公共卫生服务进行考核评估，其评估结果有助于促进基本公共卫生服务的责任落实，改善服务提供的绩效。因此，确定基本公共卫生服务标准很重要。《国家基本公共服务体系"十二五"规划》明确指出，基本公共服务标准是指在一定时期内为实现既定目标而对基本公共服务活动所制定的技术和管理等规范。并且，明确提出了基本公共卫生服务的标准：居民健康档案，规范化电子档案率达到75%以上；健康教育，城乡居民具备健康素养的人数达到总人数10%；预防接种，以街道（乡镇）为单位适龄儿童免疫规划疫苗接种率达到90%以上；传染病防治，报告率和报告及时率达到100%，突发公共卫生事件相关信息报告率达到100%；儿童保健，儿童系统管理率达85%以上；孕产妇保健，孕产妇系统管理率达到85%；老年人保健，居住健康管理率达到60%；慢性病管理，高血压和糖尿病患者规范化管理率达到40%以上；重性精神病管理率达70%；卫生监督协管，目标人群覆盖率达到70%以上②。本研究的实证调查结果显示，不同区域对基本公共卫生服务项目的完成情况存在显著差异。对基本公共卫生服务进行科学考核，才能促进基本公共卫生服务有效推进。

基本公共卫生服务的绩效考核的目的是通过改善基本公共卫生服务的质量，最终提高居民的健康水平。《国务院办公厅关于进一步加强乡村医生队伍建设的实施意见》提出要规范开展乡村医生考核。考核的组织是县级卫生计生行政部门统一组织；考核的主体为乡镇卫生院，要定期对乡村医生进行考核；考核的内容，包含乡村医生提供的基本公共卫生服务与基本医疗的数量、

① 《国务院办公厅关于进一步加强乡村医生队伍建设的实施意见》（国办发〔2015〕13号），2015年3月23日，http://www.gov.cn/zhengce/content/2015 - 03/23/content_ 9546. htm。

② 《国务院关于印发国家基本公共服务体系"十二五"规划的通知》（国发〔2012〕29号），2012年7月11日，http://www.gov.cn/zwgk/2012 - 07/20/content_ 2187242. htm。

质量及群众满意度，乡村医生的学习培训情况与医德医风等；考核的结果，作为乡村医生的执业注册与财政补助的主要依据①。《国家基本公共卫生服务项目绩效考核指导方案》（国卫办基层发〔2015〕35 号）的主要目的是，通过考核促进基本公共卫生服务工作，使基本公共卫生服务项目得到全面、规范实施，最终提高基本公共卫生服务的均等化水平。该方案提出了公平、公正、公开；科学可行、严谨规范；适时调整，突出重点；逐级考核、县级为主；奖罚并重、跟踪整改等五个原则。尤其是突出了对县级的考核，强化县级考核主体责任，"形成基层机构自查、县级全面考核、市级及以上抽查复核"的绩效考核格局，而且县级对基层医疗卫生机构的考核结果经复核后可以计入国家及地方的绩效考核最终成绩②。考核的内容主要有组织管理、资金管理、项目执行、项目效果四大类，而且对县级考核的权重有所侧重，相较于省级与市级，加大了项目执行的考核力度，分值为 55 分，占了考核分值的55%；对于组织管理、资金管理，相较于省级与市级，分别降低 5 分。应该说，这一考核体系指标较为全面，也是各地评价基本公共卫生服务工作开展情况的主要依据。尽管上述考核指标体系覆盖了基本公共卫生服务工作的诸多方面，但基本公共卫生服务考核这一套详细的打分表中，考核项目设定科学性尚有一定的欠缺，考核内容多，考核细节繁杂，重点不突出，在基层考核效果不明显。有研究显示，通过对国家基本公共卫生服务的抽样考核方案进行估算发现，当被考核地区的指标总体值低于考核标准的 0.05 时，指标由不合格误判为合格的错误概率分别为：健康档案动态使用发现率为 0.41、健康档案合格率为 0.54、儿童系统管理率为 0.53、产后访视率为 0.53、老年人健康体检表完整率为 0.51、高血压/糖尿病患者规范管理率为 0.50、高血压患者血压控制率为 0.57、糖尿病患者血糖控制率为 0.47 和重性精神疾病患者规范管理率为 0.38。可见，现行各项考核指标的样本量易将不合格地区误判成合格地区③。

如前所析，由于地方政府有关部门缺乏明确具体的考核办法与标准，使

① 《国务院办公厅关于进一步加强乡村医生队伍建设的实施意见》（国办发〔2015〕13 号），2015 年 3 月 23 日，http：//www.gov.cn/zhengce/content/2015－03/23/content_9546.htm。

② 《国家基本公共卫生服务项目绩效考核指导方案》（国卫办基层发〔2015〕35 号），2015 年 6 月 25 日，http：//www.nhfpc.gov.cn/jws/s3577/201506/5dd202e2199e478b8e7b714e7a9c721a.shtml。

③ 赵艳荣、徐校平、杨清、邱银伟、叶驰宇：《国家基本公共卫生服务抽样考核Ⅰ型和Ⅱ型错误概率估算》，《浙江预防医学》2015 年第 10 期。

乡镇卫生院对基本公共卫生服务工作、补助发放，随意性大，导致费用发放延迟、被克扣等现象屡屡发生。一些部门存在挪用、挤占公共卫生服务资金行为，导致村医的补助被截留，致使村医的基本公共卫生服务补助金额缩水。一些地方的基本公共卫生服务补助金缺乏标准化管理，甚至是"糊涂账"，而且发放时间没保障。特别是上述顶层设计的考核方案缺乏对质量控制的指标，而且资金管理这一制约村级基本公共卫生服务开展的瓶颈因素分值较低。虽然项目效果的考核也是对服务质量的考核，但分值不高，尤其是对于服务对象的知晓率与满意度的考核，分值偏低。同时，对县级资金管理的考核力度反而下降。资金管理包括预算安排、预算执行、财务管理三部分，预算安排包括补助资金落实、资金拨付及时性、资金到位率、工作经费补助安排；预算执行包括预算执行率、村卫生室补助到位情况；财务管理包括资金使用合规率、财务核算。因此要严格把好考核关。

鉴于上述存在的问题，各级政府设定的改革目标应由投入指标转为产出或结果的指标，如居民的健康改善情况、服务的质量、患者的满意度、患者经济负担减轻等①。国外非常重视公共卫生服务的考核与评价。美国医学研究所（IOM）的公共卫生包括了健康改善、健康的维护及卫生服务。其中，卫生服务主要涉及卫生系统质量与效率改善②。IOM 确定了公共卫生的 3 个核心功能为评价（Assessment）、政策研究（Policy Development）与保障（Assurance），全面明确了公共卫生该做什么。评价为定期对社区的健康信息进行系统地收集、整理和分析，具体包括反映健康状况的统计学资料和社区卫生需求及有关的健康问题流行病学与其他研究资料，以便作社区诊断；制定研究是指推进公共卫生决策的科学知识运用，引领公共卫生政策的形成，以服务大众的利益；保障指通过委托、管理或直接地提供公共卫生服务，确保个人与社区得到必要的卫生服务，以达公众同意的预设目标。公共卫生的三大核心功能从某种意义说，与医学中的诊断与治疗的功能相类似。假设将人群或社区看作一个人，评价类似于诊断，保障类似于治疗，而政策研究则是介于

---

① 《中国医改目标和系统战略值得借鉴》，《经济日报》2012 年 4 月 3 日第 3 版。
② Thowe A., Griffiths S., Jewell T., Adshead F., "The three domains of public health: Aninternationally relevant basis for public health education", *Public Health*, Vol. 122, No. 2 (February 2008), pp. 201 - 210.

评价与保障之间的中间步骤，类似诊断后治疗计划的研究制订过程①。国外的一些经验与做法可以借鉴用于对我国基本公共卫生服务均等化进行考核与评价。如，Glasgow 建构的 RE – AIM 模型是一种系统、全面进行健康干预项目的评价体系，在国外应用比较广泛。该评价体系包括了项目的可及性、效果、支持、项目实施与持续性五个内容。这一模型可以在慢性病管理、健康政策、控烟干预、健康饮食以及运动等许多领域具体实施②。为了确保卫生机构能有效应对日常的公共卫生问题与突发的公共卫生事件，美国实施了 NPHPS 评估。NPHPS 评估还可改善组织与社区的沟通和协作、对参与者进行关于公共卫生与活动的相互联系的教育、强化国家与地方公共卫生系统的合作伙伴网络、质量改进工作中找出优点与缺点、提供公共卫生实践改进的基本标准。NPHPS 的评估工具用于国家公共卫生系统、地方公共卫生系统与公共卫生管理三种不同对象：国家公共卫生系统评估工具的重点是国家公共卫生机构和其他为公共卫生服务作出贡献的国家级伙伴，主要由 ASTHO 主持；地方公共卫生系统评估工具则集中在社区内为公共卫生做出贡献的所有实体，包括公共的、私人的和自愿的实体以及个人和非正式协会，主要由 NACCHO 主持；公共卫生管理实体评估工具则侧重于卫生局或其他公共卫生的管理实体，对卫生部门的活动进行监督，主要由 NACCHO 主持。美国的疾病预防与控制中心（CDC）还提出，要将 NPHPS 的评估结果纳入更广泛的计划编制与规划制订中。如，通过行动动员计划与合作伙伴（MAPP），来改善社区卫生的过程、州健康改善进程、当地卫生战略计划进程等。美国的国家和地方卫生官员协会（ASTHO）、全国县市卫生官员协会（ACCHO）等负责一直维持 NPHPS 评估工具的运行与资源支持③。

我国要改变提供服务主体单一、仅以基本公共卫生服务数量的多少为考核主要指标的管理模式，应该鼓励多元主体发挥作用，增加以提供服务的工作质量与满意度的指标拨付工作经费，防止基本公共卫生服务造假行为的发

---

① Institute of Medicine, *The Future of Public Health*, Washington, DC: The National Academies Press, 1988.

② 欧阳俊婷、朱先、匡莉、尹丽婷、吴峰：《基本公共卫生服务项目实施障碍因素的分析：基于 RE – AIM 模型》，《中国卫生资源》2015 年第 1 期。

③ *National Public Health Performance Standards*, Centers for Disease Control and Prevention, https://www.cdc.gov/stltpublichealth/nphps/.

生，有效避免国家财政资金的流失。严查是解决基本公共卫生服务补助发放不规范问题的重要方法。各级行政部门要严格按照政策规定，严查是否及时足额拨付了基本公共卫生服务的补助资金，基层单位是否及时足额兑现补助资金。对违规地区和部门要依法追究，并进行严肃处理。借鉴新农合资金做法，将基本公共卫生服务资金纳入专项资金，专户储存、专款专用。而运用好第三方评估链模式，对于提高基本公共卫生服务项目的管理水平，提高卫生资源分配的公正性、有效性与专项资金的使用效率具有重要意义①。因此，应该加强基本公共卫生服务考核的第三方评估模式推广。

此外，要重点完善均等化的质量评价与考核指标。通过完善考核评价体系，能够最大限度地提高基本公共卫生服务的资金使用效率。具体评价可通过第三方机构进行综合评价。考评体系尤其要注重服务人群对服务项目效果的评价，并将其作为关键的重要指标。项目效果可以包括健康档案应用（健康档案动态使用率），重点人群管理效果（高血压患者的血压控制率、糖尿病患者的血糖控制率、重性精神疾病或严重精神障碍患者的稳定率），知晓率与满意度（居民知晓率、居民综合满意度、基层医务人员满意度），项目创新及亮点等。基本公共卫生服务的绩效评价指标体系设计一定要与相关的政策、管理规定的实施等相配套使用，以职责统一、简单易行、便于操作为原则。可以试点乡村医生与卫生院签订"基本公共卫生服务承诺书"，将村医可承担的基本公共卫生服务项目细分，明确每一项所占工作比重，由乡村医生根据自己的实际，主动承诺并承担基本公共卫生服务项目，剩余部分再由卫生院统筹完成。卫生院每月对村医任务完成情况进行考核，并发放相应的补贴。这一管理模式可以有效避免乡镇卫生院包揽所有基本公共卫生服务项目与经费问题。而各村卫生站也可以根据自己的业务能力与身体状况承担任务。承诺书可以每年一签②。这样可以逐步明确镇村工作分工，避免以往卫生院既要负责村医工作量分配又要负责绩效考核，而最终考核又出问题的现象出现。

---

① 景思霞、陈菲、陈娱瑜、王遂、谭华伟：《基本公共卫生服务第三方评估链模式研究》，《中国全科医学》2014 年第 10 期。

② 方壮玮、苏晓璇：《广东多数村医反映领不到公卫补贴 卫生院却认为村站没能力承担 4 成公卫任务》，http：//www.nfncb.cn/html/yiliao/2016/xwzx_ 0929/113258.html，2016 年 9 月 29 日。

同时，还要充分运用考核结果，使其与基层单位年度绩效、经费核拨挂钩，与基层单位的评优评先相结合，并作为工作奖惩的重要依据。同时，考核的目的是解决暴露的问题并进行积极改正，而非一味克扣基层医务人员的补助经费，特别是对工作难度大而工作做得好的基层医务人员应给予一定的资金倾斜。一项研究结果发现，按绩效支付可以提高居民健康档案和健康教育知晓率 8 个百分点以上、重点人群体检率 9 个百分点以上、重点人群随访服务率 10 个百分点、公共卫生协管项目开展率 5 个百分点以上。而且 10 项基本的公共卫生服务项目的开展率具有统计学意义，是总项目的 71.43%[1]。通过建立基本公共卫生服务项目考核体系，能够确保免费提供的基本公共卫生服务财政补助的资金真正用在实处[2]。因此建立和完善基本公共卫生服务考核考评体系，设立科学合理的基本公共卫生服务均等化覆盖率和质量评价的指标体系，是基本公共卫生服务均等化落实的重要条件。

考核评价体系除了为政府提供基本公共卫生服务的投入与奖惩的依据，更多的应该是通过考核评估，发现基本公共卫生服务中存在的问题，并找出问题存在的原因，从而为制定基本卫生服务的发展规划与措施提供依据。通过对政策实施的监测与评估，不断调整相关政策，进而提高基本公共卫生服务的管理科学化水平，提升基本公共卫生服务的绩效，确保基本公共卫生服务目标有效实现。需要注意的是，也不能仅依靠基本公共卫生服务绩效评价体系对基层卫生服务机构开展基本公共卫生服务进行督促，政府有关部门应尽快出台与完善有关政策和规定，以科学的制度确保考核与评价的有效实施。

第八节　注重健康教育，加大宣传力度，提高农村居民预防意识

习近平总书记在党的十九大报告中指出："要坚定不移贯彻预防为主方

---

① 谭华伟、陈菲、景思霞：《按绩效支付对基层基本公共卫生服务效果的影响分析——基于 DID 的实证研究》，《中国卫生事业管理》2015 年第 1 期。

② 詹海燕：《基本公共卫生服务项目资金使用现状及效果评价》，《行政事业资产与财务》2015 年第 34 期。

针，坚持防治结合、联防联控、群防群控，努力为人民群众提供全生命周期的卫生与健康服务。"① 李克强总理指出："要针对健康影响因素抓好预防保健，为保障人民健康营造良好环境。"② 基本公共卫生服务均等化的提供，最终目标是提供基础的预防，以保障人民群众的基本健康。应以"大卫生""大健康"基本理念为出发点，坚持防治结合基本原则，使基本医疗与公共卫生的专业化发展深层次融合③。在健康问题上，早期花很少资源可以使健康获得很大的回报。有研究表明，癌症的预防与控制的项目以及政策的有效性，在达到健康生活的目标过程中扮演了关键角色④。遗憾的是，在我国重医轻防仍没有得到根本转变和改观。预防是基本公共卫生服务均等化的重要特征。《中国防治慢性病中长期规划（2017—2025 年)》也提出了坚持预防为主的原则，强调加强行为与环境危险因素的控制，强化慢性病的早期筛查、早期发现，推动由重疾病治疗向健康管理方向转变；加强医防协同，中西医并重，为广大居民提供公平可及的、系统连续的预防、治疗、康复与健康促进等一体化慢性病的防治服务⑤。因此政府、社会组织、每个社会成员都应该充分认识从重疾病诊治转为对生命全周期的健康监测、疾病预防与控制的重要性，并付诸行动。而预防的观念树立与行为的养成，前提是加强健康教育与进行有效的宣传。本研究在调查中发现，医务人员的知晓率与农村居民知晓率之间存在一定的正相关关系，医务人员知晓率较高的地区，普通居民对基本公共卫生服务内容的知晓率也相对较高（见图 5 - 3）。因此，基层医务人员对居民进行宣传，能够提高普通居民的国家基本公共卫生服务内容的知晓率，增强居民的认同感和接受度，推进基本公共卫生服务项目的实施，提升居民的健康水平。但前提是医务人员首先要提高自身对基本公共卫生服务项目的认知与了解，否则农村居民难以对基本公共卫生服务项目有所了解，也不会积极

---

① 习近平：《推进健康中国建设》，《习近平谈治国理政》第 2 卷，外文出版社 2017 年版，第 371 页。

② 南方日报评论员：《加快推进健康中国建设》，《南方日报》2016 年 8 月 28 日第 2 版。

③ 吴辉、丁宇、石如玲：《新型城镇化背景下河南省乡镇卫生院综合服务能力评价及分析》，《中国全科医学》2015 年第 7 期。

④ 陈万青：《从肿瘤登记数据看中国恶性肿瘤的发病特点和趋势》，《中华健康管理学杂志》2016 年第 4 期。

⑤ 《中国防治慢性病中长期规划（2017—2025 年）的通知》（国办发〔2017〕12 号），2017 年 2 月 14 日，http：//www.gov.cn/zhengce/content/2017 -02/14/content_ 5167886.htm。

参与到服务中来。

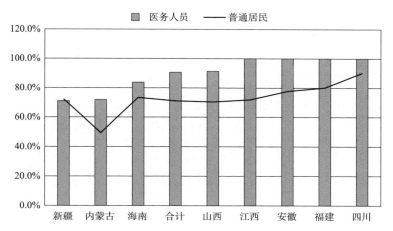

图5-3　调查样本地区医务人员与农村居民对基本公共卫生服务知晓情况对比

一　在农村积极倡导树立健康预防意识与理念

广大农村居民健康的预防意识与理念的树立是有效推进农村居民基本公共卫生服务均等化的前提。现代社会为人们的生活方式提供了多种选择的机会，而人们选择某一种生活方式时，无不依据一定的价值标准①。伴随中国的社会变迁，中国人的生活价值观的基本模式也会发生变迁②。但是农村居民的健康生活的价值观尚在形成过程中。新公共卫生强调，健康是日常生活的资源而非生活的目的③。美国医学研究所（IOM）提出的"保障人人享有健康环境"，强调要持续不懈地促进与保护每一个人在健康和身心全面发展方面的利益，保障每一个人能够远离疾病、伤害与残疾④。但国外许多研究却证明，现实中人人享有健康环境很难实现，社会的经济地位与人们风险健康行为存在

①　李鑫生：《近年来我国生活方式研究概观——兼对全国生活方式研讨会评述》，《东岳论丛》1988年第3期。

②　李路路、范文：《物质与精神兼顾的世俗主义——当代中国人的生活价值观》，《社会科学战线》2016年第1期。

③　［日］岛内宪夫、张麓曾：《世界卫生组织关于"健康促进"的渥太华宪章》，《中国健康教育》1990年第5期。

④　Institute of Medicine，*The Future of Public Health*，Washington，DC：The National Academies Press，1988.

着负相关①。社会上层成员更关心自己健康状况，希望通过锻炼、合理膳食等健康行为延长寿命、享受生活与继续工作，进而巩固其社会经济地位；而社会下层成员从健康行为中获得收益更少，因此不愿意进行健康行为的投资②。对于多数为社会下层的社会成员，要帮助广大农村居民树立生活的目标是为了健康的理念，不仅是获得一切的手段，更是人们获得一切的基本资源。法国的一项调查显示，在上层与中产阶层看来，健康被认为是一直增强活力、享受生命的物质，是一个人有教养的体现，健康本身就是目的；而在较低的社会阶层看来，健康是继续努力工作的一种能力，健康是达到工作目的的一种手段③。有研究显示，英国的各阶层间保持活动方式明显不同，与工人阶级及其他较低阶层相比，上层、中产阶层具有更好的自我保健④。意大利的一项研究显示，较低的社会阶层人群参加锻炼更少⑤。尽管我国相关研究不多，但是农民这一群体全部的精力用于谋生，往往忽视了自身的健康。而更多的农村贫困人群是因病致贫、因病返贫。如果广大农村居民树立起健康预防的意识与理念，很大程度上会减少农村人群疾病的发生。这是一种社会成本低、个人受益多的最有效地提高农村居民健康水平的方式。

二　高度重视健康促进项目与健康教育的推进

有学者将现代公共卫生简单定义为"3P"，即 Promotion（健康促进），

---

① Christensen V. T., Carpiano R. M., "Social class differences in BMI among Danish Women: Applying Cockerham's health lifestyle approach and Bourdieu's rheory of lifestyle.", *Social Science and Medicine*, Vol. 112 (July 2014), pp. 12 – 21; Morris L. J., D'Este C., Sargent – Cox K., Anstey K. J., "Concurrent lifestyle risk factors: clusters and determinant in an Australian Sample", *Preventive Medicine*, Vol. 84 (March 2016), pp. 1 – 5; Skalamera J., Hummer R. A., "Educational attainment and the clustering of health – related behavior among US young adults", *Preventive Medicine*, Vol. 84 (March 2016), pp. 83 – 89.

② Biddle, Jeff E., Daniel S. Hamermesh, "Sleep and the Allocation of Time", *Journal of Political Economy*, Vol. 98, No. 5 (October 1990), pp. 922 – 943.

③ Biddle, Jeff E., Daniel S. Hamermesh, "Sleep and the Allocation of Time", *Journal of Political Economy*, Vol. 98, No. 5 (October 1990), pp. 922 – 943.

④ Mildred Blaxter, *Health and lifestyles*, London: Tavistock, 1990.

⑤ Piperno A., Di Orio F., "Social differences in health and utilization of health service in Italy", *Social Science and Medicine*, Vol. 31, No. 3 (February 1990), pp. 305 – 312.

Prevention（疾病预防），Protection（健康保护）[①]。而现实中，很多人忽视了常规体检、体育锻炼等健康促进行为对健康影响，只重视如吸烟喝酒、不合理饮食等健康风险行为[②]，健康预防没有得到充分的重视。近年来我国开展的基本公共卫生服务项目内容开始注重与改善居民的生活方式密切相连，涵盖了健康教育与健康素养促进行动。2017 年国家的基本公共卫生服务项目开始增加了健康素养促进行动内容。健康素养促进行动包括了健康促进县（区）建设、健康科普、健康促进医院与戒烟门诊建设、健康素养与烟草流行监测、12320 热线的咨询服务、重点疾病与重点领域和重点人群的健康教育[③]。《中国防治慢性病中长期规划（2017—2025 年)》也提出了开展个性化的健康干预，要求社区卫生服务中心与乡镇卫生院要逐步开展有关血压血糖升高和血脂异常以及超重肥胖等慢性病高危人群患病的风险评估与干预指导，提供身体活动、体质辨识、平衡膳食、养生保健等咨询服务[④]。

　　加强关于慢性病健康咨询、健康教育是疾病防控的有效手段。习近平总书记也高度重视健康教育的重要性，提出要"建立健全健康教育体系，提升全民健康素养，推动全民健身和全民健康深度融合"[⑤]。特别是要加强对农村居民进行健康教育，引导农民形成积极、健康的生活方式。偏差行为理论认为，所有社会问题都要经过三个阶段，即警觉、政策决定、改革[⑥]。警觉是前提，提高癌前病变和早期癌症检出率是有效二级预防的措施，可显著降低晚期肿瘤发生，提高患者的生存率与生活质量，降低肿瘤死亡率。而加强健康宣传，针对确定的危险因素进行人群干预，降低致癌因素作用，能够降低人群恶性肿瘤的发病率[⑦]。我国也有研究发现，当人们被诊断为高血压时，其脂

---

　　① 龚向光：《从公共卫生内涵看我国公共卫生走向》，《卫生经济研究》2003 年第 9 期。

　　② Abel，Thomas，William C. Cockerham，Steffen Niemann，*A Critical Approach to Lifestyle and Health*，*Researching Health Promotion*，London；New York：Routledge，2000.

　　③ 《关于做好 2017 年国家基本公共卫生服务项目工作的通知》（国卫基层发〔2017〕46 号），2017 年 8 月 23 日，http：//www. gov. cn/xinwen/2017 –09/09/content_ 5223957. htm。

　　④ 《中国防治慢性病中长期规划（2017—2025 年）的通知》（国办发〔2017〕12 号），2017 年 2 月 14 日，http：//www. gov. cn/zhengce/content/2017 –02/14/content_ 5167886. htm。

　　⑤ 习近平：《推进健康中国建设》，《习近平谈治国理政》第 2 卷，外文出版社 2017 年版，第 372 页。

　　⑥ 陆学艺：《社会学》，知识出版社 1996 年版，第 572 页。

　　⑦ 陈万青：《从肿瘤登记数据看中国恶性肿瘤的发病特点和趋势》，《中华健康管理学杂志》2016 年第 4 期。

肪的摄入量会显著减少，高收入群体的效应则更加明显①。可见，健康教育在人们的疾病预防中所起的作用与效果。有研究表明，躯体健康与心理健康往往相互交织、相互作用，精神卫生是在人的整个生命周期中逐步形成的。因此，政府在生命所有阶段保护与促进精神卫生方面具有重要作用。由于成年人多达 50% 精神疾患是在 14 岁前开始的，因而生命早期是促进精神卫生与预防精神疾患一个尤其重要的机会②。所以，对人群早期进行心理健康的宣传教育，使人们早期关注青少年的身心健康，加强对重点人群的干预，能够有效预防精神疾患的产生。而且一项对 1725 户城乡居民调查显示，人们对基本公共卫生服务的 11 类项目需求率超过了 50%，其中对健康教育需求为 87.3%、慢性病管理需求为 80.6%、老年人保健需求为 78.3%、卫生监督协管服务需求为 77.9%、传染病防治需求为 77.8%，需求率较低的是产后访视 55.4% 与孕期保健 56.3%③。这说明，基层群众是渴望得到健康教育服务的。此外，一项对重庆黔江 4 个乡镇 712 名患者随访的基线调查显示，家庭结构、教育水平与家庭到医疗机构的距离，对患者的血压值降低有显著影响。连续性的服务路径有利于降低患者的血压值，并提高血压的控制率。通过增加患者的社会支持、强化慢性病健康教育、改善公共交通的服务，可以提高农村的高血压患者的慢性病管理效果④。

我国健康教育的对象为辖区内常住的居民，健康教育的服务内容包括：宣传普及《中国公民健康素养（基本知识与技能)》，配合相关部门开展公民健康素养的促进行动；对青少年、老年人、妇女、0—6 岁儿童家长、残疾人等人群进行健康教育；开展适当运动、合理膳食、控制体重、改善睡眠、心理平衡、限盐、控烟、限酒、合理用药、科学就医、戒毒等健康生活方式与可干预危险因素方面的健康教育；开展心脑血管、内分泌系统、肿瘤、呼吸

---

① Zhao M., Y. Konishi, Glewwe P., "Does Information on Health Status Lead to Health ier Lifestyle? Evidence from China on the Effectof Hypertension Diagnosis Food Consumption", *Journal of Health Economics*, Vol. 32, No. 2（March 2013), pp. 367 – 385.

② 第六十六届世界卫生大会（议程项目 13.3):《2013—2020 年精神卫生综合行动计划》，2013 年 5 月 27 日，https：//wenku.baidu.com/view/48e46567ba0d4a7302763a9e.html。

③ 温静、姜峰、丁勇、张晶:《城乡居民对 11 类基本公共卫生服务项目的需求及影响因素调查》,《宁夏医学杂志》2016 年第 5 期。

④ 唐文熙、叶婷、张亮:《连续性服务路径下高血压控制效果评价——项农村社区干预实验》,《中国卫生政策研究》2016 年第 7 期。

系统、精神疾病等重点慢性非传染性疾病与肝炎、结核病、艾滋病等重点的传染性疾病健康教育；开展职业卫生、食品卫生、饮水卫生、放射卫生、环境卫生、学校卫生与计划生育等公共卫生问题健康教育；开展突发公共卫生事件的应急处置、防灾减灾与家庭急救等健康教育；宣传普及医疗卫生方面的法律法规及相关政策①。而上述健康教育内容的开展，更多地涉及人们的生活方式与行为习惯。然而本研究调查结果显示，一些健康教育服务内容未能有效开展。如，"应对突发公共卫生事件应急处置、家庭急救等方面的健康教育"项目开展仅为 36.3%，未开展的为 63.7%。而且各区域开展的情况不均衡，其中四川省开展得最好，达到 77.9%；福建省为 69.6%；海南和山东两省、江西和新疆两省的开展率分别在 55% 和 40% 左右；内蒙古、山西、天津的开展率在 20% 左右；安徽省和陕西省开展服务项目的只有 2.0% 和 9.3%（见表 5 - 3）。

表5-3　调查样本地区县域开展突发公共卫生事件应急处置、家庭急救等健康教育情况

| 样本地区 | 开展情况 [n（%）] | | 合计 | χ^2 | P |
	有	无			
陕西	30（9.3）	293（90.7）	323	840.7	<0.001
天津	92（17.7）	429（82.3）	521		
内蒙古	81（25.3）	239（74.7）	320		
安徽	6（2.0）	301（98.0）	307		
江西	132（41.6）	185（58.4）	317		
新疆	130（41.9）	180（58.1）	310		
山西	78（23.0）	261（77.0）	339		
四川	226（77.9）	64（22.1）	290		
山东	169（53.3）	148（46.7）	317		
福建	211（69.6）	92（30.4）	303		
海南	177（55.5）	142（44.5）	319		
合计	1332（36.3）	2334（63.7）	3666		

---

①《国家基本公共卫生服务规范（第三版）》，2017 年 2 月，http：//www.nhfpc.gov.cn/ewebeditor/uploadfile/2017/04/20170417104506514.pdf。

三　加大健康生活行为养成的宣传力度

加大健康生活与行为养成的宣传力度、加强对常见慢性病防治监督和指导等，是保障基本公共卫生服务有效开展的重要手段①。近几年来，在中国"吸烟有害健康"已成为多数人的共识，而且它的影响力正由城市逐渐扩大到农村。不少人正是在声势浩大的全球性反烟运动的大气候下，才未敢吸烟或断然戒烟的；还有些人虽未彻底戒除，但也因此而减少了吸食量。反烟运动能在我国开展的一个重要原因是，随着城乡居民生活水平提高，人们对危害人身健康的因素愈来愈敏感。相关研究显示，无烟的环境不仅能够保护非吸烟者，而且还可以帮助吸烟者戒烟②。因此，有必要加大控烟宣传教育力度，全面推行公共场所禁烟。我国超过半数成年男性为吸烟者，而且青少年男性吸烟率在攀升。即使吸烟率保持不变，估计每年我国有 100 万例吸烟相关的死亡。而到 2030 年，这一比例将翻倍。由于吸烟的相关疾病会在吸烟二三十年后才能够显现，因此，即使现在推行控烟，以后 10 年我国的癌症负荷还将会继续加重③。调查表明，我国公众对二手烟的危害认知有一定的提高，对吸烟导致肺癌认知度近 80%，对二手烟会导致成人的肺癌、心脏病与儿童肺部疾病的认知，从 27.2% 上升至 36.0%，比 5 年前有所提高；但对吸烟全部危害的认识不足，如对吸烟会导致中风、心肌梗死、勃起障碍等认知度分别为31.0%、42.6%、19.7%，对"低焦油等于低危害"的观点仅有 24.5% 有正确认识④。从戒烟原因看，12.30% 戒烟者因受戒烟宣传教育戒烟⑤。调查表

①　王晶晶、沈晓、田秀月、家辉、赵岩：《社区卫生服务机构基本公共卫生服务提供现状的访谈研究》，《科技创新导报》2016 年第 31 期。

②　Mulcahy M., Evans D. S., Hammond S. K., Repace J. L., Byrne M., "Secondhand smoke exposure and risk following the Irish smoking ban: An assessment of salivary cotinine concentrations in hotel workers and air nicotine levels in bars", *Tob Control*, Vol. 14, No. 6 (December 2005), pp. 384 – 388.

③　Chen W., Zheng R., Baade P. D., Zhang S., Zeng H., Bray F., Jemal A., Yu X. Q., He J., "Cancer statistics in China, 2015", *A Cancer Journal for Clinicians*, Vol. 66, No. 22 (March – April 2016), pp. 115 – 132.

④　黄剑：《中国烟民市场状况调查报告》，https: //wenku. baidu. com/view/f68024814bfe04a1b 0717fd5360cba1aa9118c6b. html，2018 年 8 月 25 日。

⑤　黄剑：《中国烟民市场状况调查报告》，https: //wenku. baidu. com/view/f68024814bfe04a1b 0717fd5360cba1aa9118c6b. html，2018 年 8 月 25 日。

明，60%烟民是在20岁前首次接触烟，并最终成为习惯性烟民。我国导致青少年吸烟的原因有的是出于追求时髦；有的是出于好奇；有的是把吸烟看成有个性、成熟标志；有的是出于逆反心理，越禁止越想尝试；父母、教师及医生吸烟行为也是影响青少年吸烟的重要原因。所以，控烟宣传问题应该成为我国基本公共卫生服务中的健康教育与健康促进重中之重，不仅在基本公共卫生服务的重点人群中，更应该高度关注20岁以下青少年，在这部分人群中应该更加注重提倡健康生活方式的养成。因此，加强健康宣传教育，源头预防疾病产生，意义重大，而且任重道远。

在农村社区大力开展基本公共卫生服务政策与内容的社会宣传，使基本公共卫生服务的工作得到农村居民的关注与支持，能够提高农村群众自觉参与的意识，强化农村居民对基本公共卫生服务这项惠民政策的认识及认可度。一项有关中国城乡居民健康生活方式的研究表明，相对于低教育者与低收入者而言，高教育者与高收入者的生活方式呈两端分化特征，即健康型与风险型的生活方式均占相当大概率优势；而低教育与低收入者的生活方式则更加偏向于混合型①。低教育、低收入者生活方式的调整需要政府积极宣传的引导。

有研究者利用 RE - AIM 模型，随机抽取了广州35家社区服务中心和乡镇卫生院，将健康档案、健康教育、孕产妇保健、老年保健、儿童保健、预防接种、高血压管理、糖尿病管理、传染病管理、重型精神疾病管理分为10条基本公共卫生服务专线。调查结果显示，服务项目具体的实施配套政策不完善；传统项目的实施要优于新的服务项目开展，其效果认同高于新的项目②。也有研究表明，乡村医生评价好的项目为预防接种、高血压患者以及2型糖尿病患者的健康管理服务③，而这些基本上是早期出台的基本公共卫生服务项目。新增的服务项目实施效果不好是由于传统的项目早期有着广泛的宣

---

① 王甫勤：《地位束缚与生活方式转型——中国各社会阶层健康生活方式潜在类别研究》，《社会学研究》2017 年第 6 期。

② 马才辉、何莎莎、冯占春：《基本公共卫生服务项目实施现状及评价》，《中国公共卫生》2012 年第 3 期。

③ 翟敏等：《乡村医生对基本公共卫生服务项目认知及现状评价的实证研究》，《中国社会医学杂志》2016 年第 3 期。

传，在广大群众中已经形成了必须完成项目的共识。本研究的调查结果同样也证实了这一点。儿童预防接种、健康档案建立、慢病患者健康登记、健康教育和咨询等传统常规基本公共卫生服务项目开展效果好；但在大肠癌筛查、老年人健康状况评估、儿童慢性病因素筛查、中医体质辨识、产后访视以及重性精神疾病、大肠癌、结核病患者脑卒中患者的后遗症康复及残疾人的康复管理等基本公共卫生服务项目仍然未能得到有效落实。导致这种现象的原因主要是国家对妇幼保健政策的重视和实施，村民对妇幼保健的重视，以及孕产妇儿童这一目标人群少、实施措施容易覆盖。而健康评估、健康随访、中医药调理等服务项目属于新兴项目，开展时间相对较晚，在实施过程中还处在不断摸索阶段，无经验可以借鉴。此外，这些新项目的基础设施、人员配置、技能保障都还未能与项目的要求相匹配。

四　拓宽健康教育宣传渠道

对国家的基本公共卫生服务的政策及相关知识进行广泛宣传，不仅要通过举办宣传专栏、印发宣传折页、发放宣传单等传统方式形式，而且要通过电台、电视台、网络媒体、手机移动平台等渠道，宣传动员农村居民共同参与，以促进各项服务工作深入开展，扩大基本公共卫生服务在农村社区居民中的影响。一是在国家层面制定以明星或政府官员为代言人的基本公共卫生服务均等化的公益宣传片，目前在这方面，我国已经做了一些有益的尝试，应该继续推广。二是在地方政府相关网站平台公示基本公共卫生服务的内容。三是针对农村地方实际情况，联合地方的电视台、广播、报纸等媒体，以专题片或专题报道的形式进行宣传。四是选取因享受基本公共卫生服务而避免或降低了疾病产生的典型代表，从他们的角度介绍或推广基本公共卫生服务会产生良好的宣传效果。通过宣传身边的人、事，农村居民真正受益后的真情实感，能够使政策内容家喻户晓，使农村居民更加愿意接受服务，使惠民政策落到实处。五是依托村委会，充分利用传统的村广播站传播方式，向村民公布基本公共卫生服务的服务内容、服务范围与服务地址，使相对闭塞的农村地区能够了解基本公共卫生服务的服务内容与项目，从而配合基本公共卫生服务项目的有效实施。六是创新宣传平台，利用微信、微博等新兴媒介宣传引导，增加服务对象黏度。《中国家庭健康大数据报告（2017）》的数据显示，医护人员在线提供健康宣教服务已初具规模。如，在全国家庭健康服务的平台，已有 1349 名认证的医护人员入驻其中，超 4900 名医生入驻了内容的开放平台，进行健康宣教的医生基本覆盖了各科室，健康宣传涉及 5000 多种疾病，发表的科普文章累计达 35 万多篇①。而在这一平台上农民少。通过上述宣传方式，能够使农村重点服务的人群的健康知识的知晓率、健康行为的养成率、社会群众的满意率逐步提高，使基本公共卫生服务逐渐为农村居民所接受。

五　优化健康管理

《中国防治慢性病中长期规划（2017—2025 年）》提出，以健康促进和健康管理为手段，提升全民健康素质，降低高危人群发病风险，提高患者生存质量，减少可预防的慢性病发病、死亡和残疾，实现由以治病为中心向以健康为中心转变，促进全生命周期健康，提高居民健康期望寿命，为推进健康中国建设奠定坚实基础②。健康管理是对个人或人群各种健康危险与健康保护等因素进行全面管理。通过组织协调，提供有针对性的、准确的健康信息，调动个人、群体与社会的积极性，利用有限资源有效地控制疾病，使让全社会采取积极的行动来改善健康，以达到最大的健康效果。个人健康管理包括对重病人、高危人群、健康人群、慢性病以及一般疾病的管理。基本公共卫生服务均等化中的健康管理应该涵盖所有人群，不仅局限于社区，还应该包括青少年、职场人士。习近平总书记特别强调"要重视少年儿童健康，全面加强幼儿园、中小学的卫生与健康工作，加强健康知识宣传力度，提高学生主动防病意识"③。党政机关、教育机构、医疗卫生机构等应该加强健康管理，通过制度安排率先成为无烟单位，使前往办事地包括农村居民在内的所有群

---

① 《〈中国家庭健康大数据报告（2017）〉：国人健康状况不容乐观》，http：//www. china. com. cn/newphoto/2017 - 12/19/content_ 42001196. htm，2017 年 12 月 19 日。

② 《中国防治慢性病中长期规划（2017—2025 年）的通知》（国办发〔2017〕12 号），2017 年 2 月 14 日，http：//www. gov. cn/zhengce/content/2017 - 02/14/content_ 5167886. htm。

③ 习近平：《推进健康中国建设》，《习近平谈治国理政》第 2 卷，外文出版社 2017 年版，第 371—372 页。

众避免二手烟的侵害，促进广大人群的基本健康。研究表明，社会网络与社会支持有助于促进人们健康行为，并抑制健康风险行为①。《中国家庭健康大数据报告（2017）》报告显示，"治未病"与"预防大于治疗"的观点已开始成为群众的"健康观"。被访者对健康管理服务有需求，81.8%的受访者希望得到能够改善自身不良的生活方式与习惯的健康干预服务，93%被访者认同"积极的健康管理方案"对健康更重要，仅有6.8%的受访者选择了需要"更先进的医疗技术、设备、治疗方案"②。

研究还表明，是否进行了健康管理与干预，对人的健康意识、知识以及基本预防控制有影响。对江苏省南京市高淳县的35岁以上高血压患者3132名进行的慢性病基线调查显示，通过干预，居民对高血压的相关知识知晓率显著提高。经过对调查对象实施为期1年的健康促进、健康教育、临床义诊、定期随访等社区慢性病的综合干预（随访率为93.8%），干预前，高血压患者对血压疾病的知晓率为87.8%；干预后，知晓率为95.0%。干预前，高血压的控制率为38.0%；干预后，控制率为56.8%③。一项有关南京市高淳县3132名高血压患者干预的研究证明，通过社区及卫生服务机构对高血压人群进行规范化管理，能够取得一定的效果；以社区为平台的居民干预措施，是高血压防控的有效途径④。本研究的实证调查结果也显示，农村居民对基本公共卫生服务的了解程度与居民建档情况，是农村居民对基本公共卫生服务满意度的重要影响因素。随着农村居民对基本公共卫生服务的了解程度加深和建档程度的提高，居民对基本公共卫生的满意度也会随之增加（见表5-4）。可见，加强对基本公共卫生服务项目的宣传力度，提高农村居民对基本公共卫生服务项目和健康知识的知晓度，有利于优化健康管理，提高基本公共卫生服务质量。

---

① Kaljee L. M., Chen X., "Social capital and risk and protective behaviors: A global health perspective", *Adolescent Health, Medicine and Therapeutics*, Vol. 2, No. 2 (December 2011), pp. 113 - 122.

② 《〈中国家庭健康大数据报告（2017）〉：国人健康状况不容乐观》，http://www.china.com. cn/newphoto/2017 - 12/19/content_ 42001196. htm，2017年12月19日。

③ 吕惠青、周海茸、邢光红、唐游春、徐斐：《基于基本公共卫生服务的农村地区高血压患者规范化管理的效果评估》，《职业与健康》2014年第24期。

④ 吕惠青、周海茸、邢光红、唐游春、徐斐：《基于基本公共卫生服务的农村地区高血压患者规范化管理的效果评估》，《职业与健康》2014年第24期。

表 5 - 4　　调查样本地区农村居民满意度影响因素的 logistic 回归分析结果

	参数	β	标准误	Wald	P 值	OR（95% CI）
了解情况	了解（X1 = 0）	-1.877	0.339	30.657	0.000	0.153（0.079 ~ 0.297）
	了解一些（X1 = 1）	-0.928	0.215	18.587	0.000	0.395（0.259 ~ 0.603）
	完全不了解（X1 = 2）	0a	—	—	—	—
建档情况	全部建档（X2 = 0）	-2.734	0.384	50.563	0.000	0.065（0.031 ~ 0.138）
	部分建档（X2 = 1）	-1.999	0.284	49.415	0.000	0.135（0.078 ~ 0.236）
	都没建档（X2 = 2）	0a	—	—	—	—

此外，积极的健康管理也能够有效推进其他基本公共卫生服务项目的推进。以精神疾病患者管理为例，各级相关工作人员通过农村社区人员反映、各类新闻媒体 APP、微博、微信、自媒体等各种途径得知的辖区内的精神障碍患者或疑似患者发生了肇事肇祸案（事）件信息后，立即报告给在公安部门和卫生健康行政部门以及精防机构，上述部门并逐级上报[①]，就能够起到基本公共卫生服务健康管理的作用。

六　强化健康是每一个公民的自我责任

《中国防治慢性病中长期规划（2017—2025 年）》提出，坚持共建共享，倡导"每个人是自己健康第一责任人"的理念，促进群众自发形成健康的行为与生活方式。要构建以自我为主、人际互助、社会支持、政府指导的健康管理模式，将健康教育与健康促进贯穿于人的全生命周期，推动健康人人参与、人人尽力、人人享有[②]。有研究表明，法国人观念正在向"健康就是责任"规范转换[③]。因此，每个家庭、每个公民都应该成为健康的管理主体，人人有责，人人尽责。《中国家庭健康大数据报告（2017）》报告显示，93% 受访者认为健康管理应以家庭为单位；大数据分析显示，家庭健康负责人为家

---

①　国家卫生健康委员会：《严重精神障碍管理治疗工作规范（2018 年版）》，2018 年 6 月 8 日，http：//www.nhfpc.gov.cn/jkj/s7932/201806/90d5fe3b7f48453db9b9beb85dfdc8a8.shtml。

②　《中国防治慢性病中长期规划（2017—2025 年）的通知》（国办发〔2017〕12 号），2017 年 2 月 14 日，http：//www.gov.cn/zhengce/content/2017 - 02/14/content_ 5167886.htm。

③　Claudine Herzlich，Janine Pierret，*Illness and Serf in Society*，Trans，Elborg Forster，Baltimore：Johns Hopkins University Press，1987.

人进行在线就医行为多于自己,平均每位家庭健康负责人一般为两位家庭成员主动设立健康档案①。

研究表明,社会成员与家庭之间相互交换健康信息与传递健康行为,以及实施健康行为过程中的相互监督,有助于成员之间的健康行为发生②。因此,每个农村居民的积极参与健康预防是人们健康行为养成的基础。由于认同度与服务提供者的服务行为关系密切,被服务者的认同度低会增加服务项目提供的成本与阻力,影响服务效果,因此强化服务提供者对项目效果认同感是解决基本公共卫生服务项目实施障碍重要途径③。对于配合医务人员实施基本公共卫生服务的农村居民,可以在乡镇卫生院给予减免挂号费、诊查费、免费增加特色中医治疗等,使辖区居民受益。

第九节　探索基本公共卫生服务与医养结合养老服务有机融合

老龄化是整个人类社会的共同现象④。习近平总书记在十九大报告中指出,实施健康中国战略,"积极应对人口老龄化,构建养老、孝老、敬老政策体系和社会环境,推进医养结合,加快老龄事业和产业发展"⑤。人口老龄化的标志是老年人口数量占总人口数量比重。1957 年,法国国立人口所所长、著名人口学家皮撒(B. Pichat)为联合国经济和社会理事会专门撰写《人口老龄化及其社会经济后果》报告,提出当一个国家或地区的 65 岁及以上的老年人口数量占总人口的比例超过 7% 时,这个国家或地区就进入老龄化⑥。

---

① 《〈中国家庭健康大数据报告(2017)〉:国人健康状况不容乐观》,http://www.china.com.cn/newphoto/2017 – 12/19/content_ 42001196. htm,2017 年 12 月 19 日。

② Martin Lindström, "Social Capital and Health Related Behaviors", in Ichiro Kawachi, S. V. Subramanian, Daniel Kim, eds. *Social Capital and Health*, New York: Springer, 2008, pp. 215 –238.

③ 欧阳俊婷、朱先、匡莉、尹丽婷、吴峰:《基本公共卫生服务项目实施障碍因素的分析:基于 RE – AIM 模型》,《中国卫生资源》2015 年第 1 期。

④ Harris P. B., Long S. O., Fujii M., "Men and elder care in Japan: A ripple of change?" *Journal of Cross – Cultural Gerontology*, Vol. 13, No. 2 (February 1998), pp. 177 –198.

⑤ 《决胜全面建成小康社会夺取新时代中国特色社会主义伟大胜利——在中国共产党第十九次全国代表大会上的报告》,人民出版社 2017 年版,第 48 页。

⑥ United Nations, *Department of Economic and Social Affairs: The Aging of Populations and its Economic and Social Implications*, New York: The Dept., 1956.

1982 年，联合国召开的第一次老龄问题世界大会，形成了《1982 年老龄问题维也纳国际行动计划》①，又提出了 60 岁及以上老年人口占总人口的比例超过 10% 的标准。1999 年，中国 65 岁以上的老年人口比重占 6.9%②；2000 年，第五次人口普查显示，我国 65 岁以上的老年人口已占人口总数 6.96%③，表明中国开始接近了老龄化社会。2005 年，全国 1% 的人口抽样调查显示，我国 60 岁及以上的人口占 11.03%，其中 65 岁及以上的人口占 7.69%④，这表明我国已经真正进入人口老龄化社会，迎来了"银色浪潮"。我国《第六次全国人口普查》数据显示，我国 60 岁及以上的人口占 13.26%，相比 2000 年上升了 2.93 个百分点；其中 65 岁及以上的人口占 8.87%，比 2000 年上升了 1.91 个百分点⑤。2020 年第七次人口普查结果显示，我国 60 岁及以上人口占 18.70%，其中 65 岁及以上人口占 13.50%。与 2010 年第六次全国人口普查相比，60 岁及以上人口的比重上升 5.44 个百分点，65 岁及以上人口的比重上升 4.63 个百分点⑥。据预测，到 20 世纪中叶，中国老年人口将达 4.4 亿，即 3 人中就有一个老年人，人口老龄化比例从 20% 提至 30%，只需 20 多年时间⑦。为此，习近平总书记在中央政治局第三十二次集体学习中指出："满足数量庞大的老年群众多方面需求、妥善解决人口老龄化带来的社会问题，事关国家发展全局，事关百姓福祉，需要我们下大气力来应对。"⑧

---

① 《国际老龄行动计划：实施情况的报告》，WHO，2004 年 12 月 2 日，http：//www.un.org/chinese/esa/ageing/pdf/B115_ 29－ch.pdf。

② 国家统计局：《中华人民共和国 1999 年国民经济和社会发展统计公报》，2000 年 2 月 28 日，http：//www.stats－wh.gov.cn/common/tjsj/shxx/gjgb/gjgb1999.htm。

③ 国家统计局：《第五次全国人口普查公报（第 1 号）》，2001 年 5 月 15 日，http：//www.stats.gov.cn/tjsj/tjgb/rkpcgb/qgrkpcgb/200203/t20020331_ 30314.html。

④ 国家统计局：《2005 年全国 1% 人口抽样调查主要数据公报》，2006 年 3 月 16 日，http：//www.stats.gov.cn/tjsj/tjgb/rkpcgb/qgrkpcgb/200603/t20060316_ 30326.html。

⑤ 中华人民共和国国家统计局：《第六次全国人口普查主要数据发布》，2011 年 4 月 28 日，http：//www.stats.gov.cn/ztjc/zdtjgz/zgrkpc/dlcrkpc/dcrkpcyw/201104/t20110428_ 69407.htm。

⑥ 第七次全国人口普查公报（第五号）［EB/OL］.http：//www.stats.gov.cn/tjsj/zxfb/202105/t20210510_ 1817181.html。

⑦ 金振娅：《2050 年我国老年人口将达到 4.4 亿》，http：//tech.gmw.cn/2013－09/04/content_ 8791586.htm，2013 年 9 月 4 日。

⑧ 《党委领导政府主导社会参与全民行动 推动老龄事业全面协调可持续发展》，《人民日报》2016 年 5 月 29 第 1 版。

一 老年人群是基本公共卫生服务的重点人群

养老服务相关内容被列入了我国的基本公共卫生服务项目中。为老年人提供基本公共卫生服务是我国基本公共卫生服务均等化中的主要内容。在基本公共卫生服务的重点服务人群中，65 岁及以上的老年人就是一个重要的群体。2009 年基本公共卫生服务提出的初始阶段，所提供的 9 大类 22 项基本公共卫生服务的项目就包括了老年人健康管理[①]；《国家基本公共卫生服务规范（2011 年版）》在 2009 年版基础上增加了一些对老年人健康评估的内容[②]；2012 年的《国家基本公共服务体系"十二五"规划》提出的 10 类基本公共卫生服务项目包括了老年人保健[③]；2017 年的《"十三五"推进基本公共服务均等化规划》确定的基本公共卫生服务项目 12 类包括了老年人健康管理[④]。在《国家基本公共卫生服务规范（第三版）》（2017）对老年人健康管理做出明确说明，在服务内容中的辅助检查部分增加了腹部 B 超（肝胆胰脾）检查的有关内容；明确了老年人健康管理率的指标定义，解释了接受健康管理是指建立了健康档案、接受了健康的体检与健康指导，要求健康体检表填写完整[⑤]。在《医疗卫生领域中央与地方财政事权和支出责任划分改革方案》中指出：基本公共卫生服务包括健康教育、老年健康服务、医养结合、卫生应急等内容。2019 年新划入的包括老年健康服务、医养结合、卫生应急等基本公共卫生服务项目由各省结合地方的实际自主安排，资金不限于基层的医疗卫生机构使用[⑥]。由此可见，目前我国的老年健康服务、医养结合已经

---

① 卫生部：《关于促进基本公共卫生服务逐步均等化的意见》（卫妇社发〔2009〕70 号），2009 年 7 月 7 日，http：//www. gov. cn/ztzl/ygzt/content_ 1661065. htm。

② 卫生部：关于印发《国家基本公共卫生服务规范（2011 年版）》的通知，2011 年 5 月 24 日，http：//www. gov. cn/zwgk/2011 –05/24/content_ 1870181. htm。

③ 《国务院关于印发国家基本公共服务体系"十二五"规划的通知》（国发〔2012〕29 号），2012 年 7 月 11 日，http：//www. gov. cn/zwgk/2012 –07/20/content_ 2187242. htm。

④ 《关于做好 2018 年国家基本公共卫生服务项目工作的通知》（国卫基层发〔2018〕18 号），2018 年 6 月 20 日，http：//www. nhfpc. gov. cn/jws/s3577/201806/acf4058c09d046b09addad8abd395e20. shtml。

⑤ 《国家基本公共卫生服务规范（第三版）》修订说明，2017 年 3 月 28 日，http：//www. moh. gov. cn/zwgk/jdjd/201703/aefef3d0b2a14279b76ad57d7e7a2c4e. shtml。

⑥ 《医疗卫生领域中央与地方财政事权和支出责任划分改革方案》（国办发〔2018〕67 号），2018 年 7 月 19 日，http：//www. gov. cn/zhengce/content/2018 –08/13/content_ 5313489. htm。

属于基本公共卫生服务内容。随着我国老龄化加剧，更多人进入老年生活，基本公共卫生服务更要承担起相应的任务。

二　重点解决农村老年人群基本公共卫生服务不均等问题

农村老年人的健康保障在中国社会经济快速发展时更应该得到重视。通过实施老年人的健康管理服务项目，对农村老年人进行健康危险因素的调查与一般的体格检查，有效提供疾病预防、自我保健与伤害预防、自救等健康指导，最大限度减少影响老年人的主要健康危险因素，能够有效预防与控制慢性病与伤害，从而使老年人能够享有均等化的基本公共卫生服务。但是，目前我国农村地区对老年人进行的基本公共卫生服务项目实施情况不一，不均等现象仍然存在。本研究对农村地区每年为老年人提供健康管理服务的情况调查结果显示，各地老年人接受过健康登记管理的比例为 69.7%，虽然总体上达到国家基本公共卫生服务中要求的老年人健康管理率达 65% 的工作目标，但不同地区存在显著性差异。在 11 个调查地区中，四川省和陕西省的老年人接受健康登记管理的比例最高，分别达到 98.9% 和 87.3%；江西（34.9%）和内蒙古（48.4%）医疗机构对老年人进行健康登记管理比例最低（见表 5 - 5）。进一步对东、中、西部老人接受健康登记管理的情况比较后发现，东部（73.3%）和西部（70.0%）地区老年人进行健康登记管理的情况最好，均达到健康管理率 65% 的工作目标，而中部地区老年人的健康登记率最低（52.6%）（见表 5 - 6）。

表 5 - 5　　　　调查样本地区县域老年人接受健康登记管理情况

样本地区	服务接受情况［n（%）］		合计	χ^2	P
	有	无			
陕西	144 (87.3)	21 (12.7)	165	363.1	<0.001
天津	244 (81.6)	55 (18.4)	299		
内蒙古	122 (48.4)	130 (51.6)	252		
安徽	76 (59.8)	51 (40.2)	127		
江西	91 (34.9)	170 (65.1)	161		
新疆	182 (81.6)	41 (18.4)	223		

样本地区	服务接受情况 [n（%）]		合计	χ^2	P
	有	无			
山西	114（78.1）	32（21.9）	146		
四川	178（98.9）	2（1.1）	180		
山东	189（75.3）	62（24.7）	251		
福建	146（75.3）	48（24.7）	194		
海南	163（60.8）	105（39.2）	268		
合计	1649（69.7）	717（30.3）	2366		

表5-6　　　东、中、西部调查样本地区老年人接受健康登记管理情况

地区	服务开展情况 [n（%）]		合计	χ^2	P
	有	无			
东部[a]	742（73.3）	270（26.7）	1012	71.1	<0.001
中部[ab]	281（52.6）	253（47.4）	534		
西部[b]	448（70.0）	192（30.0）	640		

注：a、b：两者间存在统计学差异，$P<0.001$.

本研究进一步调查了各地对老年人提供每年一次免费体检情况，结果显示，为老人提供每年一次的免费体检比例为65.0%，达到基本公共卫生服务的要求（65%），但各地之间存在着不平衡，差异具有显著性。11个调查地区中，四川和天津完成的比例最高，分别达98.3%和86.3%；其次为陕西（79.4%）和山东（72.1%）；内蒙古、山西、安徽、新疆和福建5省（区）在56.0%—65.5%之间；完成最差的是江西（44.8%）和海南（37.7%）（见表5-7）。

表5-7　　　调查样本地区县域为老年人提供每年一次免费体检情况

样本地区	服务开展情况 [n（%）]		合计	χ^2	P
	有	无			
陕西	131（79.4）	34（20.6）	265	327.8	<0.001
天津	259（86.3）	41（13.7）	300		
内蒙古	165（65.5）	87（34.5）	252		
安徽	75（59.1）	52（40.9）	127		

续表

样本地区	服务开展情况［n（%）］		合计	χ^2	P
	有	无			
江西	117（44.8）	144（55.2）	261		
新疆	130（58.3）	93（41.7）	223		
山西	94（64.4）	52（35.6）	146		
四川	177（98.3）	3（1.7）	180		
山东	181（72.1）	70（27.9）	251		
福建	108（56.0）	86（44.0）	194		
海南	101（37.7）	167（62.3）	268		
合计	1538（65.0）	829（35.0）	2367		

从各地为老年人提供"疾病预防、自我保健及自救等健康指导"服务情况也可以看出不同地区老年人未能均等地享受基本公共卫生服务。11个地区为老人提供过疾病预防、自我保健及自救等健康指导的比例总体上为41.0%，但不同地区存在显著性差异。其中为老年人提供服务比例最高的是四川省（95.6%），远高于其他省份；天津、福建、陕西、山东和山西5省为38.4%—56.2%；新疆、海南、内蒙古和江西4省在23.4%—33.2%；而未能有效提供服务的是安徽，仅为7.9%（见图5-4）。进一步按照东部、中部和西部地区划分，同样具有显著的区域差别，东部（44.0%）＞西部（35.0%）＞中部（23.8%）（见表5-8）。

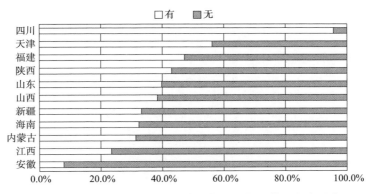

图5-4　调查样本地区基层医疗机构对老年人供过疾病预防、
自我保健及自救等健康指导情况

表5-8　　　　东中西部样本地区基层医疗机构对老年人提供疾病预防、
自我保健及自救等健康指导情况

样本地区	服务开展情况 [n (%)]		合计	χ^2	P
	有	无			
东部[ab]	444 (44.0)	566 (56.0)	1010	66.5	<0.001
中部[ac]	127 (23.8)	407 (76.2)	534		
西部[bc]	224 (35.0)	416 (65.0)	640		

注: a、b、c: 两者间存在统计学差异, $P < 0.001$.

此外, 由于中医药可改善老年人临床症状、提高老年人生活质量、防治并发症, 具有中国特色, 因此在老年人慢性病预防中发挥重要作用。我国的基本公共卫生服务也将应用中医药方法对老年人开展的健康管理服务纳入服务项目中。本研究调查结果显示, 总体上这一项服务开展得不好, 为老人进行过中医体质辨别 (接受过中医体质方面的问询与指导) 的比例为26.6%, 未达到国家基本公共卫生服务内容中关于中医药健康管理服务目标人群覆盖率达30%的要求。尤其是区域之间的服务存在很大差别。在11个省 (区) 中, 只有新疆、山西和四川3个地区达到了30%以上的工作目标, 其中四川省 (92.8%) 远高于其他地区; 陕西省和海南省分别为25.0%和27.2%; 天津、内蒙古、江西、福建和山东5个地区均在20.0%以下; 安徽省仅为3.9% (见表5-9)。

表5-9　　　调查样本地区农村老年人接受中医体质方面的问询与指导情况

样本地区	服务开展情况 [n (%)]		合计	χ^2	P
	有	无			
陕西	41 (25.0)	123 (75.0)	164	572.5	<0.001
天津	55 (18.5)	242 (81.5)	297		
内蒙古	41 (16.3)	211 (83.7)	252		
安徽	5 (3.9)	122 (96.1)	127		
江西	42 (16.1)	219 (83.9)	261		
新疆	73 (32.7)	150 (67.3)	223		
山西	70 (47.9)	76 (52.1)	146		

样本地区	服务开展情况 [n（%）]		合计	x^2	P
	有	无			
四川	167（92.8）	13（7.2）	180		
山东	34（13.5）	217（86.5）	251		
福建	28（14.6）	166（85.4）	194		
海南	73（27.2）	195（72.8）	268		
合计	629（26.6）	1734（73.4）	2363		

三　加强农村老年人健康管理减少疾病威胁

在基本公共卫生服务均等化的所有项目中，对老年人的健康管理尤为重要。我国老年人口的急剧增长，人口结构的老化，使老年人保健服务的需求急剧上升，为我国基本公共卫生服务的提供带来了挑战。随着我国人口结构与疾病发病和死亡模式变化，非传染性疾病对人的威胁逐渐加大。尤其是当人们进入老年时，这种威胁更加直接明显[1]。研究表明，伴随人口老龄化加剧，我国阿尔茨海默病（阿尔兹海默）患病率总体呈上升趋势，65岁及以上人群中的老年期痴呆患病率为 5.56%[2]；我国目前有 1000 万阿尔茨海默病患者，而预防就可以减少 1/3 的患病率[3]。因此，老年人的健康管理日益迫切。

联合国通过的《2002 年国际老龄行动计划政治宣言》指出，良好的健康成为老年人保持独立性与继续为其家庭及社区做贡献的必要条件。要以初级卫生保健为重点，为老年人提供需要预防或延迟慢性、通常会造成残废的疾病所需要的定期的、持续地接触和保健[4]。2009 年出台的《关于促进基本公

---

[1]　于浩：《社会阶层与健康生活方式关系研究的回顾与前瞻》，《南京社会科学》2003 年第 5 期。

[2]　白剑峰：《老年期痴呆患病率呈上升趋势：65 岁及以上人群中患病率为 5.56%》，《人民日报》2017 年 4 月 10 日第 14 版。

[3]　《我国目前有 1000 万阿尔茨海默病患者 专家呼吁预防就可以减少 1/3 的患病率!》，https://www.cn-healthcare.com/article/20190920/content-523847.html，2019 年 9 月 20 日。

[4]　WHO：《国际老龄行动计划：实施情况的报告》，2004 年 12 月 2 日，http://www.un.org/chinese/esa/ageing/pdf/B115_29-ch.pdf。

共卫生服务逐步均等化的意见》中就包括了 65 岁及以上老年人的健康管理内容①。我国开展的基本公共卫生服务的重点人群之一就是 65 岁及以上的老年人，有的地区提前到 60 岁及以上的老年人。《国家基本公共卫生服务项目绩效考核指导方案》将老年人的健康管理率作为衡量基本公共卫生服务程度的重要指标，要求基层医疗卫生机构或其他相关服务机构，按照国家关于基本公共卫生服务规范的要求，对 65 岁及以上的常住居民进行健康管理的数量，包括健康管理档案、健康体检等；中医药健康管理服务项目中，主要的对象也是 65 岁及以上的老年人②。同时，高血压、糖尿病患者的慢性病健康管理也是基本公共卫生服务的重点服务内容，而老年人是罹患高血压、糖尿病等慢性病的主要群体。因此，这一项目更多的也是为老年群体的服务。

《关于推进医疗卫生与养老服务相结合的指导意见》中提出，要推动医疗卫生服务延伸到社区与家庭，实现基层的医疗卫生机构与社区的养老服务机构无缝对接。结合基本公共卫生服务开展，为老年人群建立健康档案，为 65 岁以上的老年人提供健康管理服务。并提出，到 2020 年，65 岁以上老年人的健康管理率达要到 70% 以上，推进基层医疗卫生机构与医务人员和社区、居家养老相结合，与老年人建立签约家庭服务关系，以为老年人提供连续性健康管理服务与医疗服务，规范为居家老年人提供的医疗和护理服务项目，将符合规定的医疗费用纳入医保支付范围③。2018 年进一步提出，为老年人每年一次提供健康管理，具体内容有对辖区内 65 岁及以上常住居民评估其生活方式与健康状况，进行体格检查与辅助检查，进行健康指导，包括为 65 岁及以上老年人提供血常规、尿常规、肾功能、肝功能、空腹血糖、血脂等健康体检④。可见，国家基本公共卫生服务中的老年人健康管理服务项目有效开

---

① 《关于促进基本公共卫生服务逐步均等化的意见》（卫妇社发〔2009〕70 号），2009 年 7 月 7 日，http：//www. gov. cn/ztzl/ygzt/content_ 1661065. htm。

② 《国家基本公共卫生服务项目绩效考核指导方案》（国卫办基层发〔2015〕35 号），2015 年 6 月 25 日，http：//www. nhfpc. gov. cn/jws/s3577/201506/5dd202e2199e478b8e7b714e7a9c721a. shtml。

③ 《国务院办公厅转发卫生计生委等部门关于推进医疗卫生与养老服务相结合指导意见的通知》（国办发〔2015〕84 号），2015 年 11 月 20 日，http：//www. gov. cn/zhengce/content/2015 - 11/20/content_ 10328. htm。

④ 《关于做好 2018 年国家基本公共卫生服务项目工作的通知》（国卫基层发〔2018〕18 号），2018 年 6 月 20 日，http：//www. nhfpc. gov. cn/jws/s3577/201806/acf4058c09d046b09addad8abd395e20. shtml。

展，目的是有效减少疾病的威胁。

四　探索基本公共卫生服务与医养结合高度融合纳入养老服务体系的方式

我国的养老服务体系的构建立足于社区，而基本公共卫生服务的提供、医养结合的开展也是在社区。2006 年《关于加快发展养老服务业的意见》正式确定我国的养老服务体系是："开展养老服务业要按照政策引导、政府扶持、社会兴办、市场推动的原则，逐步建立和完善以居家养老为基础、社区服务为依托、机构养老为补充的服务体系。"[①] 2010 年 5 月民政部、发改委组织召开基本养老服务体系专家论证会，并达成了共识：基本养老服务体系建设应遵循居家养老为基础、社区服务为依托、机构养老为支撑的发展思路。在国务院颁布实施的《社会养老服务体系建设规划（2011—2015 年)》中又进一步修正为：以居家养老为基础、社区服务为依托、机构养老为支撑，资金保障与服务保障相匹配，基本服务与选择性服务相结合，形成"政府主导、社会参与、全民关怀"的服务体系[②]。《民政事业发展第十三个五年规划》又进一步提出养老服务体系建设的多层次性：积极开展应对人口老龄化行动，加快发展养老服务业，全面建成以居家为基础、社区为依托、机构为补充、医养相结合的多层次养老服务体系；同时还提出，创新投融资机制，探索建立长期照护保障体系，全面放开养老服务市场，增加养老服务和产品供给[③]。这是第一次明确将医养结合纳入养老服务体系的构建中。

目前我国正在推进养老服务工作的重点是开展医养结合，而且顶层设计也做好了制度安排。而医养结合需要与基本公共卫生服务相融合。《国家基本公共卫生服务规范（第三版)》明确提出了每年为老年人提供 1 次健康管理服务，服务内容包括生活方式与健康状况评估、体格检查、辅助检查与健康指

①　国务院：《全国老龄委办公室和发展改革委等部门，关于加快发展养老服务业意见的通知》（国办发〔2006〕6 号），2015 年 6 月 17 日，http：//www. gov. cn/zhuanti/2015 – 06/13/content_ 2879022. htm。

②　国务院：《社会养老服务体系建设规划（2011—2015 年)》，2011 年 12 月 16 日，http：// www. gov. cn/zwgk/2011 –12/27/content_ 2030503. htm。

③　民政部、国家发展改革委：《民政事业发展第十三个五年规划》（民发〔2016〕107 号），2016 年 6 月 24 日，http：//www. sdpc. gov. cn/gzdt/201607/t20160706_ 810528. html。

导四个方面：一是生活方式和健康状况评估。生活方式和健康状况评估包括：通过问诊和老年人健康状态的自我评估，了解老年人的基本健康状况（包括认知功能与情感状态）、饮食习惯、吸烟、饮酒、体育锻炼、慢性疾病常见的症状、既往所患的疾病、治疗及目前用药情况与老年人生活自理能力等情况。二是体格检查。包括检查体温、脉搏、血压、呼吸、身高、腰围、体重、皮肤、肺部、心脏、浅表淋巴结、腹部等常规的体格检查，并对老年人的口腔、听力、视力及运动功能等进行粗测判断。三是辅助检查。包括血常规、尿常规、空腹血糖、血脂、肝功能、心电图与腹部 B 超（肝胆胰脾）检查。四是健康指导，告知评价结果并进行相应的健康指导，包括对发现已确诊原发性高血压与 2 型糖尿病等患者开展相应的慢性病患者的健康管理；患有其他疾病（非高血压或糖尿病），及时治疗或转诊；发现有异常的老年人，建议其定期复查或向上一级医疗机构转诊；进行健康生活方式及疫苗接种、防跌倒措施、骨质疏松预防、意外伤害预防与自救、认知与情感等进行健康指导；告知或预约下一次的健康管理服务时间。同时每年为 65 岁及以上的老年人做 1 次中医药健康管理，包括中医体质辨识，并根据老年人的不同体质进行个体化的中医健康指导[1]。《医疗卫生领域中央与地方财政事权和支出责任划分改革方案》中将基本公共卫生服务的内容进一步扩展，在原基本公共卫生服务的内容基础上（健康教育、预防接种与重点人群的健康管理等），加上从原重大公共卫生服务与计划生育项目中划入了的老年健康服务、妇幼卫生、孕前检查、医养结合、卫生应急等内容。其中新划入的基本公共卫生服务项目由各省结合地方的实际自主安排，资金不限于基层的医疗卫生机构使用[2]。

在我国推广的医养结合养老服务建设中，已经开始将我国的基本公共卫生服务与基本诊疗相结合。英美的经验也表明，基本公共卫生服务与基本诊疗密不可分，两者应该结合推进。其实，这两种服务的提供者往往是同一个主体，即这些服务基本上是在基层医疗卫生机构提供的。充分利用好基本公共卫生服务中心 65 岁及以上的农村老人建立的老年人基本信息档案、电子健

---

① 《国家基本公共卫生服务规范（第三版）》，2017 年 2 月，http：//www. nhfpc. gov. cn/ewebeditor/uploadfile/2017/04/20170417104506514. pdf。

② 《医疗卫生领域中央与地方财政事权和支出责任划分改革方案》（国办发〔2018〕67 号），2018 年 7 月 19 日，http：//www. gov. cn/zhengce/content/2018 –08/13/content_ 5313489. htm。

康档案等信息，并与乡镇卫生院、县级医院进行联网，依托互联网、大数据、云计算，将农村老年人的健康保健信息与医疗卫生服务资源有效结合，为开展医养结合服务提供信息和技术支撑。通过及时追踪老人的身体状况，进行有针对性的医疗卫生服务，实现医养结合的养老服务目标。由于老年健康服务是新划入基本公共卫生服务项目中，因此，如何更加紧密地将基本公共卫生服务项目与医疗服务的内容相融合以及融合的具体方式，需要进一步探讨。尤其是如何在政策与制度层面作出明确的安排，有效避免事权与财权分离，以及保证专项经费的专款专用，仍然是实践中亟待破解的难题。由于医养结合与基本公共卫生服务的实施相结合是随着我国初级诊疗与家庭医生的深入实施而提出的一种基本公共卫生服务均等化的新模式的探讨，因此，如何有机结合与联手推进是今后探讨的一个重要实践课题。

参考文献

著作

蔡建章：《医学社会学》，广西人民出版社 1986 年版。

费孝通：《社会学概论》，天津人民出版社 1984 年版。

傅华：《预防医学》，人民卫生出版社 2013 年版。

国家心血管病中心：《中国心血管病报告 2017》，中国大百科全书出版社 2017 年版。

郭永松：《医学社会学》，吉林科学技术出版社 2005 年版。

侯玉兰、侯亚非：《国外社区发展的理论与实践》，中国经济出版社 1998 年版。

胡继春、张子龙、杜光：《医学社会学（第 2 版)》，华中科技大学出版社 2015 年版。

蓝采风、廖荣利：《医疗社会学》，三民书局有限公司 1984 年版。

李军鹏：《公共服务型政府建设指南》，中共党史出版社 2006 年版。

李钧、谭宗梅、宋伟、陈赟琪：《医学社会学》，江西高校出版社 2013 年版。

李路路、孙志祥：《透视不平等——国外社会阶层理论》，社会科学文献出版社 2002 年版。

李强：《社会分层十讲（第二版)》，社会科学文献出版社 2011 年版。

刘丽杭、王小万：《政府卫生支出的规模，结构与绩效评价研究》，中国社会科学出版社 2013 年版。

龙冠海：《社会学》，三民书局 1985 年版。

陆学艺：《社会学》，知识出版社 1996 年版。

谭军、孙月平：《应用福利经济学》，经济管理出版社 2016 年版。

王红漫：《大国卫生之论：农村卫生枢纽与农民的选择》，北京大学出版社 2006 年版。

王红漫：《大国卫生之难：中国农村医疗卫生现状与制度改革探讨》，北京大学出版社 2004 年版。

王红漫：《医学社会学读本：全球健康国际卫生攻略》，北京大学出版社 2010 年版。

王小丽：《社区建设理论与实务》，机械工业出版社 2017 年版。

王志中、王洪奇：《医学社会学基础》，军事医学科学出版社 2013 年版。

徐琦：《社区社会学》，中国社会出版社 2004 年版。

姚家祥：《国外预防医学历史经验资料选编》，人民卫生出版社 1991 年版。

张馨：《公共财政论纲》，经济科学出版社 1999 年版。

周芳玲、乔桑：《魅力社区的建设》，中国社会出版社 2004 年版。

周浩礼、冯显威、张子龙、胡继春：《改革开放的医学社会学研究》，华中科技大学出版社 2012 年版。

周浩礼、胡继春：《医学社会学》，湖北科学技术出版社 1993 年版。

论文

安体富、任强：《公共服务均等化：理论，问题与对策》，《财贸经济》2007 年第 8 期。

白皓、李晨赫：《年轻人靠奋斗找到"获得感"》，《中国青年报》2016 年 3 月 15 日。

白剑峰：《老年期痴呆患病率呈上升趋势：65 岁及以上人群中患病率为 5.56%》，《人民日报》2017 年 4 月 10 日。

白剑峰：《我国精神疾病居疾病总负担之首》，《人民日报》2004 年 10 月 11 日。

包胜勇：《美国医学社会学的两大传统》，《医学与社会》1998 年第 4 期。

本刊首席时政观察员：《"十三五"规划要让人民更有获得感》，《领导决策信息》2015 年第 41 期。

卞淑芬、刘紫萍、杨文秀、刘联华、邢晓斌：《天津市社区卫生服务人力资源调查研究》，《中国全科医学》2004 年第 5 期。

蔡昉、王子晨：《以人民为中心增强人民在发展中的获得感》，《理论建设》2016 年第 4 期。

蔡伟芹等：《国外基本卫生服务包的实践》，《卫生经济研究》2008 年第 4 期。

蔡玉胜：《我国农村基本公共卫生服务的均等化发展》，《社会工作（下半月）》2010 年第 4 期。

曹钦：《全球分配正义：罗尔斯主义的两种视角》，《东岳论丛》2015 年第 4 期。

曹现强、李烁：《获得感的时代内涵与国外经验借鉴》，《人民论坛·学术前沿》2017 年第 2 期。

陈蓓蓓：《我国基本公共卫生服务城乡差距与均等化探析》，《西安社会科学》2009 年第 5 期。

陈兵、腾镇远：《英国 NHS 体系对我国医疗卫生制度改革的启示》，《学理论》2014 年第 17 期。

陈春辉、周金玲：《我国财政公共卫生支出政府间负担结构分析》，《中国卫生经济》2009 年第 8 期。

陈海波：《流动人口将均等享受基本公共卫生服务》，《光明日报》2014 年 11 月 25 日。

陈钧：《央视揭开健康档案造假事件》，《中国信息界（e 医疗）》2011 年第 3 期。

陈丽：《落实基本公共卫生服务均等化策略研究》，博士学位论文，华中科技大学，2012 年。

陈律、肖水源：《湖南省浏阳市乡镇卫生院卫生服务现状调查》，《中华预防医学杂志》2009 年第 1 期。

陈鹏：《论新农合制度中的政府行为与公共服务均等化》，《新西部（下半月）》第 2010 年第 2 期。

陈劭平：《聚焦社区》，《人民政坛》2016 年第 7 期。

陈万青：《从肿瘤登记数据看中国恶性肿瘤的发病特点和趋势》，《中华健康管理学杂志》2016 年第 4 期。

陈伟伟等：《〈中国心血管病报告 2016〉概要》，《中国循环杂志》2017 年第 6 期。

陈伟伟等：《〈中国心血管病报告 2017〉概要》，《中国循环杂志》2018 年第 1 期。

陈锡林：《论医学社会学的研究对象和基本结构》，《苏州大学学报（哲学社会科学版)》1988 年第 3 期。

陈志勇：《推进基本公共卫生服务均等化的政策建议》，《经济研究参考》2012 年第 48 期。

迟福林：《全面理解"公共服务型政府"的基本涵义》，《人民论坛》2006 第 5 期。

戴桂斌：《罗尔斯的正义原则述评》，《河南大学学报（社会科学版)》1998 年第 3 期。

戴佳、高传伟、赵瑞昌、侯峰：《基本公共卫生服务经费去哪了》，《检察日报》2014 年 8 月 15 日。

戴玉华、乌正赉：《全科医学和社区卫生服务在我国发展的历史、现状和展望》，《中国医学科学院学报》2000 年第 2 期。

丁元竹：《科学把握我国现阶段的基本公共服务均等化》，《中国经贸导刊》2007 年第 13 期。

丁元竹：《让居民拥有获得感必须打通最后一公里——新时期社区治理创新的实践路径》，《国家治理》2016 年第 2 期。

丁元竹：《社区与社区建设：理论，实践与方向》，《学习与实践》2007 年第 1 期。

董超：《我国超八成人死于慢性病，防控形势严峻》，《保健时报》2018 年 9 月 13 日。

杜娅萍：《广州城乡基本公共卫生服务均等化问题研究》，硕士学位论文，暨南大学，2011 年。

段丁强、应亚珍、周靖：《促进我国流动人口基本公共卫生服务均等化的筹资机制研究》，《人口与经济》2016 年第 4 期。

岛内宪夫、张麓曾：《世界卫生组织关于"健康促进"的渥太华宪章》，《中国健康教育》1990 年第 5 期。

费孝通：《从人类学是一门交叉的学科谈起》，《广西民族学院学报（哲学社会科学版）》1997 年第 2 期。

封苏琴等：《基本公共卫生服务均等化供给障碍分析》，《医学与哲学（A）》2013 年第 10 期。

冯婉玲：《简论罗尔斯〈正义论〉中"原初状态"的设置》，《学理论》2014 年第 35 期。

冯显威：《促进基本公共卫生服务逐步均等化政策分析》，《医学与社会》2009 年第 7 期。

冯显威：《医学社会学的演变与健康社会学的现状和发展前景》，《医学与社会》2010 年第 7 期。

高路：《中英公共卫生应急体系比较与经验借鉴》，《中外医学研究》2011 年第 12 期。

耿晴晴等：《三省部分地区儿童基本公共卫生服务实施现状分析》，《中国儿童保健杂志》2016 年第 2 期。

耿蕊、李瑞锋：《我国村卫生室从业人员现状分析》，《中国医药导报》2016 年第 28 期。

龚向光：《从公共卫生内涵看我国公共卫生走向》，《卫生经济研究》2003 年第 9 期。

顾丽梅：《英，美，新加坡公共服务模式比较研究——理论，模式及其变迁》，《浙江学刊》2008 年第 5 期。

关旭静等：《四川基本公共卫生服务项目实施效果的影响研究》，《预防医学情报杂志》2015 年第 12 期。

管仲军、黄恒学：《公共卫生服务均等化：问题与原因分析》，《中国行政管理》2010 年第 6 期。

管仲军、黄恒学：《实现我国公共卫生服务均等化需要注意的几个问题》，《经济问题》2010 年第 12 期。

郭广春：《医学社会学的社会互动理论研究——社会创造与标定下的角色偏离及其扩充分类》，《中国社会医学杂志》2007 年第 3 期。

郭静、翁昊艺、周庆誉：《流动人口基本公共卫生服务利用及影响因素分析》，《中国卫生政策研究》2014 年第 8 期。

何莎莎、王晓华、冯占春：《县级基本公共卫生服务项目质量监督与控制模式研究》，《中国卫生经济》2012 年第 1 期。

侯万里等：《社区基本公共卫生服务经费预测研究》，《中华全科医学》2016 年第 6 期。

胡润华：《浅谈公共卫生的涵义》，《中华医学科研管理杂志》2003 年第 3 期。

胡同宇：《国家基本公共卫生服务项目回顾及对"十三五"期间政策完善的思考》，《中国卫生政策研究》2015 年第 7 期。

胡月：《基本公共卫生服务均等化视角下乡镇卫生院公共卫生人力资源配置研究》，博士学位论文，南京医科大学，2014 年。

华实：《中国政府公共卫生支出的现状及对策》，《经济研究导刊》2013 年第 1 期。

郇建立：《慢性病与人生进程的破坏——评迈克尔·伯里的一个核心概念》，《社会学研究》2009 年第 5 期。

霍丽丽：《农村基本公共卫生服务均等化中的政府角色——基于网络治理理论的视角》，《沧桑》2012 年第 4 期。

贾华杰：《正在消失的村医》，《医院领导决策参考》2013 年第 18 期。

贾康：《区分"公平"与"均平"把握好政府责任与政策理性》，《财政研究》2006 年第 12 期。

简占亮：《试论医学高技术与医学目的》，《医学与社会》1998 年第 4 期。

姜立文等：《剖析我国基本公共卫生服务均等化推进中的问题》，《中国卫生资源》2015 年第 1 期。

姜芃：《社区在西方：历史，理论与现状》，《史学理论研究》2000 年第 1 期。

蒋永穆，张晓磊：《共享发展与全面建成小康社会》，《思想理论教育导刊》2016 年第 3 期。

焦开山：《健康不平等影响因素研究》，《社会学研究》2014 年第 5 期。

金人庆：《完善公共财政制度逐步实现基本公共服务均等化》，《当代农村财经》2006 年第 12 期。

金荣婧：《基本医疗服务均等化的法律保障》，硕士学位论文，云南大学，2015 年。

金振蓉：《县级医院：医改中逐渐"堪大任"》，《光明日报》2011 年 5 月 20 日。

景思霞、陈菲、陈娱瑜、王遂、谭华伟：《基本公共卫生服务第三方评估链模式研究》，《中国全科医学》2014 年第 10 期。

雷迪、徐玲、吴明：《资源配置对乡镇卫生院基本公共卫生服务提供的影响分析》，《中国卫生经济》2013 年第 11 期。

李恩昌：《医学社会学初探》，《医学与哲学（A）》1981 年第 3 期。

李戈、张帆、贝文、卢中南：《浅论社会卫生监督员制度的社会功能及制度经济学》，《中国卫生事业管理》2007 年第 3 期。

李海玲、刘长海：《农村地区中学生，吸烟情况及影响因素 Logistic 回归分析》，《医学信息》2014 年第 3 期。

李航：《应用 RE - AIM 框架进行健康干预项目的评价》，《中国健康教育》2013 年第 5 期。

李杰刚、李志勇、朱云飞、赵志伟：《县域间基本公共卫生服务均等化：制约因素及公共政策——基于河北省的实证分析》，《财政研究》2013 年第 11 期。

李炯炯：《我国农村基本公共卫生服务均等化问题研究——以山西省忻州市忻府区为例》，硕士学位论文，山西大学，2015。

李玲：《财政分权对中国医疗卫生影响几何》，《上海商报》2008 年 12 月 26 日。

李玲：《英国模式：国民卫生服务体制》，《瞭望新闻周刊》2007 年第 8 期。

李路路、范文：《物质与精神兼顾的世俗主义——当代中国人的生活价值观》，《社会科学战线》2016 年第 1 期。

李蓉：《加大财政投入，促进基本公共卫生服务均等化》，《团结》2010 年第 3 期。

李瑞芝：《"市场失灵"，"政府失灵"论与社会拟市场经济》，《经济评论》1995 年第 3 期。

李晓红：《成都市统筹城乡发展背景下的基本公共卫生服务均等化问题研究》，硕士学位论文，西南交通大学，2011 年。

李鑫生：《近年来我国生活方式研究概观——兼对全国生活方式研讨会评述》，《东岳论丛》1988 年第 3 期。

李亚男、雷涵、吴海波：《国外分级诊疗及其对我国的启示》，《国外医学卫生经济分册》2017 年第 2 期。

李焱：《罗尔斯〈正义论〉中的机会平等思想》，《哈尔滨师范大学社会科学学报》2016 年第 6 期。

林光祺、赵敏：《"精英症候群"：社会病理分析及对策——医学社会学的解释视角》，《医学与哲学》2005 年第 9 期。

林龙：《对罗尔斯代际正义论的审查——兼论实现代际正义的最佳途径》，《广西社会科学》2015 年第 6 期。

刘宝等：《基本公共卫生功能界定的国际比较》，《中国卫生资源》2006 年第 5 期。

刘传迅：《医学社会学之功能理论——病患行为是一种制度化的角色偏离》，《黑龙江科技信息》2007 年第 20 期。

刘继同：《中国医学社会学研究 30 年：回顾与反思（上）》，《学习与实践》2008 年第 11 期。

刘继同：《中国医学社会学研究 30 年：回顾与反思（下）》，《学习与实践》2008 年第 12 期。

刘琼莲：《论基本公共卫生服务均等化及其判断标准》，《学习论坛》2009 年第 9 期。

刘芮：《从社会学的角度分析生活方式与健康的关系》，《求知导刊》2015 年第 8 期。

刘雨，石镇平：《科学认识马克思的阶级斗争理论和阶级分析方法》，《延安大学学报（社会科学版）》2018 年第 1 期。

刘宗秀：《谈中国医学社会学》，《中国医院管理》1982 年第 5 期。

楼继伟：《完善转移支付制度推进基本公共服务均等化》，《中国财政》2006 年第 3 期。

陆锦能：《都匀市国家基本公共卫生服务项目糖尿病实施效果分析》，《基层医学论坛》2013 年第 1 期。

罗屿:《村医"生态"报告》,《小康》2014 年第 2 期。

吕惠青、周海茸、邢光红、唐游春、徐斐:《基于基本公共卫生服务的农村地区高血压患者规范化管理的效果评估》,《职业与健康》2014 年第 24 期。

吕小康、汪新建:《何为"疾病":医患话语的分殊与躯体化的彰显——一个医学社会学的视角》,《广东社会科学》2012 年第 6 期。

吕小康、汪新建:《因果判定与躯体化:精神病学标准化的医学社会学反思》,《社会学研究》2013 年第 3 期。

马才辉、何莎莎、冯占春:《基本公共卫生服务项目实施现状及评价》,《中国公共卫生》2012 年第 3 期。

马旭东、史岩:《福利经济学:缘起,发展与解构》,《经济问题》2018 年第 2 期。

梅坎尼克、陈健:《医学社会学》,《医学与哲学 (A)》1982 年第 1 期。

南方日报评论员:《加快推进健康中国建设》,《南方日报》2016 年 8 月 28 日。

欧阳俊婷、朱先、匡莉、尹丽婷、吴峰:《基本公共卫生服务项目实施障碍因素的分析:基于 RE – AIM 模型》,《中国卫生资源》2015 年第 1 期。

蒲川:《促进基本公共卫生服务均等化的实施策略研究——以重庆市为例》,《软科学》2010 年第 5 期。

齐慧颖、李瑞锋:《我国乡村医生队伍建设现状调查》,《医学与社会》2015 年第 6 期。

秦国文:《改革要致力于提高群众获得感》,《新湘评论》2016 年第 1 期。

秦怀金:《公卫服务均等化重在居民平等获得》,《中国卫生》2012 年第 10 期。

邱霈恩:《加快基本公共服务均等化的步伐》,《人民日报》2007 年 3 月 28 日。

饶克勤、尹力、刘远立:《中国居民健康转型、卫生服务需求变化及其对经济、社会发展的影响(之一)》,《中国卫生经济》2000 年第 9 期。

饶克勤:《基本卫生服务究竟包括哪些服务》,《健康报》2007 年 11 月 1 日。

阮芳赋：《医学社会学概论》，《中国医院管理》1984 年第 2 期。

阮芳赋：《再论社会医学与医学社会学》，《中国社会医学》1985 年第 1 期。

桑凤平：《城乡基本公共卫生服务均等化：经验观照与下一步》，《改革》2012 年第 5 期。

尚晓鹏、汪炜、邱银伟、何凡、徐校平、林君芬：《浙江居民基本公共卫生服务项目满意度调查》，《中国公共卫生管理》2015 年第 6 期。

尚晓鹏、汪炜、邱银伟、何凡、徐校平、林君芬：《浙江省城乡居民对基本公共卫生服务项目知晓率调查》，《浙江预防医学》2016 年第 1 期。

沈伟良：《基层医疗卫生机构基本公共卫生服务经费的使用现状与审计探讨》，《时代金融》2015 年第 12 期。

石锋、王飞：《我国农村居民被动吸烟率的 Meta 分析》，《中国医科大学学报》2016 年第 5 期。

舒展、姚岚、陈迎春、罗五金：《城镇化进程对农民卫生服务需求的影响》，《中国卫生经济》2004 年 8 期。

孙莉：《国内外公共服务设施供给模式研究综述》，《中国集体经济》2014 年第 19 期。

孙喜保：《烟草大国！税收手段能否控制烟草消费?》，《工人日报》2018 年 1 月 2 日。

孙小迪、阎春生：《基于多级模糊评价模型的基本公共卫生服务效果研究》，《中国全科医学》2016 年第 13 期。

谭华伟、陈菲、景思霞：《按绩效支付对基层基本公共卫生服务效果的影响分析——基于 DID 的实证研究》，《中国卫生事业管理》2015 年第 1 期。

唐钧：《关于城市社区服务的理论思考》，《中国社会科学》1992 年第 4 期。

唐文熙、叶婷、张亮：《连续性服务路径下高血压控制效果评价——一项农村社区干预实验》，《中国卫生政策研究》2016 年第 7 期。

唐洲雁：《正确把握新时代主要矛盾的转化》，《前线》2017 年第 12 期。

陶文昭：《"获得感"是执政为民的标尺》，《理论导报》2016 年第 4 期。

滕玉成、牟维伟：《农村社区建设和治理研究书评》，《东南学术》2010 年第 6 期。

汪文英：《加强农村三级卫生服务网络建设促进农村医疗保障事业的发

展》，《江西政报》2006 年第 24 期。

朱宁宁：《国家应利用税收等手段控制烟草消费》，《法制日报》2018 年 2 月 13 日。

王甫勤：《地位束缚与生活方式转型——中国各社会阶层健康生活方式潜在类别研究》，《社会学研究》2017 年第 6 期。

王红艳：《理解社区：从还原入手》，《学海》2012 年第 3 期。

王晶晶、沈晓、田秀月、家辉、赵岩：《社区卫生服务机构基本公共卫生服务提供现状的访谈研究》，《科技创新导报》2016 年第 31 期。

王萍：《医学社会学发展述评》，《医学与社会》1990 年第 1 期。

王浦劬、季程远：《新时代国家治理的良政基准与善治标尺——人民获得感的意蕴和量度》，《中国行政管理》2018 年第 1 期。

王斯敏、张进中：《让人民群众有更多"获得感"》，《光明日报》2015 年 3 月 14 日。

王伟、任苒：《基本公共卫生服务均等化的内涵与实施策略》，《医学与哲学（人文社会医学版）》2010 年第 6 期。

王伟：《基于 DEA 模型的山东省基本公共卫生服务效率评价》，《中国行政管理》2014 年第 12 期。

王晓杰：《均等化目标下农村基本公共卫生服务的优化选择》，《医学与社会》2011 年第 7 期。

王雅林：《生活方式的理论魅力与学科建构——生活方式研究的过去与未来 20 年》，《江苏社会科学》2003 年第 3 期。

王雅林：《生活方式研究的现时代意义——生活方式研究在我国开展 30 年的经验与启示》，《社会学评论》2013 年第 1 期。

王雅林：《生活方式研究评述》，《社会学研究》1995 年第 4 期。

王雍君：《中国的财政均等化与转移支付体制改革》，《中央财经大学学报》2006 年第 9 期。

王玉晓：《政府医疗卫生支出结构——基于省际与国际对比》，《社会科学前沿》2017 年第 11 期。

王召平、李汉林：《行为取向，行为方式与疾病——一项医学社会学的调查》，《社会学研究》2002 年第 4 期。

王子立：《论基本公共服务均等化的立法原则》，《新西部（理论版）》2017 年第 1 期。

卫文：《我国每年 300 万人因慢病过早死亡》，《家庭医学》2015 年第 2 期。

卫知唤：《异质的正义体系："基本善"与"可行能力"再比较——罗尔斯有效回应了阿玛蒂亚·森的批评吗?》，《社会科学辑刊》2015 年第 4 期。

温静、姜峰、丁勇、张晶：《城乡居民对 11 类基本公共卫生服务项目的需求及影响因素调查》，《宁夏医学杂志》2016 年第 5 期。

温淑萍：《2011 年新医改下沉 2000 家县级医院将获扶持》，《医院领导决策参考》2011 年第 4 期。

文军：《社区发展及其在我国的现实意义》，《岭南学刊》1998 年第 2 期。

吴辉、丁宇、石如玲：《新型城镇化背景下河南省乡镇卫生院综合服务能力评价及分析》，《中国全科医学》2015 年第 7 期。

吴淑金、李强、陈兵：《现代公共卫生的内涵及发展定位》，《现代医院》2008 年第 2 期。

吴烁：《我国城镇基本公共卫生服务均等化研究》，硕士学位论文，江西财经大学，2009 年。

吴雯、王玲、张翔：《浅议新医改形势下农村基本公共卫生服务均等化问题》，《医学与社会》2010 年第 5 期。

吴仪：《加强公共卫生建设开创我国卫生工作新局面——在全国卫生工作会议上的讲话》，《中国卫生质量管理》2003 年第 4 期。

吴忠民：《论机会平等》，《江海学刊》2001 年第 1 期。

夏建中：《现代西方城市社区研究的主要理论与方法》，《燕山大学学报：哲学社会科学版》2000 年第 2 期。

夏学銮：《中国社区服务的内容体系，运行机制和其他》，《社会工作》1998 年第 1 期。

向小军、王绪轶、汤宜朗、郝伟：《我国酒精相关危害的现状与策略》，《中国药物滥用防治杂志》2015 年第 6 期。

谢佳伶：《医学社会学发展简史》，《医学信息（中旬刊）》2011 年第 9 期。

谢明霏等：《黑龙江省基本公共卫生服务协同质量监管模式探讨》，《医学与社会》2014 年第 4 期。

谢云龙、金健宏、张殿、李玲:《完善农村卫生服务体系，提高农民健康保障水平》,《中国农村卫生事业管理》2006 年第 8 期。

徐丹丹:《从理性到正义:罗尔斯正义论与功利主义的分野》,《江汉论坛》2016 年第 1 期。

徐燕霞:《浅析农村公共卫生服务均等化现状中存在的问题及建议》,《中外健康文摘》2011 年第 30 期。

徐杨:《慢性病赶紧治 心脏病最致命》,《天津日报》2016 年 7 月 29 日。

徐英奇:《我国基本公共卫生服务均等化实证研究》,硕士学位论文,吉林大学,2012 年。

闫宣辰,杨敬宇:《甘肃省卫生 XI 项目县基本公共卫生服务均等化现状分析——以甘谷县为例》,《中国卫生事业管理》2012 年第 1 期。

严群:《也谈医学社会学》,《医学与哲学（A）》1982 年第 11 期。

燕继荣:《服务型政府的研究路向——近十年来国内服务型政府研究综述》,《学海》2009 年第 1 期。

杨春燕、张烨:《行为生活方式与健康的关系》,《职业与健康》2007 年第 19 期。

杨佳等:《我国乡村医生继续医学教育现状和需求调查》,《医学与社会》2014 年第 6 期。

杨小林:《云南省三城市社区卫生服务机构提供基本公共卫生服务现状与对策研究》,硕士学位论文,昆明医学院,2011 年。

叶帆:《社会主要矛盾新变化与民族复兴新境界》,《人民日报》2018 年 1 月 4 日。

于光远:《社会主义建设与生活方式，价值观和人的成长》,《中国社会科学》1981 年第 4 期。

于浩:《社会阶层与健康生活方式关系研究的回顾与前瞻》,《南京社会科学》2003 年第 5 期。

袁铭:《农村基本公共卫生服务均等化现状与优化措施研究》,《中国卫生标准管理》2015 年第 24 期。

苑国华:《达伦多夫的社会冲突思想评析》,《四川行政学院学报》2010 年第 6 期。

岳经纶、郭巍青：《精准识别群众需求（新论)》，《人民日报》2018 年 2 月 5 日。

岳经纶、李晓燕：《社区视角下的流动人口健康意识与健康服务利用——基于珠三角的研究》，《公共管理学报》2014 年第 4 期。

曾光、黄建始：《公共卫生的定义和宗旨》，《中华医学杂志》2010 年第 6 期。

曾智：《统筹城乡视野下基本公共卫生服务均等化研究》，学位硕士论文，西南交通大学，2011 年。

翟敏、张雪文、王红月、党蕊、张书华、包广义：《乡村医生对基本公共卫生服务项目认知及现状评价的实证研究》，《中国社会医学杂志》2016 年第 3 期。

翟慎良：《重“获得感”，亦重“参与感”》，《新华日报》2016 年 3 月 11 日。

詹海燕：《基本公共卫生服务项目资金使用现状及效果评价》，《行政事业资产与财务》2015 年第 34 期。

张超杰：《从帕森斯的“病人角色”看医患关系》，《法制博览（中旬刊)》2012 年第 7 期。

张广有：《公开透明，别让公卫补助伤了乡医的心》，《医师报》2018 年 7 月 5 日。

张航：《浅析“让人民群众有更多的获得感”》，《渤海大学学报（哲学社会科学版)》2016 年第 2 期。

张康之：《公共行政中的责任与信念》，《中国人民大学学报》2001 年第 3 期。

张奎力：《我国农村医疗卫生公共投入的效率保障机制研究》，《当代世界与社会主义》2010 年第 4 期。

张立威、汤松涛、钟健湖、叶永筠、王家骥：《东莞市某镇基本公共卫生服务成本测算》，《中国初级卫生保健》2013 年第 11 期。

张品：《“获得感”的理论内涵及当代价值》，《河南理工大学学报（社会科学版)》2016 年第 4 期。

张维军、徐会文、李娅芳、郭梦琪、田东华：《村医最愁两件事》，《中国卫生》2013年第5期。

张燕、曹志辉：《新形势下农村基本公共卫生服务均等化问题的研究》，《科技信息》2012年第22期。

张元红：《农村公共卫生服务的供给与筹资》，《国际医药卫生导报》2005年第13期。

赵华兴：《冲突与秩序——拉尔夫·达伦多夫的政治社会学思想研究述评》，《河南社会科学》2009年第1期。

赵杰：《服务型政府建设的新要求——从政府职能建设到基本公共服务体系建设》，《中国青年报》2008年3月17日。

赵艳荣、徐校平、杨清、邱银伟、叶驰宇：《国家基本公共卫生服务抽样考核Ⅰ型和Ⅱ型错误概率估算》，《浙江预防医学》2015年第10期。

赵玉华、王梅苏：《"让人民群众有更多获得感"：全面深化改革的试金石》，《中共山西省委党校学报》2016年第3期。

郑风田、陈思宇：《获得感是社会发展最优衡量标准——兼评其与幸福感，包容性发展的区别与联系》，《人民论坛·学术前沿》2017年第2期。

郑文清、刘正云：《帕森斯的社会结构理论与医学教育》，《医学教育》1993年第10期。

周海涛、张墨涵、罗炜：《我国民办高校学生获得感的调查与分析》，《高等教育研究》2016年第9期。

周红霞：《瑞典公共卫生体系的基本概念》，《中国公共卫生管理》2008年第2期。

周旭东、刘星、郭亚茹：《公共财政框架下公共卫生支出的改革思路》，《中国卫生事业管理》2006年第10期。

周义程：《新公共服务理论批判》，《天府新论》2006年第5期。

周志发：《罗尔斯"正义论"的批判与重建》，《学术界》2015年第1期。

周志男、雷海潮：《2010年世界卫生报告综述》，《卫生经济研究》2011年第2期。

朱玲琳：《从阶级冲突到社会冲突：马克思与达伦多夫的冲突理论比较》，《兰州学刊》2013年第8期。

朱敏、曹晓红、蔡源益、吴华章：《我国村卫生室人员流动现状分析》，

《中国卫生统计》2016 年第 6 期。

朱晓丽、代涛、王芳、尤川梅：《基本公共卫生服务均等化实施过程中的主要问题分析》，《中国社会医学杂志》2011 年第 2 期。

朱晓丽：《基本公共卫生服务均等化的实施进展和对策研究》，硕士学位论文，北京协和医学院，2011 年。

祖平、李敏、胡敏、陈文：《转化公共卫生研究进展及挑战》，《中国卫生资源》2013 年第 5 期。

文件、政策

《2018 年我国卫生健康事业发展统计公报》，2020 年 4 月 29 日，http：//www. gov. cn/guoqing/2020 – 04/29/content_5507528. htm。

《2020 年我国卫生健康事业发展统计公报》，2021 年 7 月 22 日，http：//www. gov. cn/guoqing/2021 – 07/22/content_5626526. htm。

第六十六届世界卫生大会（议程项目 13. 3）：《2013—2020 年精神卫生综合行动计划》，2013 年 5 月 27 日，https：//wenku. baidu. com/view /48e46567 ba0d4a7302763a9e. html。

《关于促进基本公共卫生服务逐步均等化的意见》（卫妇社发〔2009〕70 号），2009 年 7 月 7 日，http：//www. gov. cn/ztzl/ygzt/content_1661065. htm。

《关于建国以来党的若干历史问题的决议》，2006 年 9 月 25 日，http：//cpc. people. com. cn/GB/64162/71380/71387/71588/4854598. html。

《关于印发县医院、县中医院、中心乡镇卫生院、村卫生室和社区卫生服务中心等 5 个基层医疗卫生机构建设指导意见的通知》（卫办规财发〔2009〕98 号），2009 年 6 月 24 日，http：//www. nhfpc. gov. cn/zwgk/wtwj/201304/a5f5e4632d1e44beb993d1bfeb8a8b03. shtml。

《关于做好 2011 年基本公共卫生服务项目工作的通知》，2011 年 5 月 3 日，http：//www. mof. gov. cn/zhengwuxinxi/zhengcefabu/201105/t2011052 4_552604. htm。

《关于做好 2013 年国家基本公共卫生服务项目工作的通知》（卫计生发〔2013〕26 号），2013 年 6 月 17 日，http：//www. moh. gov. cn/jws/s3577/201306/b035feee67f9444188e5123baef7d7bf. shtml。

《关于做好 2015 年国家基本公共卫生服务项目工作的通知》（国卫基层发〔2015〕67 号），2015 年 6 月 11 日，http：//www. nhfpc. gov. cn/jws/s3577/201506/61340494c00e4ae4bca0ad8411a724a9. shtml。

《关于做好 2017 年国家基本公共卫生服务项目工作的通知》（国卫基层发〔2017〕46 号），2017 年 8 月 23 日，http：//www. gov. cn/xinwen/2017 – 09/09/content_5223957. htm。

《关于做好 2018 年国家基本公共卫生服务项目工作的通知》（国卫基层发〔2018〕18 号），2018 年 6 月 20 日，http：//www. nhfpc. gov. cn/jws/s3577/201806/acf4058c09d046b09addad8abd395e20. shtml。

《关于做好贫困人口慢病家庭医生签约服务工作的通知》（国卫办基层函〔2017〕928 号），2017 年 9 月 26 日，http：//www. moh. gov. cn/jws/s3581r/201709/b0680e0474ff445e869506e179a74b8b. Shtml。

《国家基本公共卫生服务规范（第三版）》，2017 年 2 月，http：//www. nhfpc. gov. cn/ewebeditor/uploadfile/2017/04/20170417104506514. pdf。

《国家基本公共卫生服务项目绩效考核指导方案》（国卫办基层发〔2015〕35 号），2015 年 6 月 25 日，http：//www. nhfpc. gov. cn/jws/s3577/201506/5dd202e2199e478b8e7b714e7a9c721a. shtml。

《国家卫生计生委关于进一步完善乡村医生养老政策提高乡村医生待遇的通知》（国卫基层发〔2013〕14 号），2013 年 8 月 29 日，http：//www. moh. gov. cn/jws/s3581/201308/ca329d50ec4e4e56af4fb7a5c519d245. shtml。

国家卫生计生委、财政部、国家中医药管理局：《关于做好 2014 年国家基本公共卫生服务项目工作的通知》，2014 年 10 月 8 日，http：//www. nhfpc. gov. cn/jws/s3577/201409/acaeab089ac44d7a87d38393ccec4a78. shtml。

国家卫生计生委办公厅：《流动人口卫生和计划生育基本公共服务均等化试点工作方案》，2013 年 12 月 19 日，http：//www. nhfpc. gov. cn/ldrks/s3577/201312/39f344bd0a4f419ca66ef8b933eaa561. shtml。

国家卫生健康委员会：《严重精神障碍管理治疗工作规范（2018 年版）》，2018 年 6 月 8 日，http：//www. nhfpc. gov. cn/jkj/s7932/201806/90d5fe3b7f48453db9b9beb85dfdc8a8. shtml。

《国务院办公厅关于进一步加强乡村医生队伍建设的实施意见》（国办发

〔2015〕13 号），2015 年 3 月 23 日，http：//www. gov. cn/zhengce/content/2015 – 03/23/content_9546. htm。

《国务院办公厅关于进一步加强乡村医生队伍建设的指导意见》（国办发〔2011〕31 号），2011 年 7 月 2 日，http：//www. gov. cn/zwgk/2011 – 07/14/content_1906244. htm。

《国务院办公厅关于印发基本公共服务领域中央与地方共同财政事权和支出责任划分改革方案的通知》（国办发〔2018〕6 号），2018 年 2 月 8 日，http：//www. gov. cn/zhengce/content/2018 – 02/08/content_5264904. htm。

国务院办公厅：《社会养老服务体系建设规划（2011—2015 年）》，2011 年 12 月 16 日，http：//www. gov. cn/zwgk/2011 – 12/27/content_2030503. htm。

《国务院办公厅转发全国老龄委办公室和发展改革委等部门关于加快发展养老服务业意见的通知》（国办发〔2006〕6 号），2006 年 2 月 11 日，http：//www. gov. cn/zwgk/2006 – 02/17/content_202553. htm。

《国务院办公厅转发卫生计生委等部门关于推进医疗卫生与养老服务相结合指导意见的通知》（国办发〔2015〕84 号），2015 年 11 月 20 日，http：//www. gov. cn/zhengce/content/2015 – 11/20/content_10328. htm。

《国务院关于印发 2015 年推进简政放权放管结合转变政府职能工作方案》（国发〔2015〕29 号），2015 年 5 月 15 日，http：//www. gov. cn/zhengce/content/2015 – 05/15/content_9764. htm。

《国务院关于印发 2016 年推进简政放权放管结合优化服务改革工作要点的通知》（国发〔2016〕30 号），2016 年 5 月 24 日，http：//www. gov. cn/zhengce/content/2016 – 05/24/content_5076241. htm。

《国务院关于印发国家基本公共服务体系"十二五"规划的通知》（国发〔2012〕29 号），2012 年 7 月 11 日，http：//www. gov. cn/zwgk/2012 – 07/20/content_2187242. htm。

《国务院关于印发〈国务院工作规则〉的通知》（国发〔2005〕2 号），2005 年 2 月 18 日，http：//www. chinalawedu. com/falvfagui/fg21752 /12309. shtml。

《国务院关于印发"十三五"推进基本公共服务均等化规划的通知》（国发〔2017〕9 号），2017 年 3 月 1 日，http：//www. gov. cn/zhengce/content/

2017 – 03/01/content_5172013. htm。

国务院：《十三五推进基本公共服务均等化规划》（国发〔2017〕9 号），2017 年 1 月 23 日，http：//www. gov. cn/zhengce/content/2017 – 03/01/content_5172013. htm。

国务院：《中国老龄事业发展"十二五"规划》，2011 年 9 月 17 日，http：//www. gov. cn/zwgk/2011 – 09/23/content_1954782. htm。

民政部、国家发展改革委：《民政事业发展第十三个五年规划》（民发〔2016〕107 号），2016 年 6 月 24 日，http：//zmjzzx. mca. gov. cn/article/xwzx/zcfg/201701/20170100888484. shtml。

世界卫生组织：《国际老龄行动计划：实施情况的报告》，2004 年 12 月 2 日，http：//www. un. org/chinese/esa/ageing/pdf/B115_29 – ch. pdf。

世界卫生组织、联合国开发计划署：《中国无法承受的代价》，2017 年，http：//www. wpro. who. int/china/publications/2017 – tobacco – report – china/zh/。

《卫生部、财政部联合印发〈关于加强乡村医生队伍建设的意见〉》（卫农卫发〔2010〕3 号），2010 年 1 月 10 日，www. gov. cn/ztzl/ygzt/content_1661147. htm。

《卫生部财政部关于做好 2011 年基本公共卫生服务项目工作的通知》，2011 年 5 月 3 日，http：//www. gov. cn/zwgk/2011 – 05/24/content_1870161. htm。

卫生部：《关于下发〈我国农村实现"2000 年人人享有卫生保健"的规划目标〉的通知》，1990 年 3 月 15 日，http：//laws. 66law. cn/law – 9912. aspx。

《卫生部关于印发〈国家基本公共卫生服务规范（2011 年版）〉的通知》，2011 年 5 月 24 日，http：//www. gov. cn/zwgk/2011 – 05/24/content_18701 81. htm。

《医疗卫生领域中央与地方财政事权和支出责任划分改革方案》（国办发〔2018〕67 号），2018 年 7 月 19 日，http：//www. gov. cn/zhengce/content/2018 – 08/13/content_5313489. htm。

中办国办转发《国务院深化医药卫生体制改革领导小组关于进一步推广深化医药卫生体制改革经验的若干意见》，2016 年 11 月 8 日，http：//www. gov. cn/xinwen/2016 – 11/08/content_5130271. htm。

《中共中央关于经济体制改革的决定》，《人民日报》1984 年 10 月 21 日。

《中共中央关于完善社会主义市场经济体制若干问题的决定》，《人民日报》2003 年 10 月 23 日。

《中共中央关于制定国民经济和社会发展第十二个五年规划的建议》，《人民日报》2010 年 10 月 28 日，第 1 版。

《中共中央关于制定国民经济和社会发展第十一个五年规划的建议》，《人民日报》2005 年 10 月 19 日。

《中共中央国务院关于深化医药卫生体制改革的意见》，2009 年 4 月 6 日，http：//www. gov. cn/jrzg/2009 − 04/06/content_1278721. htm。

《中共中央国务院关于实施乡村振兴战略的意见》，人民出版社，2018 年。

《中共中央、国务院关于卫生改革与发展的决定》（中发〔1997〕3 号），1997 年 1 月 15 日，http：//www. moh. gov. cn/wsb/pM30115/200804/18540. shtml。

中共中央 国务院印发《"健康中国 2030"规划纲要》，2016 年 10 月 25 日，http：//www. gov. cn/zhengce/2016 − 10/25/content_5124174. htm。

《中国防治慢性病中长期规划（2017—2025 年）的通知》（国办发〔2017〕12 号），2017 年 2 月 14 日，http：//www. gov. cn/zhengce/content/2017 − 02/14/content_5167886. htm。

《中国共产党第八次全国代表大会关于政治报告的决议》，《人民日报》1956 年 9 月 28 日，第 1 版。

《中国共产党第八届中央委员会第十次会议的公报》，人民日报出版社，1962 年。

《中国共产党第十八届中央委员会第四次全体会议公报》，2014 年 10 月 23 日，http：//news. 12371. cn/2014/10/23/ARTI1414063058032813. shtml。

中华人民共和国国家统计局：《第五次全国人口普查公报（第 1 号）》，2001 年 5 月 15 日，http：//www. stats. gov. cn/tjsj/tjgb/rkpcgb/qgrk pcgb/200203/t20020331_30314. html。

中华人民共和国国家统计局：《第六次全国人口普查主要数据公报（第 1 号）》，2011 年 4 月 28 日，http：//www. stats. gov. cn/tjsj/tjgb/rkpcgb /qgrkpc gb/201104/t20110428_30327. html。

中华人民共和国国家统计局:《第七次全国人口普查公报（第 1 号）》，2021 年 5 月 11 日，http://www. stats. gov. cn/tjsj/tjgb/rkpcgb/qgrkpcgb /2021 06/t20210628_1818826. html。

中华人民共和国国家统计局:《东西中部和东北地区划分方法》，2011 年 6 月 13 日，http://www. stats. gov. cn/ztjc/zthd/sjtjr/dejtjkfr/tjkp/20 1106/t201 10613_71947. htm。

中华人民共和国国家统计局:《中华人民共和国 1999 年国民经济和社会发展统计公报》，2000 年 2 月 28 日，http://www. stats – wh. gov. cn/common/tjsj/shxx/gjgb/gjgb1999. htm。

中华人民共和国国家统计局:《中华人民共和国 2016 年国民经济和社会发展统计公报》，2017 年 2 月 28 日，http://www. stats. gov. cn/tjsj/zxfb/20 1702/t20170228_1467424. html。

中华人民共和国国家统计局:《中华人民共和国 2018 年国民经济和社会发展统计公报》，2019 年 2 月 28 日，http://www. stats. gov. cn/tjsj/zxfb/20 1902/t20190228_1651265. html。

中华人民共和国国家统计局:《中华人民共和国 2020 年国民经济和社会发展统计公报》，2021 年 2 月 28 日，http://www. gov. cn/xinwen/2021 – 02/ 28/content_5589283. htm。

中华人民共和国国家卫生和计划生育委员会:《中国流动人口发展报告 2016》，2016 年 10 月 20 日，http://www. moh. gov. cn/xcs/s3574/2016 10/58 881fa502e5481082eb9b34331e3eb2. shtml。

中华人民共和国国家卫生健康委员会:《公共卫生服务补助资金管理暂行办法》，2016 年 2 月 1 日，http://www. nhfpc. gov. cn/caiwusi/s7784g/201602/ 2c0e83943eb1470e86be2ea2150cd054. shtml。

《中华人民共和国国民经济和社会发展第十三个五年规划纲要》，2016 年 3 月 17 日，http://news. xinhuanet. com/politics/2016lh/2016 – 03/17/c_1118 366322. htm。

《中华人民共和国基本医疗卫生与健康促进法》，2019 年 12 月 29 日，ht-tp://www. gov. cn/xinwen/2019 – 12/29/content_5464861. htm。

中华人民共和国卫生部：《建设有中国特色的社会主义卫生事业：全国卫生工作会议文件汇编》，人民卫生出版社 1997 年版。

译著、译文

［德］斯蒂芬·沃依格特：《制度经济学》，史世伟、黄莎莉、刘斌、钟诚译，中国社会科学出版社 2016 年版。

［德］滕尼斯：《共同体与社会》，林荣远译，商务印书出版社 1990 年版。

［法］菲利普·亚当，克洛迪娜·赫尔兹里奇：《疾病与医学社会学》，天津人民出版社 2005 年版。

［法］莱昂·狄骥：《公法的变迁》，郑戈译，商务印书馆 2013 年版。

［法］亚当·赫尔兹里奇：《疾病与医学社会学》，王吉会译，天津人民出版社 2005 年版。

［古希腊］柏拉图：《理想国》，郭斌和、张竹明译，商务印书馆 1986 年版。

［美］D. 梅坎尼克：《医学社会学》，陈健译，《医学与哲学（A）》1982 年第 1 期。

［美］Dillenberg J.：《美国基本公共卫生服务估计费用》，符成功译，《国外医学（社会医学分册）》1997 年第 3 期。

［美］F. D. 沃林斯基：《健康社会学》，社会科学文献出版社 1999 年版。

［美］G. G. 雷德尔、M. W. 郭斯、叶念先：《医学社会学》，《医学与哲学（A）》1984 年第 8 期。

［美］H. P. 恰范特、蔡勇美、刘宗秀、阮芳赋：《医学社会学》，上海人民出版社 1987 年版。

［美］L. 科塞：《社会冲突的功能》，孙立平译，华夏出版社 1989 年版。

［美］N. J. 斯麦尔舍：《医学社会学》，冶鲜译，《医学与哲学（A）》1982 年第 10 期。

［美］安东尼·吉登斯：《失控的世界》，周云译，江西人民出版社 2001 年版。

［美］保罗·A. 萨缪尔森、威廉·D. 诺德豪斯：《经济学》，萧琛译，人民邮电出版社 2004 年版。

［美］保罗·J. 费尔德斯坦：《卫生保健经济学》，费朝晖译，经济科学出版社 1998 年版。

［美］戴安娜·M. 迪尼托：《社会福利：政治与公共政策》，杨伟民译，中国人民大学出版社 2016 年版。

［美］戴维·奥斯本、特德·盖布勒：《改革政府：企业家精神如何改革着公共部门》，周敦仁译，上海译文出版社 2006 年版。

［美］盖依·彼得斯：《美国的公共政策——承诺与执行》，顾丽梅、姚建华译，复旦大学出版社 2008 年版。

［美］科克汉姆：《医学社会学（第 9 版）（英文影印版）》，北京大学出版社 2005 年版。

［美］罗伯特·B. 登哈特：《公共组织理论》（第三版），中国人民大学出版社 2003 年版。

［美］米歇尔·H. 默森（Michael·H·Merson）：《国际公共卫生：疾病、计划、系统与政策》，郭新彪译，化学工业出版社 2009 年版。

［美］恰范特：《医学社会学》，上海人民出版社 1987 年版。

［美］乔治·S. 布莱尔：《社区权力与公民参与》，伊佩庄、张雅竹译，中国社会出版社 2003 年版。

［美］威廉·考克汉姆：《医学社会学（第 11 版)》，高永平、杨渤彦译，中国人民大学出版 2012 年版。

［英］亚当·斯密：《政治经济学研究》，王乐译，天津人民出版社 2016 年版。

［美］约翰·罗尔斯：《正义论》，谢延光译，上海译文出版社 1991 年版。

［美］詹姆斯·M. 布坎南：《公共物品的需求与供给》，马珺译，上海人民出版社 2017 年版。

［美］珍妮特·V. 登哈特，罗伯特·B. 登哈特：《新公共服务：服务而不是掌舵》，丁煌译，中国人民大学出版社 2004 年版。

［英］A. C. 庇古：《福利经济学》，朱泱、张胜纪、吴良建译，商务印书馆 2006 年版。

［英］G. 邓肯·米切尔：《新社会学辞典》，上海译文出版社 1987 年版。

［英］边沁：《道德和立法原理导论》，时殷弘译，商务印书馆 2012 年版。

［英］达伦多夫：《现代社会冲突》，中国社会科学出版社1995年版。

［英］邓肯·米切尔：《新社会学辞典》，上海译文出版社1987年版。

［英］李特尔：《福利经济学评述》，商务印书馆2014年版。

外文文献

Abel, Thomas, William C. Cockerham, Steffen Niemann, *A Critical Approach to Lifestyle and Health*, *Researching Health Promotion*, London; New York: Routledge, 2000.

Affordable Care Act. What is the Affordable Care Act? INVESTOPEDIA, https://www.investopedia.com/terms/a/affordable-care-act.asp.

A. Handler, "A Conceptual Framework to Measure Performance of the Public Health System", *American Journal of Public Health*, Vol. 91, No. 8 (September 2001).

Baldacci E., GuinSiu M. T., de Mello L., "More on the effectiveness of public spending on health care and education: A covariance structure model", *Journal of International Development*, Vol. 15, No. 6, (August 2003).

Beaglehole R., Bonita R., Horton R., Adams O., McKee M., "Public health in the new era: Improving health through collective action", *Lancet*, Vol. 363, No. 9426 (June 2004).

Biddle Jeff E., Daniel S. Hamermesh, "Sleep and the Allocation of Time", *Journal of Political Economy*, Vol. 98, No. 5 (October 1990).

Charlson F. J., Baxter A. J., Cheng H. G., Shidhaye R., Whiteford H. A., "The burden of mental, neurological, and substance use disorders in China and India: Asystematic analysis of community representative epidemiological studies", *Lancet*, Vol. 388, No. 10042 (July 2016).

Chen W., Sun K., Zheng R., Zeng H., Zhang S., Xia C., Yang Z., Li H., Zou X., He J., "Cancer incidence and mortality in China, 2014", *Chinese Journal of Cancer Research*, Vol. 30, No. 1 (February 2018).

Chen W., Zheng R., Baade P. D., Zhang S., Zeng H., Bray F., Jemal A., Yu X. Q., He J., "Cancer statistics in China, 2015", *A Cancer Journal for*

Clinicians, Vol. 66, No. 22 (March – April 2016).

Chen W., Zheng R., Zhang S., Zeng H., Zuo T., Xia C., Yang Z., He J., "Cancer incidence and mortality in China in 2013: An analysis based on urbanization level", *Chinese Journal of Cancer Research*, Vol. 29, No. 1 (February 2017).

Christensen V. T., Carpiano R. M., "Social class differences in BMI among Danish Women: Applying Cockerham's health lifestyle approach and Bourdieu's theory of lifestyle", *Social Science and Medicine*, Vol. 112 (July 2014).

Claudine Herzlich, Janine Pierret, *Illness and Serf in Society*, Trans, Elborg Forster, Baltimore: Johns Hopkins University Press, 1987.

Cockerham, William C., *Health Lifestyles: Bringing StructureBack*, The New Blackwell Companion to Medical Sociology, 2009.

Cutler D. M., A Lleras Muney, "Understanding Differences in Health Behaviors by Education", *Journal of Health Economics*, Vol. 29, No. 1 (January 2010).

David Glandstone, *Poverty and Social Welfare*, *Public Health 1807 – 1900*, London: Routledge/Thoemmes Press, 1996.

D. E. Rogers, "Community – oriented primary care", *The Journal of the American Medical Association*, Vol. 249, No. 19 (May 1983).

Diabetes Atlas 8th Edition, International Diabetes Federation, 2017, http://diabetesatlas. org/resources/2017 – atlas. html.

Discover what makes NACCHO the organization it is today, NACCHO, https://www. naccho. org/about.

Evashwick Connie J., Tao Donghua, Arnold Lauren D., "The peer – reviewed literature on undergraduate education for public health in the United States, 2004 – 2014", *Front Public Health*, Vol. 2, No. 2 (November 2014).

Family of Agencies, HHS, https://www. hhs. gov/about/agencies/index. html.

Federal Subsidies for Health Insurance Coverage for People Under Age 65: 2016 *to* 2026, CBO, https://www. cbo. gov/publication/5138.

Ferrer R., Klein W. M., "Risk Perception and Health Behavior", *Current*

Opinionin Psychology, Vol. 5, 2015.

Fran Baum, *The New Public Health* (2nd Ed), Oxford: Oxford University Press, 2002.

Friedman A. B., Grischkan J. A., Dorsey E. R., George B. P., "Forgiven but not Relieved: US Physician Workforce Consequences of Changes to Public Service Loan Forgiveness", *Journlal of General Internal Medicine*, Vol. 31, No. 10 (October 2016).

GBD 2015 SDG Collaborators, "Measuring the health – related Sustainable Development Goals in 188 countries: A baseline analysis from the Global Burden of Disease Study 2015", *Lancet*, Vol. 388, No. 10053, (October 2016).

Global action plan for the prevention and control of NCDs 2013 – 2020, WHO, http://www. who. int/nmh/events/ncd_action_plan/en/.

Global status report on noncommunicable diseases 2014, WHO, http://www. who. int/nmh/publications/ncd – status – report – 2014/en/.

Gun Violence is a Public Health Issue, March 6, 2018, http://blog. needymeds. org/2018/03/06/gun – violence – is – a – public – health – issue/.

Harper C. L., Veney J., Davidson C., "Attitudes of faculty members of schools of public health toward public service", *Public Health Reports*, Vol. 98, No. 2 (March – Apirl 1983).

Harris P. B., Long S. O., Fujii M., "Men and elder care in Japan: A ripple of change?", *Journal of Cross – Cultural Gerontology*, Vol. 13, No. 2 (February 1998).

Healthy People 2020 *Progress Review: The Diagnosis, Prevention, and Treatment of Sensory and Communication Disorders*, NIDCD, https://www. nidcd. nih. gov/healthy – people – 2020.

Health Protection Agency has closed, Health Protection Agency, Https://www. gov. uk/government/organisations/health – protection – agency.

Health Promotion Glossary, WHO Geneva, 1998, http://www. who. int/healthpromotion/about/HPR%20Glossary%201998. pdf? ua = 1.

HHS, *Strategic Plan FY* 2018 – 2022, https://www. hhs. gov/about/strategic – plan/index. html.

Hilery G. A. , "Definitions of Community", *Rural Sociology*, Vol. 20, No. 22 (1955).

Hollederer A. , Wildner M. , "Health services research for the public health service (PHS) and the public health system", *Gesundheitswesen*, Vol. 77, No. 3 (March 2015).

Honoré PA1, Leider J. P. , Singletary V. , Ross D. A. , "Taking a Step Forward in Public Health Finance: Establishing Standards for a Uniform Chart of Accounts Crosswalk", *Journal of Public Health Management and Practice*, Vol. 21, No. 5 (September – October 2015).

Houghton A. , Austin J. , Beerman A. , Horton C. , "An Approach to Developing Local Climate Change Environmental Public Health Indicators in a Rural District", *Journal of Environmental and Public Health*, Vol. 2017, No. 76 (Mar 2017).

Hudson B. , "Policy paradox and political neglect in community health services", *British journal of community nursing*, Vol. 19, No. 9 (September 2014).

Ichiro Kawachi, S. V. Subramanian, Daniel Kim, *Social Capital and Health*, New York: Springer, 2008.

Institute of Medicine, *The Future of Public Health*, Washington, DC: The National Academies Press, 1988.

James Walvin, *English Urban Life 1776 – 1851*, London; New York: Routledge, 1984.

Janet V. Denhardt, Robert B. Denhardt, *The New Public Service*, *Serving*, *not Steering*, London; New York: Routledge, 2003.

Janet Currie, Brigitte C. , Madrian, "Chapter 50 Health, health insurance and the labor market", *Handbook of Labor Economics*, Vol. 3, No. 3 (December 1995).

Jenkins L. M. , Bramwell D. , Coleman A. , Gadsby E. W. , Peckham S. , Perkins N. , Segar J. , "Integration, influence and change in public health: findings from a survey of Directors of Public Health in England", *Journal of Public Health (Oxf)*, Vol. 38, No. 3 (September 2016).

Jennie Naidoo, Jane Wills, *Public health and health promotion* (*2nd Ed*), Edinburgh: Bailliere Tindall, 2005.

Kaljee L. M. , Chen X. , "Social capital and risk and protective behaviors: a global health perspective", *Adolescent Health, Medicine and Therapeutics*, Vol. 2, No. 2 (December 2011) .

Keckley P. , Kalkhof C. , "Mending holes in the Medicaid safety net a strategy for state health care reform", *Health care Financial Management*, Vol. 61, No. 12 (January 2007) .

Kendall, Patricia, Reader, George, *Contributions of Sociology to medicine*, In Handbook of Medical Sociology, 2nd, New York: Prentice – Hall, 1972.

Kim S. , Symons M. , Popkin B. M. , "Contrasting socioeconomic profiles related to healthier lifestyles in China and the United States", *American Journal of Epidemiology*, Vol. 159, No. 2 (January 2014) .

Kneale D. , Rojas García A. , Raine R. , Thomas J. , "The use of evidence in English local public health decision – making: a systematic scoping review?", *Implementation Science*, Vol. 12, No. 1 (Apirl 2017) .

Langenbrunner John C. , Marquez Patricio V. , Wang Shiyong, *Toward a healthy and harmonious life in China: stemming the rising tide of non – communicable diseases (English)*, Human development unit, East Asia and Pacific region, Washington, DC, World Bank, 2011, https: //documents. worldbank. org/en/publication/documents – reports/documentdetail/618431468012000892/toward.

Lawrence O. , Gostin, *Public Health Law and Ethics: A Reader*, California: University of California Press, 2002.

Leider J. P. , "The Problem With Estimating Public Health Spending", *Journal of Public Health Management and Practice*, Vol. 22, No. 2 (March – Apirl 2016) .

Li X. , Cochran C. , Lu J. , Shen J. , Hao C. , Wang Y. , Sun M. , Li C. , Chang F. , Hao M. , "Understanding the shortage of village doctors in China and solutions under the policy of basic public health service equalization: Evidence from Changzhou", *International Journal of Health Planning and Management*, Vol. 30,

No. 1 （January – March 2015）.

Liu G. G. , Vortherms S. A. , Hong X. , "China's Health Reform Update", *Annual Review Public Health*, Vol. 20, No. 38, （March 2017）.

Maine Center for Disease Control and Prevention, *Rural Health in Maine*, https：//www. maine. gov/dhhs/mecdc/public – health – systems/rhpc/rural – health. shtml.

Maine's Rural Health Challenges, Issue Brief, http：//muskie. usm. maine. edu/Publications/PLA/ruralhealth. pdf.

Marks L. , Hunter D. J. , Scalabrini S. , Gray J. , McCafferty S. , Payne N. , Peckham S. , Salway S. , Thokala P. , "The return of public health to local government in England：Changing the parameters of the public health prioritization debate?", *Public Health*, Vol. 129, No. 9 （September 2015）.

Mildred Blaxter, *Health and lifestyles*, London：Tavistock, 1990.

Morris L. J. , D'Este C. , Sargent Cox K. , Anstey K. J. , "Concurrent lifestyle risk factors：Clusters and determinant in an Australian Sample", *Preventive Medicine*, Vol. 84 （March 2016）.

Mulcahy M. , Evans D. S. , Hammond S. K. , Repace J. L. , Byrne M. , "Secondhand smoke exposure and risk following the Irish smoking ban：an assessment of salivary cotinine concentrations in hotel workers and air nicotine levels in bars", *Tob Control*, Vol. 14, No. 6 （December 2005）.

National Public Health Performance Standards, Centers for Disease Control and Prevention, https：//www. cdc. gov/stltpublichealth/nphps/.

NCD Risk Factor Collaboration （NCD – RisC）, "Trends in adult body – mass index in 200 countries from 1975 to 2014：a pooled analysis of 1698 population – based measurement studies with 19. 2 million participants", *Lancet*, Vol. 387, No. 10026 （April 2016）.

Nejatzadegan Z. , Ebrahimipour H. , Hooshmand E. , Tabatabaee S. S. , Esmaili H. , vafaee Najar A. , "Challenges in the rural family doctor system in Iran in 2013 – 14：A qualitative approach", *Family Practice*, Vol. 33, No. 4 （August 2016）.

O'Toole K. , Nesbitt P. , Macgarvey A. , "Amalgamation of health services in south – west Victoria: reinvention or survival?", *Australian Journal of Rural Health*, Vol. 10, No. 1 (February 2002).

Parsons T., "Illness and the Role of the Physician: A Sociological Perspective", *American Journal of Orthopsychiatry*, Vol. 21, No. 3 (July 1951).

Patel V., Xiao S., Chen H., Hanna F., Jotheeswaran A. T., Luo D., Parikh R., Sharma E., Usmani S., Yu Y., Druss B. G., Saxena S., "The magnitude of and health system responses to the mental health treatment gap in adults in India and China", *Lancet*, Vol. 388, No. 10063 (December 2016).

Paul A. Samuelson, "The Pure Theory of Public Expenditure", *The Review of Economics and Statistics*, Vol. 36, No. 4 (November 1954).

Paul Campbell Erwin, Ross C. Brownson, "Macro Trends and the Future of Public Health Practice", *Annual Review of Public Health*, Vol. 20, No. 38 (March 2017).

Peter A. Berman, "National Health Accounts in Developing Countries: Appropriate Methods and Recent Applications", *Health Economics*, Vol. 6, No. 1 (January – February 1997).

Piperno A., Di Orio F., "Social differences in health and utilization of health service in Italy", *Social Science and Medicine*, Vol. 31, No. 3 (February 1990).

Powell L. M., Slater S., Chaloupka F. J., Harper D., "Harper 2006, Availability of physical activity – related facilities and neighborhood demographic and social economic characteristics: A national study", *American Journal of Public Health*, Vol. 96, No. 9 (September 2006).

Ralf Dahrendon, *Class and Class Conflict in Industrial Scoity*, California: Stanford University Press, 1957.

Ransford H. E., "Race, heart disease worry, and health protective behavior", *Social Science and Medicine*, Vol. 22, No. 12 (January 1986).

Reinhard Kreckel, *Politische Soziologie der Sozialen Ungleichheit*, Frankfurt, Main: Campus Verlag, 1992.

Riley J. M., Beal J. A., "Public service: Experienced nurses' views on social and civic responsibility", *Nursing Outlook*, Vol. 58, No. 3 (May – June 2010).

Robert Straus, "The nature and status of medical sociology", *American Sociological Review*, Vol. 22, No. 2 (April 1957).

Roshchina Y., "Health Related Life style: Does Social In Equality Matter?", *Journal of Economic Sociology Ekonomicheskaya Sotsiologiya*, Vol. 17, No. 3 (January 2016).

Roussy V., Livingstone C., "Service planning in the Victorian community health sector", *Australian Journal of Primary Health*, Vol. 21, No. 3 (2015).

Rowe R., Stephenson N., "Speculating on health: Public health meets finance in'health impact bonds'", *Sociology of Health & Illness*, Vol. 38, No. 8 (November 2016).

Rural Health Informantion Hub, *Rural Public Health Agencies*, https://www.ruralhealthinfo.org/topics/public-health#services.

Scott D. M., Strand M., Undem T., Anderson G., Clarens A., Liu X., "Assessment of pharmacists' delivery of public health services in rural and urban areas in Iowa and North Dakota", *Pharm Practice*, Vol. 14, No. 4 (October-December 2016).

Seila A. F., "Seven Rules for Modeling Health Care Systems", *Clinical and Investigative Medicine*, Vol. 28, No. 6 (December 2005).

Skalamera J., Hummer R. A., "Educational attainment and the clustering of health - related behavior among US young adults", *Preventive Medicine*, Vol. 84 (March 2016).

Strategic plan for the next four years: Better outcomes by 2020, Public Health England, 2016, https://shu.rl.talis.com/items/7A45619C - 0694 - B7EC - 5CFE - 126F60F0209C.html.

Taylor R. B., *Family Medicine - Principles and Practice*, New York: Springer, 1998.

The Ottawa Charter for Health Promotion, *First International Conference on Health Promotion*, Ottawa, 21 November 1986, http://www.who.int/healthpromotion/conferences/previous/ottawa/en/.

The Public Health System and the 10 *Essential Public Health Services*, Centers for Disease Control and Prevention, https：//www. cdc. gov/stltpublichealth/publichealthservices/essentialhealthservices. html.

Thirthalli J. , Zhou L. , Kumar K. , Gao J. , Vaid H. , Liu H. , Hankey A. , Wang G. , Gangadhar B. N. , Nie J. B. , Nichter M. , "Traditional, complementary, and alternative medicine approaches to mental health care and psychological wellbeing in India and China", *Lancet Psychiatry*, Vol. 3, No. 7 (July 2016) .

Thowe A. , Griffiths S. , Jewell T. , Adshead F. , "The three domains of public health：Aninternationally relevant basis for public health education", *Public Health*, Vol. 122, No. 2 (February 2008) .

Total healthcare expenditure as a share of GDP in the United Kingdom from 1997 *to* 2016, Statista, https：//www. statista. com/statistics/317708/healthcare – expenditure – as – a – share – of – gdp – in – the – united – kingdom/.

United Nations, Department of Economic and Social Affairs, *The Aging of Populations and its Economic and Social Implications*, New York：The Dept, 1956.

US national health expenditure as percent of GDP from 1960 *to* 2018, Statista, https：//www. statista. com/statistics/184968/us – health – expenditure – as – percent – of – gdp – since – 1960/.

Wang Z. , Zhai F. , Du S. , Popkin B. , "Dynamic shifts in Chinese eating behaviors", *Asia Pacific Journal of Clinical Nutrition*, Vol. 17, No. 1 (February 2008) .

We exist to protect and improve the nation's health and wellbeing, and reduce health inequalities, Public Health England, https：//www. gov. uk/government/organisations/public – health – england/about.

Werntoft E. , Hallberg I. R. , Edberg A. K. , "Prioritization and resource allocation in health care：the views of older people receiving continuous public care and service", *Health Expectations*, Vol. 10, No. 2 (June 2007) .

What education and training opportunities are available related to rural public health? Rural Health Informantion Hub, https：//www. ruralhealthinfo. org/topics/public – health#services.

WHO and WONCA, *Making medical practice and education more relevant to people's needs: The contribution of the family doctor*, In: Joint WHO – WONCA Conference, November 6 – 8, 1994, Geneva: WHO.

Willmott M., Womack J., Hollingworth W., Campbell R., "Making the case for investment in public health: Experiences of Directors of Public Health in English local government", *Journal of Public Health (Oxf)*, Vol. 38, No. 2 (June 2016).

Winslow C. E., "The Untilled Fields of Public Health", *Science*, Vol. 15, No. 1306 (January 1920).

World Health Organization, *The World health report* 2000: *Health systems – improving performance*, 2000.

Wu D., Wang Y., Lam K. F., Hesketh T., "Health system reforms, violence against doctors and job satisfaction in the medical profession: A cross – sectional survey in Zhejiang Province, Eastern China", *BMJ Open*, Vol. 4, No. 12 (December 2014).

Zhang L., Zhang L., Wang J., Ding F., Zhang S., "Community health service center – based cardiac rehabilitation in patients with coronary heart disease: A prospective study", *BMC Health Services Research*, Vol. 17, No. 1 (February 2017).

Zhang S., Zhang W., Zhou H., Xu H., Qu Z., Guo M., Wang F., Zhong Y., Gu L., Liang X., Sa Z., Wang X., Tian D., "How China's new health reform influences village doctors income structure: Evidence from a qualitative study in six counties in China", *Human Resources for Health*, Vol. 13, No. 1 (May 2015).

Zhang X., Fang P., "Job satisfaction of village doctors during the new healthcare reforms in China", *Australian Health Review*, Vol. 40, No. 2 (April 2016).

Zhao M., Y. Konishi, Glewwe P., "Does Information on Health Status Lead to Healthier Lifestyle? Evidence from China on the Effect of Hypertension Diagnosis Food Consumption", *Journal of Health Economics*, Vol. 32, No. 2 (March 2013).

后　　记

　　本书是国家社会科学基金"县域视角下农村基本公共卫生服务均等化研究"的最终成果。自我国提出实施基本公共卫生服务均等化以来,这一最基本民生问题得到了广泛关注。本书立足县域,围绕基本公共卫生服务均等化的宏观理论、中观政策与制度、微观实践进行了深入研究和探讨。新冠肺炎疫情重大突发公共卫生事件发生后,将会更加重视包括突发公共卫生事件报告在内是基本卫生公共服务问题,也将进一步提高农村基本公共卫生服务实现均等化实现程度。

　　本书由王晓霞负责书稿整体工作。作者为:王晓霞、张万起、唐巍、徐爱好、徐娜、周超、顾群、陈雯、王伟。

　　本书得以付梓要感谢国家社会科学基金的资助,感谢中共天津市委党校的资助;感谢中国社会科学出版社宋燕鹏先生的倾力支持。

2022 年 11 月